Asmus Finzen, Harald Scherk und Stefan Weinmann

Medikamentenbehandlung bei psychischen Störungen

Psychiatrie Verlag

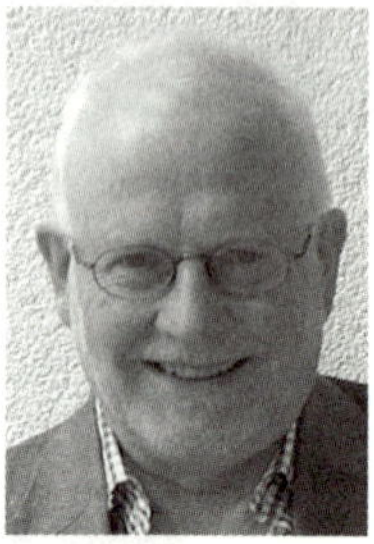

Prof. Asmus Finzen, war bis 2003 stellvertretender Ärztlicher Direktor der psychiatrischen Universitätsklinik in Basel. Finzen ist Autor zahlreicher Bücher, u.a. über das Stigma psychischer Erkrankungen, Schizophrenie und Suizidprophylaxe.

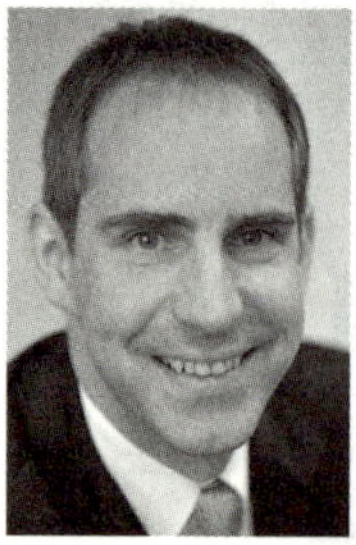

Privatdozent Dr. med. Harald Scherk ist seit 2014 Ärztlicher Direktor des Vitos Klinikums Riedstadt. Er hat über die Neurobiologie bipolarer Erkrankungen habilitiert. Zudem hat er das Studium »Management von Gesundheits- und Sozialeinrichtungen« absolviert.

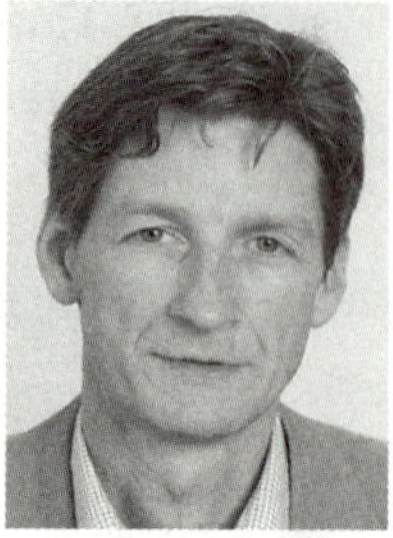

Dr. med. Dr. P.H. Stefan Weinmann ist Psychiater und Psychotherapeut und hat zusätzlich Gesundheitswissenschaften / Public Health und Wirtschaftswissenschaften studiert. Er arbeitet als Oberarzt an den Universitären Psychiatrischen Kliniken in Basel.

Asmus Finzen, Harald Scherk und Stefan Weinmann

Medikamentenbehandlung bei psychischen Störungen

Leitlinien für den psychiatrischen Alltag

Psychiatrie Verlag

Asmus Finzen, Harald Scherk und Stefan Weinmann
Medikamentenbehandlung bei psychischen Störungen
Leitlinien für den psychiatrischen Alltag

1. Auflage der Neuausgabe von 2017
ISBN-Print: 978-3-86739-585-2
ISBN-eBook: 978-3-86739-866-2

Bibliografische Information der Deutschen Nationalbibliothek
Die Deutsche Nationalbibliothek verzeichnet diese Publikation
in der Deutschen Nationalbibliografie;
detaillierte bibliografische Daten sind im Internet über
http://dnb.ddb.de abrufbar.

Hinweis

In diesem Buch sind Warenzeichen (geschützte Warennamen) nicht besonders kenntlich gemacht. Aus dem Fehlen dieser Kennzeichnung darf aber nicht auf die freie Verwendbarkeit eines Medikamentennamens geschlossen werden, es kann sich um gesetzlich geschützte Warenzeichen handeln, die nicht ohne Weiteres benutzt werden dürfen.
Bei allen Angaben über Indikationen, Kontraindikationen, erwünschte und unerwünschte Wirkungen, Dosierungsanweisungen und Applikationsformen haben sich die Autoren um äußerste Sorgfalt bemüht. Verlag und Autoren können aber für diese Angaben keine Gewähr übernehmen. Derartige Angaben müssen vom jeweiligen Anwender im Einzelfall auf ihre Richtigkeit überprüft werden. Bitte lesen Sie dazu den Beipackzettel und fragen Sie Ihre Ärztin oder Ihren Arzt.

Lektorat: Uwe Britten, Eisenach
Umschlagkonzeption und -gestaltung: GRAFIKSCHMITZ, Köln
unter Verwendung eines Fotos von Yurii Andreichyn / shutterstock.com
Typografiekonzeption und Layout: Iga Bielejec, Nierstein
Druck und Bindung: Westermann Druck Zwickau

MIX
Papier aus verantwortungsvollen Quellen
FSC® C110508
FSC www.fsc.org

Nach rationalen und kritischen Maximen verschreiben – Vorwort

Auch Bücher haben ihre Geschichte. Für die hier vorliegende *Medikamentenbehandlung* gilt das in besonderer Weise: Das Buch von Asmus Finzen entstand Ende der Siebzigerjahre, als auch Psychiaterinnen und Psychiater noch keine Ahnung davon hatten, wie Psychopharmaka eigentlich wirken. Die Medikamentenbehandlung bei psychischen Störungen war damals eine rein empirische Angelegenheit. Der Leitfaden, welcher der ersten Auflage von 1979 vorausging, war das Ergebnis der Beobachtung, dass so manche, besonders medikamentenkritische ärztliche Mitarbeiterinnen und Mitarbeiter jener Klinik, deren Leitung Asmus Finzen einige Jahre zuvor übernommen hatte, besonders hohe Psychopharmakadosen verabreichten, wenn sie gar nicht mehr daran glaubten, noch etwas anderes tun zu können. Gefragt war deshalb eine Anleitung, die beim rationalen, kritischen Umgang mit psychopharmakologisch wirksamen Medikamenten half. Dass daraus einmal eines der erfolgreichsten Bücher des damals neu gegründeten Psychiatrie Verlags werden würde – neben Klaus Dörners und Ursula Plogs *Irren ist menschlich* –, stand noch in den Sternen.

Beflügelt wurden die damaligen Akteure von einer Diskussionsbemerkung des italienischen Psychiatriereformers Franco Basaglia, der bei einem Besuch in der genannten Klinik auf die Frage, was er denn von Psychopharmaka halte, antwortete: »Richtig angewandt, ist das Medikament in der Psychiatrie ein Instrument der Befreiung.« Dieser Satz wurde zum Motto des Buches, und es gilt bis heute, wobei »richtige Anwendung« auch bedeutet, auf einen Einsatz von Medikamenten zu verzichten, wenn dieser nicht notwendig, überflüssig oder gar gefährlich für die Erkrankten ist.

Im Laufe der Jahre hat es das Buch auf 16 Auflagen gebracht. Es ist nun aber, wenn man so will, mit dem Ursprungsautor »in die Jahre« gekommen. Deshalb und weil stetig neue klinische Erfahrungen aus der Anwendungspraxis hinzukommen, war es an der Zeit, dem Buch eine Verjüngungskur zu verabreichen. Diese legen wir hier mit der neuen Auflage vor.

Es ist ein von Grund auf erneuertes Werk geworden. Die Leitideen sind gleichwohl erhalten geblieben: Wir wenden uns an alle, die in irgendeiner Weise mit Psychopharmaka zu tun haben, also erst einmal an alle psychiatrischen Berufsgruppen, insbesondere an junge Ärzte und Ärztinnen, die ja nach wie vor die Medikamente verordnen und damit eine große Verantwortung tragen – auch dafür, dass diese richtig eingesetzt werden, dass rationale und kritische Maximen und neue wissenschaftliche Erkenntnisse und Erfahrungen dabei berücksichtigt werden und dass die Einflüsterungen der Werbung nicht zu Behandlungsleitlinien werden. Wir richten uns mit dem Buch aber auch an Erkrankte selbst und an Angehörige.
Therapeutinnen und Therapeuten können keine Heilserwartungen erfüllen, aber sie können Arbeitsbündnisse mit ihren Patientinnen und Patienten schließen und gemeinsam versuchen, die Behandlungsziele zu erreichen, um die Krankheit zu bewältigen und, wo es nicht anders geht, mit ihr leben zu lernen.

Basel, Berlin, Riedstadt im Herbst 2016
Asmus Finzen, Harald Scherk und *Stefan Weinmann*

I GRUNDLAGEN

Einführung

Notwendige Kenntnisse im Umgang mit Psychopharmaka

Der Titel des vorliegenden Buches ist Programm: Medikamentenbehandlung *bei* psychischen Störungen und nicht etwa: Medikamentenbehandlung psychischer Störungen. Auch nach sechzig Jahren Psychopharmakotherapie gibt es kein Medikament, das eine psychische Krankheit heilen könnte. Als die erste Auflage dieses Buches 1979 erschien, war dies eine Binsenweisheit. Seither sind viele Erkrankte und Therapeuten dem von interessierter Seite gepflegten Mythos und eigenen Heilserwartungen aufgesessen, indem sie glauben, Psychopharmaka wirkten *ursächlich*. Das ist bis zu einem gewissen Grade verständlich, denn manche psychischen Krankheiten sind mit so großem Leid verbunden, dass man glauben möchte, man könnte sie heilen, wenn man nur zum richtigen Medikament greife. Leider ist das Unsinn. Wir wissen viel zu wenig über die biologischen Hintergründe psychischer Störungen, als dass man auch nur an den Versuch denken könnte, in ihr Ursachengefüge mit Medikamenten eingreifen zu können.

Mit anderen Worten: Psychopharmaka wirken symptomatisch. Das ist kein Grund, sie gering zu schätzen. Zwar lösen die Medikamente die Probleme psychisch kranker Menschen nicht, richtig angewandt können sie ihnen dennoch helfen und dazu beitragen, ihre Leiden zu lindern und ihre Selbstheilungskräfte zu aktivieren. Deshalb ist es nicht verwunderlich, dass Medikamente seit Jahrzehnten aus dem psychiatrischen Alltag nicht mehr wegzudenken sind.

Weil das so ist, ist eine kritische – und eine selbstkritische – Haltung angebracht. Umso bedauerlicher ist es, dass viele Therapeuten deutlich weniger Mühen auf den Erwerb von Kenntnissen im *Umgang* mit Medikamenten aufwenden, als sie sie in ihre psychotherapeutische Ausbildung investieren. Dass Medikamentenbehandlung eine simple Sache sei, ist ein folgenschwerer Irrtum, der viel Leid über die Kranken bringt.

Wir wollen mit diesem Buch dazu beitragen, den verantwortungsbewussten, rationalen Umgang mit den verfügbaren Mitteln voranzutreiben – mit ihrem Einsatz, aber auch mit dem Verzicht darauf, und zwar immer in dem Bewusstsein, dass die Pharmakotherapie neben der Psychotherapie und Sozialtherapie nur eine der drei Säulen psychiatrischer Behandlung darstellt.

Moderne Medikamentenbehandlung – Medikamentenbehandlung in der Moderne

Eine wirksame Behandlung psychisch erkrankter Menschen mit Psychopharmaka gibt es erst seit wenigen Jahrzehnten. Die Zufallsentdeckung der antipsychotischen Wirkung des CHLORPROMAZIN bei der Suche nach einem neuen Mittel gegen den Unfallschock im Jahre 1952 und seine Markteinführung ab 1953 markieren ein neues Zeitalter der Psychiatrie: Wenige Jahre später folgten das HALOPERIDOL, das IMIPRAMIN (TOFRANIL, das erste Antidepressivum), das Lithium als Phasenprophylaktikum und am Ende des Jahrzehnts die ersten Tranquilizer. Was folgte, war ein Jahrzehnt der Hoffnungen – und bald danach der Enttäuschungen, denn auch heute gilt trotz einer fast unüberschaubaren Zunahme von Psychopharmaka auf dem Markt: Ihre Wirkungen sind vielfältig, aber sie können psychische Erkrankungen nicht heilen.

Stellenwert von Psychopharmaka

Psychopharmaka haben auch heute noch keinen guten Ruf, obwohl sie seit etwa sechzig Jahren ein fester Bestandteil der psychiatrischen Behandlung sind. Die Gründe liegen einerseits in der Natur psychischer Störungen und im Fachgebiet der Psychiatrie selbst, das immer noch mit Stigmatisierung zu kämpfen hat. Andererseits sind die Vorbehalte auch auf den Umgang mit Medikamenten und die Verschreibungsgewohnheiten zurückzuführen. Es ist einem nüchternen Umgang mit Psychopharmaka nicht förderlich, wenn von Psychiatern oder anderen Ärzten entweder Erfolge medikamentöser Behandlung hochstilisiert und überzogen hohe Erwartungen an die Wirksamkeit hervorgerufen werden, die einer Überprüfung in Studien, der klinischen Erfahrung oder dem Erleben der Patienten nicht standhalten, oder eben Psychopharmaka grundsätzlich als chemische Knebel verteufelt bzw. als »Zuckerpillen« ins Lächerliche gezogen werden. Der Einseitigkeit kann nur mit Aufklärung begegnet werden, und diese sollte auf wissenschaftlicher Evidenz beruhen.

Was aber, wenn die Methoden zur Gewinnung wissenschaftlicher Erkenntnisse gerade in der Medikamentenbehandlung psychischer Störungen heftig kritisiert werden (Stichwort: »Evidence-biased Medicine«), weil das Fachgebiet auch massiver Beeinflussung durch die Medikamentenhersteller ausgesetzt ist und, wie in anderen Bereichen der Medizin, subtile oder offensichtliche Interessenskonflikte eine Rolle spielen (Angell 2004; Goetzsche 2015; Moncrieff 2008)?
Da die Medikamentenbehandlung ein Teil der psychiatrischen Versorgung ist, muss sie auch im Zusammenhang mit der Entwicklung der Psychiatrie insgesamt gesehen werden. Die positive Entwicklung der Psychiatrie mit der störungsspezifischen Behandlung, der Reduktion von Zwangsmaßnahmen und dem höheren Stellenwert psychotherapeutischer Methoden haben sich nicht immer, aber teilweise *auch* positiv auf die Psychopharmakotherapie ausgewirkt.

Komplexe Realität

Die Realität ist, wie immer, komplex. Psychopharmaka sind aus der Behandlung von Menschen mit psychischen Erkrankungen nicht mehr wegzudenken. Medikamente haben sicherlich auch eine Bedeutung bei der Enthospitalisierung chronisch psychisch Kranker gehabt, waren aber bestimmt nicht deren Ursache (Warner 2004). Antipsychotika haben allerdings zu einem Gefühl der Sicherheit beigetragen, dass Krankheitssymptome bei schweren psychischen Auffälligkeiten auch außerhalb der Mauern der Institutionen kontrollierbar sind und dass mit ihnen ein weiteres Instrument verfügbar ist, um die Menschen im Kontakt zum Hilfesystem zu halten. Quälende Krankheitssymptome können vermindert werden; ebenso können schwere depressive Zustände verbessert und Raum für die Entfaltung von Selbstheilungskräften geschaffen werden. Mit den heute gebräuchlichen Psychopharmaka wurde es möglich, krankhaftes menschliches Verhalten, Stimmungen und Gefühle – wenn auch nur unvollkommen – medikamentös günstig zu beeinflussen. Das war eine Chance für die psychiatrische Behandlung seit der Entwicklung der Psychopharmaka in den Fünfzigerjahren des 20. Jahrhunderts und ist es bis heute.

Missbräuchliche Verwendung

Dennoch: Die Verfügbarkeit einer solch großen Zahl von auf die Psyche wirkenden Medikamenten war und ist zugleich eine Gefahr, denn eine missbräuchliche Verwendung ist nicht auszuschließen. In den Siebzigerjahren fanden beispielsweise die Tranquilizer als »Happy Pills«, als Glücklichmacher, weite Verbreitung in der Bevölkerung. Das kam nicht überraschend, schließlich hat die Verwendung von psychotropen Drogen zu nicht medizinischen Zwecken – Alkohol, Haschisch, Meskalin, Nikotin, Opium – eine mehrtausendjährige Geschichte.

Als »chemische Zwangsjacke« gerieten die als Abkömmlinge des ersten Antipsychotikums CHLORPROMAZIN entwickelten Medikamente überall da in Verruf, wo sie entgegen der Forderung der Pioniere *allein* eingesetzt wurden, also ohne begleitende psychotherapeutische und sozialtherapeutische Maßnahmen. Das galt vor allem dort, wo sie als bloße Disziplinierungsmittel ohne therapeutisches Ziel und nur zum Zweck einer Anstaltsanpassung verwendet wurden. Dies traf in den überfüllten, schlecht ausgestatteten psychiatrischen Krankenhäusern der Fünfziger- und Sechzigerjahre fast in der ganzen Welt in weitem Umfang zu.

Auch heute ist die Gefahr einer missbräuchlichen Verwendung keineswegs gebannt, betrachtet man die hohen Raten an Polypharmazie vor allem bei chronisch Erkrankten und die Verschreibung von Medikamenten *anstelle* einer psychosozialen Behandlung bzw. Unterstützung. Nicht nur, dass diese längerfristige Verschreibung von drei oder mehr Psychopharmaka letztendlich Ausdruck der begrenzten Wirksamkeit dieser Medikamente bei einer größeren Zahl von Patienten ist, nein, mehr noch: Der körperliche und psychische Schaden ist immens, wenn wild kombiniert wird und Medikamente einfach »aneinandergereiht« werden. Doch der Nachweis dieses Schadens ist oft schwierig, da:

- erstens manchmal eine lange Latenz bis zum Auftreten von Nebenwirkungen vorliegt (wie bei der Spätdyskinesie als Folge der Behandlung mit Antipsychotika),
- zweitens die Abgrenzung von der Grunderkrankung oft nicht so einfach ist (wie bei der Akathisie, der Beinunruhe),
- drittens Menschen mit psychischen Problemen oft nicht die besten Vertreter ihrer eigenen Interessen sind, und (genauso wie ihre Selbsthilfegruppen) oft nicht wirklich ernst genommen werden und ihnen nicht auf Augenhöhe begegnet wird.

Informed Consent

In den Fünfziger- und Sechzigerjahren und teilweise auch noch später war die Verschreibung von Psychopharmaka meistens die alleinige Entscheidung des Arztes. Die Patientinnen und Patienten nahmen das, was ihnen verschrieben wurde, ein. Heutzutage steht im Vordergrund, dass der Patient die Störung, bei der ein Medikament gegeben wird, versteht, und dass er genügend Informationen zur Wirkungsweise, Dauer, Dosis und zu den Erfolgschancen einer medikamentösen Behandlung haben sollte. Dieser »Informed Consent« ist seit vielen Jahren ein ethischer Standard in der Medizin (siehe die Deklaration von Helsinki, die über die Homepage der Bundesärztekammer einsehbar ist: www.bundesaerztekammer.de). Auch die Erfahrung zeigt, dass ein Verständnis der Behandlung für die Patienten mindestens so hilfreich ist wie die Behandlung selbst. Oft wird allerdings angeführt, dass in der Psychiatrie diese Idealform autonomer Entscheidung auf der Basis bestverfügbarer Information (»Evidenz«) oft nicht gegeben sei. Entweder sei der Patient in der Akutphase nicht in der Lage, rational abwägende Entscheidungen zu treffen, oder es wird argumentiert, zu viele Informationen würden nur verwirren und könnten gerade in Krankheitsphasen nicht aufgenommen werden.

Aufklärung des Patienten

Dies trifft nur eingeschränkt zu. In der Tat zeigten Studien auch an gesunden Teilnehmenden, die unterschiedlich ausführliche Informationen zu den Wirkungen und Nebenwirkungen einer neuen medikamentösen Behandlung geboten bekamen, dass diese die Medikamente umso weniger verlässlich einnahmen, je mehr Informationen sie erhielten – auch wenn sie Geld dafür bekamen. Zu viele Informationen können zu Voreingenommenheit führen, da wir die Patienten immer auch selektiv wahrnehmen. Eine informierte und sinnvolle Aufklärung bedeutet nicht maximale Informationsvermittlung. Die Aufklärung muss vor allem verständlich und angepasst sein und auf die wesentlichen Gründe für oder gegen die Verschreibung eines Medikamentes eingehen.

Vielschichtige Entscheidungen und Unsicherheiten

Es ist mittlerweile bekannt, dass viele Menschen, die Antidepressiva oder Antipsychotika, aber auch andere Psychopharmaka verschrieben bekommen, diese oft nicht länger als vier Wochen einnehmen, obwohl man ihnen nahelegt, die Einnahme für mindestens ein halbes Jahr beizubehalten. Vielleicht sind sie der Ansicht, dass sie ihnen nicht helfen. In vielen Fällen aber ziehen sie auch einfach ihre Zustimmung zurück, wenn sie aus dem Arzt-Patienten-Kontakt herausgetreten sind, in dem sie der Medikamenteneinnahme nicht wirklich aus freien Stücken zugestimmt haben.

Shared Decision Making

Diese »Non-Adhärenz« oder, wie es früher genannt wurde, »Non-Compliance« bedeutet nicht immer die Ablehnung des Medikamentes an sich, sondern kann eine Form des Protestes gegen die (autoritäre) Art und Weise der Verschreibung sein. Verschreibende sollten daher nicht instruierende und belehrende Aspekte in den Vordergrund stellen, sondern den Aushandlungsprozess selbst: Die psychische Erkrankung ist *ein* Ereignis im Leben des Betroffenen, und die vorbehaltlose Zustimmung zur Einnahme eines Medikamentes mit all seinen Nebenwirkungen und absolute Therapietreue mag bei vielen nicht die höchste Priorität haben. Eine gemeinsame informierte Entscheidung (»Shared Decision Making«) ist das Ideal auch in der Psychiatrie. Wenn es erreicht werden kann, steigt meist die Zufriedenheit und die Therapietreue.

Wir müssen davon ausgehen, dass Menschen mit psychischen Erkrankungen viele und teils verschiedene, manchmal sogar widersprüchliche Aussagen zu den von uns verschriebenen Medikamenten hören. Die Urteile und Einschätzungen, was Psychopharmaka bewirken, und ihre Rolle in der Behandlung von Erkrankungen unterscheiden sich. Dies führt dazu, genauso wie das oft individuell sehr unterschiedliche Ansprechen und die unterschiedlichen Nebenwirkungen, dass wir es mit einem hohen Ausmaß an Unsicherheit zu tun haben. Nicht selten kann mit einer besseren Zustimmung zur medikamentösen Behandlung dann gerechnet werden, wenn Professionelle in der psychiatrischen Versorgung zu dieser Unsicherheit stehen und wissen, wie sie und die Patienten damit umgehen können. Das Mitteilen von Information oder Unsicherheiten über den genauen Verlauf sowie die Beeinflussbarkeit von psychischen Erkrankungen und das Teilen der (Wissens-)Macht kann in vielen klinischen Situationen befreiend sein und zur Vertrauensbildung beitragen.

Die Rolle der Medikamente im Prozess der Gesundung

Medikamente sind eine von vielen Behandlungsmöglichkeiten in der Psychiatrie. Mittlerweile sind die Zahl der Psychopharmaka und ihre verschiedenen Wirkmechanismen fast unüberschaubar geworden. Von pharmazeutischen Unternehmen sind viele neue Medikamente entwickelt worden, wobei es in den letzten Jahren keinen »Durchbruch« und kein wirklich neues Wirkprinzip gegeben hat. Dies ist in absehbarer Zeit auch nicht zu erwarten. Daher ist es besonders wichtig, sich zu vergegenwärtigen, was mit Psychopharmaka erreicht werden soll und kann.

Ziel der pharmakologischen Behandlung

Gelegentlich wurden Medikamente als »Krücken« bezeichnet: Sie unterdrücken Symptome, leiten im günstigsten Fall einen Wiederherstellungsprozess ein oder beschleunigen Selbstheilungsmechanismen. Sie helfen über Belastungen hinweg und können zur Schonung (etwa vor zu starken inneren Konflikten) beitragen. Aber sie beheben nicht die Krankheitsursachen. Ihre Rolle im Heilungsprozess ist unterschiedlich, je nachdem, um welche Erkrankung es sich handelt und wer davon betroffen ist.

Die Wirkung von Psychopharmaka hängt neben den direkten biologischen Veränderungen (siehe das Kapitel zu den nachgewiesenen Wirkungen) auch vom Referenzsystem des Patienten und des Therapeuten ab. Sind Patienten von der Wirksamkeit von Psychotherapie oder von biologischen Therapien überzeugt, dann wirken sie oft besser. Die Herausforderung besteht darin, die Hoffnung auf Besserung durch die Medikation zu unterstützen und gleichzeitig keine übertriebenen Erwartungen zu schüren. Nur wenn das Krankheitsmodell der Patienten berücksichtigt wird und ein gemeinsames Verständnis der (oft begrenzten) Rolle der Medikamente im Heilungsprozess zwischen Patient und Therapeut entwickelt worden ist, können Medikamente optimal genutzt werden.

Komplikationen und Wechselwirkungen zwischen Psychopharmaka

Bei allen Psychopharmaka besteht eine beachtliche Breite der möglichen Komplikationen und Nebenwirkungen, und zwar aus allen medizinischen Bereichen. Nicht immer wird genau geprüft, welches Problem der jeweiligen psychischen Erkrankung zuzuschreiben ist und welches dem Medikament. Lebensgefährliche akute Nebenwirkungen sind eher die Ausnahme, aber sie kommen vor – zum Beispiel in Form von Schädigungen des weißen Blutbildes oder einer Reizleitungsstörung am Herzen.

Bei einem bedeutenden Teil der Patientinnen und Patienten allerdings kommt es zu körperlichen Veränderungen insbesondere bei lang dauernder Gabe von Psychopharmaka. Zu den eindrücklichsten gehören die bei älteren, aber auch neueren Antipsychotika auftretenden hartnäckigen Spontanbewegungen vor allem der Zunge und der Kiefermuskulatur, in schweren Fällen aber auch von Rumpf und Gliedern. Diese sogenannten Spätdyskinesien bilden sich bei vielen Kranken nach langjähriger Dauermedikation mit älteren »klassischen« (oder »typischen«) Antipsychotika heraus. Sie sind therapeutisch nur schwer zu beeinflussen und können zu einer großen Belastung für den Betroffenen werden.

Langfristige Nebenwirkungen

Die Spätdyskinesie ist der Prototyp einer schweren iatrogenen (durch ärztliche Behandlung hervorgerufenen) Nebenwirkung, welche die Betroffenen für immer stigmatisiert und das Bild der Psychiatrie negativ beeinflusst hat. Viel häufiger aber sind die bei vielen Medikamenten auftretenden Stoffwechselveränderungen, die zu Gewichtszunahme, Störungen im Blutzuckerhaushalt bis zum Diabetes mellitus, manchmal auch zu Blutgerinnungsstörungen, zu sexuellen Funktionsstörungen und möglicherweise auch, wie im Fall von Antipsychotika, zu Volumenveränderungen bestimmter Hirnbereiche führen können. Mittlerweile gibt es Tabellen und Datenbanken zu Wechselwirkungen zwischen Psychopharmaka untereinander und mit anderen Medikamenten, auf die der Verschreiber rasch zugreifen kann (siehe etwa: www.psiac.de).

Ein weiteres Problem sind Gewöhnungseffekte und Abhängigkeiten. Tranquilizer werden wegen ihrer Wirkungen auf Angst und Spannung und ihrer euphorisierenden Nebenwirkungen am häufigsten missbraucht, ebenso einige Nicht-Benzodiazepin-Schlafmittel wie ZOLPIDEM und ZOPICLON. Sie sind hochwirksam und wichtig in manchen akuten Krankheitsphasen, können aber bei langfristiger Gabe selbst zur psychischen Erkrankung führen. Psychopharmaka sind keineswegs harmlose Medikamente.

Wie überall in der Medizin ist es auch bei der Medikamentenbehandlung bei psychischen Störungen notwendig, das Risiko der Krankheit gegen den Nutzen und das Risiko der Therapie sorgfältig abzuwägen.

Risiko-Nutzen-Abwägung und Aufklärung des Patienten

Die Forderung nach einer Risiko-Nutzen-Abwägung auch in der Psychopharmakotherapie ist selbsterklärend. Was aber bedeutet dies konkret? Rechtfertigen nicht schwere psychische Erkrankungen wie die Schizophrenie, schwere Depressionen oder bipolare Erkrankungen in weit größerem Ausmaß als manche somatische Erkrankung eingreifende und nebenwirkungsbehaftete Therapien?
Diese Frage ist nicht grundsätzlich beantwortbar. Bei einer schweren Krebserkrankung mit verkürzter Lebenserwartung mag der Patient bereit sein, erhebliche Nebenwirkungen einer Chemotherapie zu ertragen oder beim Scheitern der Standardtherapie den Strohhalm einer möglicherweise riskanten neuen Therapie zu ergreifen – sofern eine vernünftige Heilungschance besteht. Bei psychischen Erkrankungen müssen wir uns immer bewusst sein, dass Medikamente nur *eine* Form der Behandlung sind. Der Verordner muss sich fragen, ob sich das gleiche Ziel nicht auch ohne den Einsatz von Medikamenten erreichen lässt: Diät statt Schlankheitspille, Aufklärung statt Schlafmittel, Psychotherapie statt Antidepressivum, Gespräch statt Tranquilizer. Das Risiko eines Verzichts auf Medikamente muss eingeschätzt werden.
Zentral bei der Medikamentenbehandlung bei psychischen Erkrankungen sind der Wunsch und die Zustimmung, manchmal auch nur das mutmaßliche Wohl des Patienten. Die Entscheidungsfähigkeit der Patientinnen und Patienten wird von den ihnen zur Verfügung stehenden Informationen zum Nutzen und zu den Risiken der Medikamente, aber auch von ihren Präferenzen beeinflusst.

Abwägung durch den Patienten

Wir müssen zunächst einmal prüfen, ob ein Patient für sich sinnvolle Entscheidungen treffen kann: Ist er in der Lage, Alternativen abzuwägen, kann er Informationen zu Risiken und Nebenwirkungen verstehen und die Konsequenzen seiner Entscheidung überblicken? Wenn dies vorliegt, hat er sowohl ein Recht auf (medikamentöse) Behandlung als auch ein Recht zur Ablehnung dieser Behandlung. Wie er sich entscheidet, hängt auch davon ab, wie wir ihn beraten: Sind die Informationen verstehbar, angemessen, stellen sie den Nutzen realistisch dar und ebenfalls die Risiken? Werden wirklich Alternativen aufgezeigt? Bekommt der Patient eine Idee davon, was am wahrscheinlichsten passiert, wenn er keine oder andere Medikamente einnimmt?
Grundsätzlich sollten wir davon ausgehen, dass auch Patienten mit schweren psychischen Erkrankungen möglichst entsprechend ihrer Präferenzen behandelt werden und dass sie das Recht habe, Medikamente abzulehnen. Es ist insbesondere wichtig, zu erfragen, *warum* sie ablehnen oder bestimmte Therapien bevorzugen.

Unterschiedliche Kriterien bei Akut- und Langzeittherapie

In der Akutphase einer psychischen Erkrankung fällt bei ausreichend schwerer Symptomatik oder starkem Leidensdruck die Empfehlung oft zugunsten einer Medikation aus. Schwieriger wird die Frage der Langzeittherapie und der Dauer. Langfristiger Nutzen (etwa die Rückfallverhinderung) und langfristige Schäden sind schwer nachzuweisen. In den Studien werden die Ergebnisse im statistischen Mittel aller Studienteilnehmer berichtet und verallgemeinert. Für den konkreten Patienten müssen wir die Übertragbarkeit einschätzen und seine besondere Situation, aber auch die eigene klinische Erfahrung berücksichtigen. Neben körperlichen Langzeitrisiken der Medikation besteht beispielsweise bei der Schizophrenie immer auch die Gefahr, dass eine medikamentöse Behandlung ohne begleitende Psychotherapie und Soziotherapie stattfindet und damit zu einer »inneren Verarmung« der Kranken führt. Diese Gefahr ist in schlecht geführten und unzureichend ausgestatteten Krankenhäusern besonders groß. Sie ist aber auch bei Patienten zu Hause, in Wohngemeinschaften oder in Heimen gegeben, wenn das Leben der Betroffenen arm an sozialen Reizen und Aktivitäten ist.

Medikamentenbehandlung ist also immer vor dem Hintergrund eines integrierten therapeutischen Konzepts zu sehen.
Medikamentenbehandlung für sich allein kann für Betroffene und Angehörige bequem sein. Dies gilt insbesondere für Beruhigungsmittel, aber auch für andere Psychopharmaka. Ohne gleichzeitige soziotherapeutische Beratung und psychotherapeutische Begleitung verringert sich ihre Wirksamkeit nicht selten, während sich ihre Risiken erhöhen, wie eine große industrieunabhängige US-amerikanische Studie bei Menschen mit einer chronischen Schizophrenie zeigte (LIEBERMAN u.a. 2005).
Die Verordnenden müssen daher die von ihnen verschriebenen Medikamente gut kennen (genaue Substanz, Substanzklasse, Anwendungsart, Ausscheidung, Wechselwirkungen), müssen genau wissen, wofür sie verschrieben werden und wie der Therapieerfolg beurteilt werden soll, wie lange sie gegeben werden sollen, welche Alternativen es gibt und welche Nebenwirkungen auftreten können. Er muss herausfinden, was der Patient vom Medikament wissen möchte und was er von ihm erwartet. Nur dann kann mit einer Therapietreue gerechnet, Schaden frühzeitig erfasst oder verhindert und die maximal mögliche Wirkung des Medikamentes genutzt werden.

Einteilung der Psychopharmaka

Psychopharmaka können in fünf für die therapeutische Praxis bedeutsame Gruppen eingeteilt werden:

1. Antidepressiva,
2. Antipsychotika (Neuroleptika),
3. Tranquilizer/Anxiolytika,
4. Schlafmittel/Hypnotika,
5. Stimmungsstabilisierer/Phasenprophylaktika.

Dazu kommen Mittel, die in der Behandlung von Suchterkrankungen eingesetzt werden, etwa Methadon in der Heroinsubstitution oder Entwöhnungsmittel wie ACAMPROSAT zur Verminderung des Suchtdrucks bei der Alkoholabhängigkeit, Stimulanzien bei der Aufmerksamkeitsdefizitstörung und bei Hyperaktivität im Erwachsenenalter oder auch Antidementiva (Nootropica) zur Behandlung bei Demenzen.

In diesem Buch werden die Medikamente jeweils unter dem Kapitel derjenigen Erkrankung beschrieben, bei der sie am häufigsten verordnet werden. Substitutionsmittel und Anti-Craving-Substanzen werden im Kapitel zur Sucht besprochen, Stimulanzien werden im Kapitel zu ADHS behandelt. Viele andere Medikamente und Drogen haben psychotrope Effekte, da sie aber nicht in den engeren Rahmen der Psychopharmaka gehören, berücksichtigen wir sie nicht. Es gibt allerdings noch viele andere Einsatzgebiete von Psychopharmaka, doch werden hier keine Persönlichkeitsstörungen wie das Borderline-Syndrom abgehandelt, da der primäre Zugang psychotherapeutisch ist und viele Medikamente nicht systematisch dafür untersucht wurden. Am Ende des Buchs werden spezielle Aspekte wie Sexualität, Akutsituationen und Psychopharmaka bei körperlichen Erkrankungen behandelt.

Notwendige Grundkenntnisse

Wer Psychopharmaka verordnet, bedarf neben Kenntnissen psychischer Erkrankungen, ihrer unterschiedlichen Behandlungsmöglichkeiten und medizinischen Grundkenntnissen einiger Hilfsmittel. Dazu gehört der Zugang zu einem leistungsfähigen Labor: Antidepressiva, Antipsychotika, Lithium und andere Medikamente dürfen nicht ohne entsprechende Eingangsuntersuchungen und ohne routinemäßige Verlaufskontrollen gegeben werden. Zum Handwerkszeug gehört neben einem Lehr- und Handbuch der Psychiatrie auch eines der Pharmakologie, ein Nachschlagewerk der Inneren Medizin und eine Arzneimitteldatenbank mit differenzierten Angaben zu den Psychopharmaka und ihren Neben- und Wechselwirkungen. Wichtig sind ebenso das Wissen über die biochemischen Ansatzpunkte der einzelnen Medikamente (siehe das folgende Kapitel) und die Verfahren zur klinischen Wirksamkeitsmessung (Kapitel zu nachgewiesenen Wirkungen) sowie Grundkenntnisse der Aufnahme, Verteilung und Ausscheidung von Medikamenten.

Aufnahme, Verteilung und Ausscheidung von Psychopharmaka

Nach Einnahme eines Medikaments wird dieses entweder über die Mundschleimhaut (wie bei TAVOR EXPIDET oder ZYPREXA VELOTAB) oder wie normale Tabletten und Kapseln über den Magen-Darm-Trakt aufgenommen. Der Blutspiegel nimmt langsam zu, erreicht einen therapeutischen Bereich, verbleibt in diesem eine Weile und nimmt durch Abbau- und Ausscheidungsprozesse im Körper langsam wieder ab. Da Medikamentenspiegel nur im Blut und nicht im Zielort Gehirn gemessen werden, beziehen sich die Untersuchungen zur Wirkung ausnahmslos auf den Blutspiegel. Die Wirkdauer ist daher jene Zeit, in der die minimale wirksame therapeutische Konzentration im Blut erreicht wird (»therapeutischer Bereich«). Oberhalb dieses Bereichs steigen nur noch die Toxizität und die unerwünschten Begleitwirkungen an.

Pharmakokinetik

Das Medikament flutet, je nach Durchblutung und Bindung an Eiweiße, mehr oder weniger rasch im Gehirn an und verteilt sich dort je nach Fettlöslichkeit. Psychopharmaka haben oft ein großes Verteilungsvolumen, sodass nach der Ausbreitung im Körper nur ein geringer Teil im Blut in freier oder an Proteine gebundener Form vorliegt. Wenn sich das Medikament im Körper verteilt hat, hängt der Blutspiegel nur noch vom Abbau und von den Ausscheidungsprozessen ab.
Für jedes Medikament kann man typische Halbwertszeiten angeben, innerhalb derer die Plasmakonzentration halbiert wird. Bei kurzer Halbwertszeit (etwa acht Stunden, wie bei dem Benzodiazepin TEMAZEPAM, zum Beispiel REMESTAN) ist der Blutspiegel bei therapeutischer Dosierung nach einem Tag fast auf null und bei erneuter Einnahme wird immer wieder der gleiche maximale Spiegel erreicht. Bei FLUNITRAZEPAM hingegen (ROHYPNOL) mit einer Halbwertszeit von bis zu dreißig Stunden kommt es bei täglich wiederholter Einnahme abends zu einer sogenannten Kumulation, da nach 24 Stunden der Spiegel noch erhöht ist und die Blutpegel bei erneuter Einnahme immer weiter ansteigen. Viele Psychopharmaka können kumulieren und verbleiben noch lange im Zentralnervensystem.

Abbau und Ausscheidung

Psychopharmaka, die oral aufgenommen werden (Tabletten und Tropfen), werden zunächst über den Umweg des Pfortaderkreislaufs und der Leber dem Körper zur Verfügung gestellt. Viele Antidepressiva und Antipsychotika werden bei diesem »First-Pass-Metabolismus« schon in der Leber abgebaut, sodass nur ein geringer Teil im Gehirn ankommt. Dies wird oft mit einer höheren oralen Dosis ausgeglichen. Gerade bei solchen Medikamenten mit niedriger sogenannter Bioverfügbarkeit aufgrund dieser schnellen Elimination in der Leber ist die Schwankungsbreite in der Dosierung hoch, da eine hohe interindividuelle Varianz besteht.
Manche Medikamente werden auch erst in ihre wirksamen Bestandteile aufgeschlossen, um im Gehirn zu wirken. Nur bei einer Absorption über die Mundhöhle oder über den Enddarm kann

der Pfortaderkreislauf umgangen werden. Allerdings ist die rektale Applikationsform in der Dosierung wenig steuerbar. Die rascheste Wirksamkeit ist über die intravenöse Injektion zu erreichen. Hierbei kommt es zu einer schnellen Anflutung des Spiegels im Blut mit der Gefahr der entsprechenden Nebenwirkungen (etwa Atemstillstand und Blutdrucksenkung bei Tranquilizern). Die intramuskuläre Injektion gewährleistet nicht immer eine raschere Wirkung als die orale Verabreichung.

Neben der Dosis, der Wirkdauer und den Einnahmezeiträumen ist der wichtigste Einflussfaktor auf den Medikamentenspiegel die Ausscheidung (Elimination). Da viele Psychopharmaka fettlöslich sind, können sie nur über den Umweg der Niere ausgeschieden werden. Es braucht daher Enzyme, welche die Substanzen wasserlöslich machen, damit die Niere sie ausscheiden kann. Die wichtigsten Abbauenzyme (Cytochrome) gehören der Gruppe der Cytochrom P450-Enzyme (CYP) an. CYP450-Enzyme sind wichtig für den Abbau von Psychopharmaka und für das therapeutische Drug Monitoring, da sie von Medikamenten gehemmt oder in ihrer Aktivität beschleunigt werden können. Unterschiede in der Enzymausstattung und -leistungsfähigkeit bedingen daher auch unterschiedliche Dosierungen.

Arzneimittelinteraktionen und Kombinationen

Setzt man zwei verschiedene Medikamente mit demselben Ziel ein, dann kommt es zu einer Überlagerung der Wirkung. Wenn diese zwei Medikamente über dieselben Enzyme verstoffwechselt werden, kann es eine pharmakologische »Interaktion« geben. Ein Medikament wirkt dann als Enzyminduktor oder -inhibitor und führt zu einer erheblichen Veränderung des Blutspiegels des anderen Medikamentes. Auch Nahrungsmittel wie Grapefruitsaft können Abbauenzyme beeinflussen. Es gibt zudem genetisch bedingte Unterschiede in den Enzymen (etwa CYP2D6-Minderfunktion bei mehr als 10 Prozent der asiatischen Bevölkerung) mit der Notwendigkeit entsprechend niedrigerer Dosierungen.

Die Addition von Wirkungen zweier Medikamente kann erwünscht sein, zum Beispiel weil man auf diese Weise die möglichen Nebenwirkungen vermindert (denn jedes der beiden Medikamente hat vielleicht eigene Nebenwirkungen, die bei geringer Dosierung nicht so stark ins Gewicht fallen wie bei einem Medikament in hoher Dosierung). Allerdings kann die Kombination zu unerwarteten Problemen führen. Da die Beurteilung von Wirkungen und Nebenwirkungen auf jeden Fall schwieriger wird, sollten Kombinationen nur gezielt durchgeführt werden.

Medikamente können sich nicht nur gegenseitig in ihrer Wirkung verstärken. Sie können miteinander interferieren, sich neutralisieren oder Nebenwirkungen verstärken. Entsprechende Hinweise in den Produktinformationen sind zu beachten.

Dosierung, Wirkung, Anwendungsform

Die Wirksamkeit und Applikation von Medikamenten hängt von ihrer Dosierung ab. Kriterium ist meist der Spiegel des Medikaments im Serum. Allerdings können nur für sehr wenige Psychopharmaka optimale Plasmaspiegel bestimmt werden. Eine Orientierung am Plasmaspiegel ist nur dann sinnvoll, wenn die Psychopharmaka (wie Lithium oder die als Phasenprophylaktika verwendeten Antiepileptika) ein kleines Verteilungsvolumen haben und sich damit ein bedeutender Teil der Dosis im Blut nachweisen lässt. Für die meisten (fettlöslichen) Psychopharmaka sind daher klinische Wirkungen und Nebenwirkungen das zentrale Kriterium für die richtige Dosierung. Plasmaspiegelbestimmungen haben in diesen Fällen nur den Sinn, diejenigen Patienten herauszufinden, die unter normalen Dosierungen überhaupt nicht ansprechen und daher möglicherweise »Rapid Metabolizer« sind oder bei denen der Verdacht auf heimliche Nicht-Einnahme besteht (therapeutisches Drug-Monitoring).

Es ist wichtig, zu wissen, dass die *individuelle Wirksamkeit* von Medikamenten außerordentlich unterschiedlich ist. Bei Antipsychotika in Tabletten- oder Tropfenform gibt es Wirkungsunterschiede von 1:15. Bei Tranquilizern sind sie niedriger, aber auch dort betragen sie etwa 1:5. Solche Wirkungsunterschiede hängen, wie oben beschrieben, davon ab, ob und wie vollständig eine Substanz vom Körper aufgenommen, wie rasch sie wieder abgebaut und wie rasch sie ausgeschieden wird. Hier spielen zahlreiche individuelle, genetische und Umweltfaktoren eine Rolle.

Dosierung

Die sinnvolle Dosis eines Medikaments hängt auch vom Geschlecht und vom Lebensalter ab: Ältere Menschen benötigen oft nur die Hälfte der Dosis von Erwachsenen im mittleren Alter. Auch bei Frauen kann die wirksame Dosis niedriger sein als bei Männern. Deshalb gilt: Dosierungsempfehlungen in Leitlinien sind immer nur Orientierungen, denn sie beruhen auf Durchschnittswerten.

Wenn die Einnahmetreue bei Medikamenten (absehbar) gering ist und eine regelmäßige Einnahme wichtig erscheint (oder gar vom Patienten gewünscht wird), stellt sich manchmal die Frage der Gabe eines Depots im Abstand von zwei bis vier Wochen. Dies kommt meist nur bei der antipsychotischen Behandlung von Menschen mit einer schizophrenen Psychose infrage. Das Medikament wird in den Muskel injiziert und gibt über die Wirkzeit mehr oder weniger gleichmäßig den Wirkstoff ab. Der Blutspiegel ist dann über die Zeit hinweg einigermaßen gleich.

Noch in den Neunzigerjahren gab es regelrechte »Depotambulanzen«. In manchen Fällen kann die Depotgabe angemessen sein und auch dazu beitragen, regelmäßigen Kontakt zum Patienten zu halten und Rückfälle zu vermeiden. Es bleibt jedoch immer zu hinterfragen, warum die Therapietreue im Einzelfall gering ist. Der beste Erklärungsfaktor für die Therapietreue ist die Qualität der therapeutischen Beziehung. Nebenwirkungen spielen ebenfalls eine Rolle. Es ist leicht, bei geringer Therapietreue auf die fehlende »Krankheitseinsicht« zu verweisen, jedoch sind oft eher die Medikamente oder die Art der Behandlung dafür verantwortlich. Hierauf sollte vor Erwägung eines Depots geachtet werden, denn Depots sind weniger gut steuerbar, da nach einer Injektion die gesamte Menge für einige Wochen im Körper ist.

Die Dosierung von Antidepressiva und Antipsychotika orientiert sich bei den meisten Substanzen an der beobachteten Wirkung und den Nebenwirkungen und nicht am Blutspiegel. In Ausnahmen macht die Spiegelbestimmung Sinn.

Therapeutische Breite

Die therapeutische Breite bezeichnet den Sicherheitsabstand zwischen therapeutischer und schädlicher bis tödlicher Dosis eines Medikamentes. Es gibt Medikamente, bei denen das Drei- bis Fünffache der therapeutischen Dosis zu schweren Vergiftungen oder gar zum

Tode führen kann. Das gilt zum Beispiel für die Barbiturate. Aber auch bei Schlafmitteln ist die therapeutische Breite relativ gering. Bei LITHIUM treten die ersten Symptome einer Überdosierung (Bewegungsstörungen, Durchfall, Zittern, Übelkeit, Krampfanfälle, verwaschene Sprache) meist ab einer Konzentration von > 1,5 mmol/l Blut auf (Normbereich 0,6–0,8 mmol/l). Die Blutkonzentration liegt hier linear zur eingenommenen Dosis. Konzentrationen von >4 mmol/l können potenziell tödlich enden. Bei Tranquilizern, neueren Antidepressiva, atypischen und vor allem typischen (älteren) Antipsychotika ist die therapeutische Breite deutlich größer.

Je größer die therapeutische Breite, desto geringer ist das Vergiftungsrisiko. Das ist auch wichtig, weil in der Psychiatrie immer die Möglichkeit von Selbstvergiftung in suizidaler Absicht bedacht werden muss.

Polypharmazie und Polypragmasie

Die Entwicklung von Behandlungsleitlinien in der Psychiatrie und die Fortschritte in der Psychopharmakotherapie haben nicht dazu geführt, dass Patienten heutzutage im Durchschnitt weniger Psychopharmaka gleichzeitig einnehmen als noch vor zwanzig oder dreißig Jahren. Eher ist das Gegenteil der Fall. US-amerikanische Daten haben gezeigt, dass der Anteil der psychiatrischen Patienten, die drei oder mehr psychotrope Medikamente erhielten, von 3,3 Prozent in den Jahren 1974–1979 auf 44 Prozent in den Jahren 1990–1995 anwuchs (FRYE u. a. 2000). In den Neunzigerjahren des letzten Jahrhunderts betrug der Anteil an Patienten in psychiatrischen Kliniken, die mindestens zwei Antipsychotika gleichzeitig bekamen, zwischen 25 und 50 Prozent. Auch die gleichzeitige Verschreibung von Antipsychotika und Antidepressiva oder von Antipsychotika und Phasenprophylaktika verdoppelte sich. Diese Zahlen gelten auch für Deutschland (GROHMANN u. a. 2004). In manchen Fällen hat eine Kombination zweier Psychopharmaka Sinn, oft ist sie aber nicht mit einem besseren, sondern sogar mit einem schlechteren Behandlungsergebnis verbunden (LÄNGLE u. a. 2012).

Jede Kombination muss begründet und im Verlauf immer wieder hinterfragt werden. Dies findet in der Praxis allerdings oft nicht statt. Schon bei einer Einnahme von mehr als zwei Psychopharmaka ist oft unklar, wie diese Medikamente wechselwirken, zusammenwirken oder sich in ihrer Wirkung hemmen oder sogar aufheben. Das Hinzufügen immer neuer Medikamente bei unzureichendem Ansprechen ist in den meisten Fällen ein Zeichen therapeutischer Hilflosigkeit oder Ungeduld. Nicht nur Psychotherapie, sondern auch Psychopharmakotherapie braucht Zeit.

Therapeutische Hilflosigkeit

Eine Polypharmazie deutet oft darauf hin, dass psychosoziale Einflussfaktoren, die Symptome aufrechterhalten, bisher unzureichend berücksichtigt wurden. Diese gilt es dann zu bearbeiten. Des Weiteren können Psychopharmaka bei bestimmten Patienten auch unwirksam bleiben, dann ist eine Umstellung geboten. In einigen Fällen muss vielleicht nur die Dosis angepasst werden, insbesondere bei Patienten mit rascher Verstoffwechslung. Polypharmazie erschwert die Unterscheidung von Wirkung und Nebenwirkung und erschwert es künftigen Behandlern, ein Medikament auch wieder herabzudosieren, da es dann so viele Gründe gibt, weshalb sich der Zustand des Patienten verschlechtern kann.

Bevor man sich zu einer Änderung der Medikation oder der Zugabe eines neuen Medikamentes entschließt, sollte man sich fragen, warum bisher kein Erfolg eingetreten ist:

- Stimmen die Voraussetzungen? Hat der Verlauf die Diagnose bestätigt? Ist das Behandlungsziel mit dem eingesetzten Mittel überhaupt zu erreichen?
- Habe ich richtig dosiert? Liege ich damit zu niedrig? Oder liege ich etwa zu hoch? Was ist mit dem Serumspiegel?
- Habe ich lange genug gewartet? Konnte die Wirkung innerhalb von einer Woche oder zwei oder drei Wochen schon eintreten (etwa bei Antidepressiva, aber auch bei Antipsychotika)?

Eindringlich zu warnen ist vor jeder Form von Polypragmasie, vor häufigem Medikamentenwechsel, vor unbedachten Kombinationen oder vor dem unkritischen Wechsel zu einem anderen Medikament der gleichen chemischen Gruppe: Magisches Denken, das sich hinter mannigfachen rationalen naturwissenschaftlichen Erwägungen verbirgt, ist in der Pharmakotherapie weit verbreitet. Wir geben zu bedenken, dass Misserfolge auch daran liegen können, dass die Leistungsfähigkeit der medikamentösen Therapie begrenzt ist.

Erst wenn man sich diese (und ggf. andere) Fragen beantwortet hat, sind die Voraussetzungen für eine Änderung des therapeutischen Vorgehens geklärt. Diese kann im Wechsel des Medikamentes oder der Applikationsart (Übergang auf die parenterale Applikation, also Spritzen oder über die Mundschleimhaut) bestehen, aber auch in einer Erhöhung oder Verringerung der Dosis oder aber in der Ergänzung durch ein zweites Medikament. Eine andere Möglichkeit ist, alle Medikamente auszuschleichen oder abzusetzen. Konkrete Empfehlungen für das Vorgehen im Einzelfall sind nicht möglich.

Medikamente in Schwangerschaft und Stillzeit

Medikamente, die während einer Schwangerschaft gegeben werden, erreichen neben der Mutter meist auch das Kind. Das muss bei jeder Medikamentenbehandlung in der Schwangerschaft beachtet werden. Wegen der besonderen Anfälligkeit des sich entwickelnden Kindes sind große Vorsicht und Zurückhaltung geboten. Fehlbildungen können auftreten, Neoplasien können sich entwickeln. Vergiftungen können auch jenseits des ersten Trimenons zu Organschäden führen. Gleichzeitig darf auf eine Medikamentenbehandlung in der Schwangerschaft nicht grundsätzlich verzichtet werden, da die unbehandelte Krankheit der Mutter ebenfalls schädigende Rückwirkungen auf das Kind haben kann.

Die Indikation eines Psychopharmakons ist daher besonders sorgfältig zu stellen. Dabei ist zu berücksichtigen, dass die unreife Organfunktion des Neugeborenen die Wirkungsdauer verlängert und die Wirkungsintensität erhöht. Zahlreiche Medikamente gelangen durch Diffusion oder durch aktive Sekretion in die Muttermilch.

So sollten Schlafmittel in der Schwangerschaft wegen des Risikos von Fehlbildungen vermieden werden. Im Notfall sollten, wenn die Entscheidung für ein Schlafmittel fällt, nur Tranquilizer mit kurzer Halbwertzeit und ohne aktive Metaboliten verwendet werden. Praktisch alle anderen Schlafmittel sind in der Schwangerschaft kontraindiziert. Das gilt auch für das sonst gut verträgliche Chloralhydrat.

Fehlbildungsrisiko

Aufgrund des Fehlbildungsrisikos sollte die Indikation für Antidepressiva in der Schwangerschaft besonders streng gestellt werden.

Eine gründliche Aufklärung muss erfolgen. Bei leichteren Depressionen sollte immer psychotherapeutisch behandelt werden. Selektive Serotonin-Wiederaufnahmehemmer (SSRI) sollten beispielsweise wegen des Risikos von Absetzsyndromen und der erhöhten Toxizität in der Neugeborenenperiode sehr zurückhaltend gegeben werden. Ältere wie neuere Antidepressiva gehören weiterhin zu den potenziell teratogen wirkenden Arzneimitteln.
Lithium ist in der Schwangerschaft ein problematisches Medikament, denn es gibt Hinweise auf eine deutliche Erhöhung der Fehlbildungsrate. Betroffen ist vor allem das Herz- und Gefäßsystem. Im Allgemeinen kann nach dem heutigen Wissensstand empfohlen werden, eine Lithiumbehandlung zu unterbrechen, wenn eine Frau eine Schwangerschaft plant, die Behandlung so schnell wie möglich zu stoppen, nachdem eine nicht geplante Schwangerschaft festgestellt worden ist, und die Behandlung nicht vor Ablauf des ersten Drittels oder der Hälfte der Schwangerschaft wieder zu beginnen.
Antipsychotika erhöhen möglicherweise ebenfalls die Fehlbildungsrate. Daher sollten sie im ersten Trimenon nicht gegeben werden. Dosisreduktionen und Absetzversuche sollten angestrebt werden. Im Notfall kann, wenn ein Antipsychotikum unverzichtbar ist, niedrig dosiert HALOPERIDOL eingesetzt werden. Vom Stillen unter Antipsychotika ist abzuraten. Ebenso kann nur im Ausnahmefall, bei genauer klinischer Beobachtung, in möglichst niedriger therapeutischer Dosis sowie unter Bestimmung von Plasma- und Milchkonzentrationen das Stillen unter Lithiumtherapie erlaubt werden. In der Regel wird die Risiko-Nutzen-Abwägung hier auf ein Abstillen hinauslaufen.

»Adhärenz«: vertrauensvolle Zusammenarbeit bei der Behandlung

Wann ist eine regelmäßige Medikamenteneinnahme ratsam? Bisher gingen viele Verschreibende davon aus, dass es generell wichtig ist, eine *regelmäßige* Medikamenteneinnahme sicherzustellen. Dies soll vor allem bei der Behandlung chronischer Erkrankungen mit einem hohen Risiko von Rückfällen oder Wiedererkrankungen beispielsweise der Schizophrenie, bipolaren Erkrankungen oder chronisch-rezidivierenden Depressionen der Fall sein. In dem Bemühen um Medikamententreue werden oft der Patient und seine Gründe für die Einnahme oder Nichteinnahme vergessen. Die unregelmäßige Einnahme von Medikamenten ist eher die Norm als die Ausnahme. Patienten, die der Behandlung nicht oder nur gezwungen oder halbherzig zustimmen, werden im Verlauf oft dem Medikament nicht treu bleiben. Daher ist die Frage der regelmäßigen Einnahme vor allem auch eine Frage der Information, der therapeutischen Beziehung und des Vertrauens.

Überreden und Überzeugen

In den meisten Fällen ist kaum etwas gewonnen, wenn Patienten »überredet« werden, Medikamente einzunehmen, die sie nicht einnehmen wollen. Verschreibende haben lediglich die Kraft der Überzeugung dafür zur Verfügung, dass der Patient bei der Medikation bleibt, nachdem er die Klinik oder das Sprechzimmer verlassen hat. Viele Patientinnen und Patienten spüren es, wenn Behandler unsicher oder unter sich uneins sind, was die Empfehlung einer Medikation angeht, aber dennoch den Eindruck hervorrufen wollen, ihre Wahl des Medikamentes sei die beste. Eine bessere Herangehensweise, die in vielen Fällen zu höherer Einnahmetreue führt, ist das Eingeständnis, dass Krankheitsverläufe und Behandlungserfolge nicht vorhersehbar sind und dass es immer Argumente für und gegen eine Medikation gibt. Das Ausmaß und die Auswahl der Information, die dem Patienten zu Wirkungen und Nebenwirkungen mitgeteilt wird, sind daher von großer Wichtigkeit. Es hat allerdings auch keinen Sinn, ihm aus einer Absicherungshaltung heraus alle möglichen Risiken mitzuteilen. Die Informationen, die gegeben werden, sollten relevant und verstehbar sein. Hier können (industrie-)unabhängige Patientenbroschüren oder gut gemachte Patientenversionen von Leitlinien weiterhelfen.

Wenn eine regelmäßige Medikamenteneinnahme notwendig erscheint, sollte man zudem versuchen, neben der Aufklärung zusätzlich günstige Voraussetzungen dafür zu schaffen. Die Einfachheit der Einnahme spielt eine Rolle: Das übliche dreimal tägliche Einnehmen von Medikamenten ist ein unzweckmäßiges Ritual. Fast niemand nimmt während des Tages, etwa am Arbeitsplatz, Medikamente ein. Deswegen ist eine maximal zweimal tägliche Medikamenteneinnahme anzustreben. Zahlreiche Medikamente können in einer Tagesdosis verabreicht werden. Das gilt für Psychopharmaka in besonderem Maße.

Die Angehörigen der Patienten und Patientinnen können bei der Gewährleistung der Dauereinnahme eine große Hilfe sein. Sie können dem Patienten allerdings auch zur Last werden, wenn sie ihm andauernd »in den Ohren« liegen.

Zur Gewährleistung der regelmäßigen Medikamenteneinnahme gehört es auch, dafür zu sorgen, dass möglichst wenige Medikamente eingenommen werden müssen. Die Einnahme von mehr als drei Psychopharmaka schafft eine nahezu undurchschaubare Situation, in der Wirkungen und Nebenwirkungen kaum mehr unterschieden und das Absetzen erschwert wird. Die Therapietreue ist am höchsten, wenn nur einmal am Tag ein einzelnes Medikament eingenommen werden muss. Patientinnen und Patienten sollten in ihren Argumenten für oder gegen eine Medikation ernst genommen werden.

Unerwünschte Wirkungen ernst nehmen

Es ist eine der wichtigsten Pflichten des Arztes, nicht zu schaden (»nil nocere«). Dies setzt, da jedes Psychopharmakon, das wirkt, auch Nebenwirkungen hat, eine Abwägung voraus. Diese Abwägung sollte nicht der Verschreibende allein treffen, denn der Patient ist es, der die Nebenwirkungen trägt, und es ist die subjektive Belastung, die zählt. Nebenwirkungen, über die der Patient klagt, müssen daher ernst genommen werden. Das bedeutet nicht, dass man um jeden Preis versuchen sollte, sie durch die Verabreichung neuer Medikamente mit neuen Nebenwirkungen aufzuheben, aber man muss sie dem Patienten erläutern. Für den einen ist beispielsweise eine durch OLANZAPIN hervorgerufene Gewichtszunahme am belastendsten, obwohl das Medikament wirksam erscheinen mag. Für andere sind sexuelle Funktionsstörungen als Nebenwirkungen einer Behandlung mit selektiven Serotonin-Wiederaufnahmehemmern (Antidepressiva) unerträglich, weil sie die Qualität der Partnerbeziehung beeinflussen. Nicht unsere, sondern die Maßstäbe des Patienten zählen. Der Patient benötigt aber Informationen über die Wahrscheinlichkeit, Bedrohlichkeit, Dauer und Behandelbarkeit (möglicher) Nebenwirkungen.

Man erspart dem Patienten unnötige Angst, wenn man ihm vorher erklärt, dass manche Psychopharmaka die Pupillenreaktion verlangsamen und dadurch eine medikamentös ausgelöste, vorübergehende Kurzsichtigkeit auftritt, die sich auf jeden Fall wieder zurückbildet. Man gibt ihm Gelegenheit, sich auf die Müdigkeit oder den Schwindel einzustellen, die in den ersten Tagen nach der

Verabreichung von Antidepressiva oder Antipsychotika auftritt. Man nimmt ihm viel von seinen Sorgen, wenn man ihn auf die kreislauflabilisierende Wirkung, die mögliche Beeinträchtigung von Libido und Potenz oder auf eine möglicherweise auftretende Bewegungsunruhe in den Beinen hinweist und ihm deutlich macht, dass man diese Nebenwirkungen mitbehandeln kann, falls sie zu einer unzumutbaren Belastung werden – oder dass Medikamente auch umgestellt werden können.

Gefährliche oder bislang unbekannte unerwünschte Begleitwirkungen müssen im Interesse der Arzneimittelsicherheit den Zulassungsbehörden (Bundesinstitut für Arzneimittel) und dem Hersteller gemeldet werden.

Praktische Erfahrungen mit Einzelsubstanzen

Mittlerweile steht eine Vielzahl von Psychopharmaka zur Verfügung. Auch wenn in den letzten Jahren weniger sogenannte »Me-Too«-Präparate auf den Markt gebracht werden, die als Innovationen verkauft, aber nur Pseudoinnovationen darstellen, werden oft weiterhin neue Anwendungsgebiete beworben. Es ist unmöglich für einen einzelnen Verschreiber, mit allen Substanzen praktische Erfahrungen zu machen. Diese Erfahrungen sind aber mindestens genauso wichtig wie die theoretischen Kenntnisse der Rezeptorprofile. Daher sollte man sich auf die Verschreibung von wenigen ausgewählten Standardpräparaten beschränken. Präparate innerhalb einer Wirkstoffgruppe unterscheiden sich zwar nicht grundsätzlich, können von verschiedenen Patienten aber doch sehr verschieden vertragen und verstoffwechselt werden.
Man sollte sich bewusst sein, dass die Erfahrungen, die man mit bestimmten Medikamenten macht, nicht immer repräsentativ sind – hier sind Verzerrungen möglich. Patienten, die von anderen Behandlern vorbehandelt wurden, bringen allerdings oft Medikamente mit, die sie nicht umstellen wollen oder für die bei klinischer Stabilität kein Anlass für eine Umstellung besteht. Es ist auch nicht möglich und sinnvoll, jeden Patienten, der ambulant oder in die Klinik überwiesen wird, auf jene Medikamente umzusetzen, die man selbst bevorzugt. Daher empfiehlt es sich, mit einer größeren Zahl von Medikamenten Erfahrungen zu sammeln und Kollegen nach ihren Erfahrungen zu fragen, auch wenn diese Präparate nicht neu verschrieben worden wären. Es ist außerdem ratsam, innerhalb einer Klinik, einer Abteilung, einer Ambulanz oder einer Praxis

einen einheitlichen Medikationsstil zu pflegen, damit auch bei Vertretungen und Bereitschaftsdiensten keine Probleme bei der Pharmakotherapie auftreten.

Nur wenn man sich auf wenige Präparate beschränkt, kann man Wirkungen und Nebenwirkungen sowie Zeichen von Über- und Unterdosierung der eingesetzten Medikamente erkennen und ein Optimum an therapeutischem Effekt bei einem Minimum an Nebenwirkungen erreichen.

Psychopharmaka – wie sie wirken

Wirkungsort

Der Wirkungsort aller Psychopharmaka ist das Gehirn. Sie greifen in ein hochkomplexes System von Nervenzellen, Neuronenbahnen, Kernen und Funktionszentren ein. Ihr Angriffsort ist die Verbindungszone zwischen den Nervenzellen, die Synapsen, an der die Reizübertragung zwischen den Zellen stattfindet. Psychopharmaka stören, stärken oder blockieren diesen Prozess und greifen in das Gleichgewicht jener Stoffe ein, die die Reizübertragung und somit die Kommunikation zwischen den Zellen erst ermöglichen: der Botenstoffe oder Neurotransmitter. Mindestens dreihundert solcher Botenstoffe sind bekannt; über fünfhundert weitere werden diskutiert. Manche Wissenschaftler gehen davon aus, dass es aber noch wesentlich mehr gibt. Damit die Zelle auf der anderen Seite des synaptischen Spalts auf die Neurotransmitter reagieren kann, bedarf sie bestimmter Eigenschaften. Sie benötigt Aufnahmemechanismen für den jeweiligen Botenstoff, sogenannte Rezeptoren. Jede Zelle kann auf mehrere Neurotransmitter reagieren, sofern sie über die entsprechenden Rezeptoren verfügt.

Neurotransmitter

Die für die psychischen Funktionen wichtigsten Neurotransmitter sind *Noradrenalin* (NA), *Serotonin* (5-HT), *Dopamin* (DA), *Acetylcholin* (ACH) und *Gamma-Amino-Buttersäure* (GABA). Weitere Botenstoffe wie Histamin, Glutamat, Opioide und Adenosin spielen bei der Koordination von Aktivität und Emotionalität, Psychomotorik und Schmerz eine wichtige Rolle.

Die folgende Abbildung 1 zeigt eine Übersicht über die wichtigsten Neurotransmitter, ihre Funktionen und die Wirkung von Psychopharmaka.

ABBILDUNG 1

Übersicht zu Neurotransmittern, deren Wirkung und Ansatzpunkte für Psychopharmaka

Neurotransmitter	Beteiligung an wichtigen psychischen Funktionen	Ansatzpunkte für Psychopharmaka
Dopamin	Extrapyramidale Motorik, Motivation (Belohnungssystem), Gedächtnis, Lernen (z. B. im limbischen System), Stimmung	*Antipsychotika:* Blockade von postsynaptischen Dopamin-Rezeptoren, *Antidepressiva:* Dopamin-Rückaufnahmehemmung *Stimulanzien* (bei ADHD): Dopamin-Rückaufnahmehemmung via Blockade des Dopamin-Transporters
Noradrenalin	Vigilanz, Schlaf- / Wachrhythmus, Stimmung (Depressivität, Manie), Bewegungsfähigkeit, Lernen	*Antidepressiva:* Noradrenalin-Rückaufnahmehemmung; Verstärkung noradrenerger Übertragung via Alpha-2-Antagonismus präsynaptisch, *Stimulanzien* (bei ADHD): Noradrenalin-Rückaufnahmehemmung
Serotonin	Stimmung, Ängstlichkeit, Schlaf, Aggressivität, Schmerz(schwelle)	*Antidepressiva:* Serotonin-Wiederaufnahmehemmung, *Antipsychotika:* Blockade von Serotonin-HT2-Rezeptoren
Acetylcholin	Vigilanz (Aufmerksamkeit), Gedächtnis, optische und akustische Wahrnehmung, Lernen (Plastizität), Stimmung	*Antidementiva:* Hemmung des Acetylcholinabbaus über die Hemmung der Cholinesterase
Gamma-Aminobuttersäure (GABA)	Inhibitorischer (hemmender) Neurotransmitter: Anxiolyse, Schmerzdämpfung, Entspannung, Erhöhung der epileptischen Schwelle, Blutdruckstabilisierung	*Benzodiazepine / Anxiolytika / Schlaf- und Beruhigungsmittel*: Verstärkung der GABAergen Hemmung über spezifische Benzodiazepinrezeptoren (Modulation der GABA-Wirkung)

Hauptwirkungen von Psychopharmaka

Rasche Wirkung in Akutphase

Die direkte medikamentöse Beeinflussung der Freisetzung von Neurotransmittern in den synaptischen Spalt über die Entleerung sogenannter Bläschen spielt als Wirkmechanismus von Psychopharmaka kaum eine Rolle. Wohl aber können Medikamente die Regulation der Freisetzung beeinflussen, beispielsweise die Freisetzung von Noradrenalin über Alpha-2-Autorezeptoren im Sinne einer negativen Rückkopplung bei dem Antidepressivum MIRTAZAPIN. Wenn diese hemmenden Alpha-2-Autorezeptoren blockiert werden, wird mehr Noradrenalin ausgeschüttet, das in der Synapse zur Verfügung steht.

Mechanismen der Akutwirkung

Wichtige Mechanismen in der Akutwirkung sind vor allem die Hemmung der *Wiederaufnahme von Transmittern* oder die *Blockade von Rezeptoren*. So hemmen selektive Serotonin-Wiederaufnahmehemmer (SSRI) die neuronale Wiederaufnahme von Serotonin relativ spezifisch, sodass mehr Serotonin in der Synapse verfügbar ist, das an den Rezeptoren der postsynaptischen Zelle Wirkungen hervorrufen kann. Auch das klassische Antidepressivum AMITRIPTYLIN hemmt die Wiederaufnahme von Serotonin, aber auch von Noradrenalin.

Wichtige Wirkungsmechanismen von Psychopharmaka sind die Hemmung der Wiederaufnahme von Neurotransmittern, die postsynaptische Blockade von Rezeptoren, die Modulation der Freisetzung von Neurotransmittern und die Hemmung ihres Abbaus.

Viele Antipsychotika hemmen den Dopaminrezeptor der empfangenden Zelle (»postsynaptische Hemmung«), sodass das verfügbare Dopamin nicht wirken kann. Dadurch werden in der Akutphase Prozesse heruntergefahren, die Dopamin nutzen, was zur Indifferenz und Reizdämpfung beiträgt.

Ein anderer Mechanismus ist die Hemmung von Abbau-Enzymen wie bei den Monoaminoxidasehemmern (MAO-Hemmern) oder den Acetylcholinesterase-Inhibitoren in der Neurotransmitter produzierenden und freisetzenden Zelle, was zu mehr Verfügbarkeit und Wirkung von Noradrenalin und Serotonin (bei den MAO-Hemmern) oder Acetylcholin (bei den Cholinesterasehemmern) über eine höhere Konzentration im synaptischen Spalt führt. Auch eine direkte Beeinflussung der Signalübertragung wie die Veränderung der Durchlässigkeit für bestimmte Ionen (etwa Calcium), die Beeinflussung der Signalübertragung in der Zelle (zum Beispiel über die sogenannten G-Proteine) oder die Beeinflussung der Herstellung von Proteinen (Eiweißen), die sogenannte Transkription, sind Wirkmechanismen verschiedener Psychopharmaka.

Langzeitwirkung

Andere Effekte spielen bei einer langfristigen Einnahme einer Rolle. Viele Psychopharmaka führen erst nach einiger Zeit (Tage bis Wochen) zu den gewünschten klinischen Wirkungen. Dies liegt daran, dass sie zu komplexen Anpassungsvorgängen und Adaptationsphänomenen, oft auch zu Gegenregulierungen und Kompensationsmechanismen führen. Bei vielen Substanzen stellen daher die akuten Effekte nicht die eigentlichen Wirkmechanismen dar, sondern sie stoßen die Funktionen bestimmter Nervenzellen und neuronaler Netze an. So reagiert das Gehirn beispielsweise auf die Blockade der Dopaminrezeptoren durch Antipsychotika mit der Ausbildung neuer Dopaminrezeptoren (sogenannte *Up-Regulation*) und der Sensitivierung (Zunahme der Empfindlichkeit) vorhandener Rezeptoren.

Mechanismen der Langzeitwirkung

Die synaptischen Strukturen sind keine statischen Gebilde. Es lässt sich daher nicht immer voraussagen, wie sich bei längerer Dauer einer Medikation das Zusammenspiel der Nervenzellen verändert. In vielen Fällen jedenfalls führt aufgrund dieser Anpassungsvorgänge ein rasches Absetzen von Psychopharmaka zur akuten Verschlechterung oder gar zum Neuauftreten von Symptomen wie Unruhe und Angst, was fälschlich häufig als Wiedererkrankung angesehen wird und nicht als Folge der Langzeitmedikation.

Weitere Anpassungsvorgänge nach Einnahme von Psychopharmaka

Die Besetzung und Beeinflussung von Rezeptoren durch Psychopharmaka lösen Reaktionen im Zellinnern aus, die man als »Signaltransduktion« bezeichnet. Die Aktivierung des Rezeptors führt zu einem chemischen Signal im Inneren der Nervenzelle, was wiederum eine Erhöhung der Konzentration oder Aktivität weiterer Botenstoffe (»Second Messengers«) bewirkt. Dieser Vorgang ist viel langsamer als die direkte Rezeptorwirkung.

Der vom Medikament besetzte Rezeptor kann auch mit einem weiteren Eiweiß, dem G-Protein, gekoppelt sein, das weitere Wirkungskaskaden anstößt und zur Aktivierung anderer Proteine führt, welche die Leitfähigkeit der Zellwand für bestimmte Stoffe verändern, Enzyme aktivieren oder die Proteinsynthese beeinflussen, also die Herstellung neuer Proteine in der Zelle über die Aktivierung sogenannter Transkriptionsfaktoren. Einer dieser Transkriptionsfaktoren ist zum Beispiel CREB, das wiederum Auswirkung auf Nervenwachstumsproteine hat. Letztlich verstehen wir das Zusammenwirken dieser Wirkungen nicht, sodass die eigentliche Wirkweise der meisten Psychopharmaka im Dunkeln bleibt.

Das neuronale Netz

Die einzelnen Zellen sind Bestandteile eines umfassenden neuronalen Netzes, das alle Hirnfunktionen aufrechterhält und Körperfunktionen steuert. Die Frage, wie der biochemisch gesteuerte neuronale, elektrische Reiz zur psychischen Empfindung oder zum intellektuellen Prozess wird, ist damit natürlich nicht beantwortet.

Neurotransmitterhypothesen

Das Gleiche gilt für die Frage, wie und warum sich eine Störung des Gleichgewichts der Botenstoffe bei psychischen Krankheiten auswirken kann. Es ist gut vorstellbar, dass diese letzten Endes auch wieder nur Ausdruck – Symptom – von Problemen an ganz anderer Stelle des Gehirns ist. Dafür spricht beispielsweise die erwähnte Tatsache, dass die antipsychotische Wirkung von Antipsychotika oder die antidepressive Wirkung von Antidepressiva, gleich welcher Gruppe, erst mit zeitlicher Verzögerung von einer bis drei Wochen eintritt, obwohl die entsprechenden Rezeptoren sehr viel schneller von den Medikamentenmolekülen besetzt werden. Dafür spricht auch, dass Medikamente mit ganz unterschiedlichen Strukturen und biochemischen Ansatzpunkten vergleichbare Wirkungen erzielen. Bei den Antidepressiva ist das besonders eklatant. Hier sind wir möglicherweise sogar mit dem Phänomen konfrontiert, dass bestimmte Formen von Psychotherapie auf lernpsychologischer Basis sekundär in ähnlicher Weise in das depressive Geschehen (und damit auch in das Transmittergleichgewicht) eingreifen wie Antidepressiva. Es spricht einiges dafür, dass die medikamentöse Behandlung psychischer Störungen derzeit immer noch verhältnismäßig grobe – und möglicherweise recht randständige – Eingriffe ins neuronale Netz darstellt, also wie ein Schrotschuss wirkt, der durch seine breite Streuung doch »irgendwie« trifft.

Psychopharmaka wirken oft wie Schrotschüsse, also nicht anatomisch spezifisch. Daher haben sie Nebenwirkungen. Von der Wirkungsweise von Psychopharmaka kann nicht auf die Ursachen psychischer Erkrankungen geschlossen werden.

Dimensionen des neuronalen Netzes

Im menschlichen Gehirn sind etwa hundert Billionen Synapsen vorhanden. Das neuronale Netz, in das auch Psychopharmaka eingreifen, ist von der Forschung bei Weitem noch nicht verstanden. Es genügt jedenfalls nicht, das Krankheitsverständnis in der Psychiatrie auf neuronale Aspekte zu reduzieren. Mit der Positronen-Emissions-Tomografie, kurz PET, oder der funktionellen Kernspintomografie (fMRI) lassen sich zwar mittlerweile die Vorgänge bis in einzelne Nervenzellen hinein visualisieren. Die Ergebnisse von Einzelbefunden zu funktionellen Veränderungen bei psychischen Erkrankungen in verschiedenen Bildgebungsverfahren füllen heute die psychiatrischen Zeitschriften. Wir haben aber über die Ursachen und die genauen Störungen bei psychischen Erkrankungen bisher recht wenig gelernt. Jeder Versuch, die Funktionsweise des Gehirns zu erklären, ist daher stark vereinfachend und in hohem Grade reduktionistisch.

Die Neurotransmitter sind in der Regel nicht spezifisch für bestimmte Hirnfunktionen oder Hirnzentren. Sie greifen an unterschiedlichen Orten und in unterschiedliche Aufgaben in das System ein. Ein Beispiel dafür ist das Dopamin. Im limbischen System und seinen dopaminergen Verbindungen zum Cingulum der Großhirnrinde ist eine phasische Überaktivität von Dopamin bei akuten schizophrenen Psychosen nachzuweisen. In anderen Teilen des Gehirns, dem Nucleus niger und dem Corpus striatum, ist das ausreichende Vorhandensein von Dopamin die Voraussetzung für die flüssige Bewegungskoordination von Armen und Beinen. Tritt ein Dopaminmangel durch Degeneration der nigrostriatalen Nervenbahn ein, wird die motorische Aktivität nachhaltig gestört, die Folge ist die Parkinson-Krankheit. Dasselbe kann eine Blockade von Dopaminrezeptoren bewirken.

Funktionelle Selektivität

Weiterhin wird davon ausgegangen, dass bestimmte Funktionen unseres Gehirns verschiedenen Arealen und Verbänden von Nervenzellen zugeordnet werden können. Dies ist auch die Grundannahme der Erforschung von Gehirnfunktionen durch bildgebende Verfahren. Diese Neuronenverbände erhalten Informationen aus anderen Teilen des Gehirns, die modulierend sind, also hemmend oder aktivierend. Für die Wirkung von Psychopharmaka geht man davon aus, dass sie gezielt bestimmte Funktionen und Areale des Gehirns beeinflussen, in denen der Rezeptor, auf den das Medikament wirkt, eine besondere Rolle spielt. Dadurch sollen psychopathologische Symptome relativ selektiv korrigiert werden.

Diese vereinfachte Annahme ist oft falsch. Zum Beispiel ging man lange davon aus, dass Benzodiazepine vor allem im limbischen System angstlösende und beruhigende Wirkungen hervorrufen. Heute weiß man aber, dass praktisch überall im Gehirn Benzodiazepinrezeptoren vorhanden sind. Die Dichte an Benzodiazepinrezeptoren ist im limbischen System allerdings besonders groß, daher nehmen wir an, dass durch eine chemische Substanz Emotionen beeinflusst werden, die mit dem limbischen System verbunden sind. Die unterschiedlichen Wirkungsqualitäten von Psychopharmaka (antidepressiv, antipsychotisch, anxiolytisch etc.) sind am ehesten dadurch zu erklären, dass die Rezeptoren, die sie beeinflussen, in einem Hirnareal bestimmte Funktionen haben und die Medikamente dort zu Veränderungen führen, während sie in anderen Hirnarealen aufgrund der Vielfalt anderer neurochemischer Einflüsse keine große Rolle spielen.

Immer wieder wurde versucht, durch die Entwicklung biochemisch hochselektiver Psychopharmaka (wie der verschiedenen Serotonin-Wiederaufnahmehemmer) ein besseres Ansprechen bestimmter Gruppen oder Untergruppen von Patienten zu erreichen. Die meisten Versuche scheiterten allerdings, und Vorhersagen, ob und wie bestimmte Psychopharmaka bei gewissen klinischen Konstellationen in einer Krankheitsgruppe wirken, sind nicht möglich. Ganz wenige Psychopharmaka wirken selektiv. Meist kann nur die klinische Praxis zeigen, ob sie hilfreich sind oder nicht.

Das Gehirn als selbstreferenzielles Organ

Es erscheint hilfreich, das Gehirn als »selbstreferenziell« zu begreifen – als System, das sich selbst reguliert und sich selbst im Gleichgewicht hält. Dabei hat es eine Unzahl von spezifischen und unspezifischen Reizen aus dem Körper und von Sinnesreizen aus der äußeren Welt zu registrieren, zu integrieren und zu bewerten, um schließlich angemessen darauf reagieren zu können. Diese Informationen und Reaktionen beziehen sich auf sämtliche Körperfunktionen sowie auf alle Sinnesreize aus der äußeren Welt, die nicht nur wahrgenommen, bewertet und beantwortet, sondern gegebenenfalls auch gespeichert und abrufbereit im Gedächtnis behalten werden müssen.
Die ganze Komplexität wird sichtbar, wenn wir zur Kenntnis nehmen, dass eine einfache Handbewegung etwa vierzig Zentren im Gehirn einbezieht und dass ein »Augenblick«, eine einfache visuelle Wahrnehmung, 400 Milliarden Zellen aktiviert. Auch dies ist kaum vorstellbar. Aber wir müssen uns bewusst machen, dass das Gehirn im Hinblick auf die optische Wahrnehmung nicht wie ein Fotoapparat funktioniert oder im Hinblick auf die akustische nicht wie eine Schallmembran, sondern eher wie eine Fernsehkamera oder wie ein Mikrofon. Bild und Ton nehmen ihren Weg aus der Außenwelt in die Binnenwelt des Gehirns nicht »wirklich«, sondern als Transformationen: Sie werden in Licht- und Schallwellen zerlegt und gleichsam digitalisiert von den Zellen der Empfangsorgane in Augen und Ohren aufgenommen, verarbeitet, an die entsprechenden Hirnzentren weitergeleitet und von diesen zu den Tönen und Bildern aufbereitet, die wir wahrnehmen. Zugleich werden sie durch die Verknüpfung mit Erinnerungen in den Bestand früherer Erfahrungen des Gehirns eingeordnet und auf diese Weise vertraut gemacht.

Der Geist bei der Arbeit

Über die neuronalen Vorgänge wissen wir heute wesentlich mehr als noch vor wenigen Jahren (Hagner 2006). Manche komplexe Hirnleistung lässt sich heute, zugegebenermaßen in recht grober und oberflächlicher Weise, mithilfe moderner bildgebender Verfahren, wie etwa der Positronen-Emissions-Tomographie (PET) oder der funktionellen Magnetresonanztomographie (fMRI), bildlich darstellen. Wir können beispielsweise nachweisen, dass sich ein Mensch, der unter akustischen Halluzinationen leidet, die Stimmen, die er hört, nicht »einbildet«. Im PET ist tatsächlich jene Hirnregion bei ihm aktiviert, die wir mit dem Hören und dem Sprachverstehen in Verbindung bringen. Dieser Befund war aufgrund unserer klinischen Beobachtungen und der Berichte der Kranken zu erwarten. Unerwartet hingegen war die Feststellung, dass beim halluzinierenden Menschen, der Stimmen hört, auch jene Hirnregion vermehrte Aktivität zeigt, die wir der Sprachentstehung zuordnen.

Wenn wir bei der Beschreibung psychopathologischer Symptome davon sprechen, dass »die Gedanken laut werden«, ist dieses also mehr als nur eine Metapher. Es ist die innere Realität des psychosekranken Menschen. Wir müssen allerdings bedenken, dass diese faszinierenden Bilder mit ihren aufregenden Befunden in ihrer Farbigkeit darüber hinwegtäuschen, dass sie ein eindimensionales Abbild des Geschehens sind, weil sie nicht die neuronale Aktivität selbst darstellen, sondern die damit verbundene Aktivierung von Hirnstoffwechselprozessen in der entsprechenden Region.

Bildgebende Verfahren

Auch die Ansatzpunkte von Psychopharmaka können mit bildgebenden Verfahren dargestellt werden. Dies heißt aber nicht, dass man ihre Wirkung nachweisen könne. Trotz der zunehmenden Anwendung bildgebender Verfahren ist die Anwendung von Medikamenten in der Psychiatrie eine besondere Kunst, bei der die wissenschaftlichen Einzelbefunde aus den Laboren und Bildern nicht darüber hinwegtäuschen sollten, dass wir weiterhin sehr wenig über Ursachen psychischer Erkrankung und genaue Wirkmechanismen von Medikamenten wissen. Dieses Bewusstsein sollte im Sinne von »nil nocere« eher zu einer kritischen oder zumindest reflektierten Haltung gegenüber der Medikamentenbehandlung bei Menschen mit psychischen Problemen führen.

Psychopharmaka – wie ihre Wirkung nachgewiesen wird

Die meisten Psychopharmaka (oder zumindest die ersten Vertreter ihrer jeweiligen Substanzklasse) wurden zunächst per Zufall und nicht gezielt entdeckt. Die klinische Überprüfung der Wirksamkeit aber erfolgt in einem standardisierten Phasenmodell, das zur Zulassung und in einigen Fällen zur Erstattung durch die Krankenkassen oder für ein staatliches Gesundheitssystem notwendig ist. So muss ein Erfolg versprechendes und im Tiermodell schon untersuchtes Präparat erst an einigen wenigen gesunden Freiwilligen hinsichtlich der Verstoffwechslung im Körper und der grundsätzlichen Verträglichkeit getestet werden *(Phase I)*. Anschließend erfolgen Dosis-Findungs- und Dosis-Wirkungs-Studien und erste Prüfungen zur möglichen therapeutischen Wirksamkeit und Unbedenklichkeit an kleineren Stichproben von Patienten *(Phase II)*.

Randomisierte kontrollierte Studien

Die großen sogenannten randomisierten kontrollierten Studien (RCT) an größeren Patientengruppen zur Wirksamkeit finden in *Phase III* statt und führen dann zur Zulassung oder Nichtzulassung. Meist sind die Phase-III-Studien multizentrisch, das heißt, dass Patienten in verschiedenen Kliniken oder in Praxen oder auch aus verschiedenen Ländern teilnehmen. Diese Studien sind teuer. Sogenannte Anwendungsprüfungen unter Routinebedingungen und andere Langzeit-, Verträglichkeits- oder gesundheitsökonomische Studien bilden die *Phase IV* nach der Zulassung.

Fragen der Wirksamkeitsprüfung bei Psychopharmaka

Insbesondere in der Psychiatrie verschließen sich viele Beurteilungen, aber auch therapeutische Interventionen einer einfachen, von der Naturwissenschaft entlehnten kausalen Betrachtung. Jeder Mensch ist in seiner jeweiligen Biografie und im Verständnis seiner selbst einzigartig. Wie ein Mensch sein geistiges Sein begreift und welche

Bedeutung er ihm zumisst, beeinflusst sein Verhalten und seine psychischen Funktionen. Die Erforschung der *Bedeutung*, die jede geistige Aktivität begleitet, und der Ausdruck des Geistigen in der Gesellschaft sind die Domäne der Geisteswissenschaften. Ihre Methoden sind nicht notwendigerweise mit denen der Naturwissenschaften kompatibel. Gelegentlich wird von der hermeneutischen Methode gesprochen, wenn es um eine Abgrenzung zur Naturwissenschaft geht. Die Polaritäten können exemplarisch in den Begriffen *Bedeutung* und *Kausalität* bzw. *Verstehen* und *Erklären* benannt werden. Eine Bedeutung ist etwas Konstruiertes, Individuelles, und der Prozess des (therapeutischen) Verstehens ist subjektiv und erfordert Empathie, im Gegensatz zum naturwissenschaftlichen Beobachten. Die Psychiatrie erfordert die Anwendung von Methoden beider Disziplinen – im klinischen Alltag wie auch in der systematischen Gewinnung von Erkenntnissen (Schmiedebach 2002).

Wenn die erkenntnistheoretischen Prinzipien (der Mensch – auch der Forscher und Kliniker – ist leicht zu täuschen und hat Vorurteile) auf medizinische Interventionen wie Medikamente in der Psychiatrie angewendet werden, gelangt man zu randomisierten kontrollierten Studien (RCTs). Die objektive und replizierbare Messung von Zuständen vor und nach einer Intervention ist im Idealfall am ehesten mit einer RCT möglich. Bei den randomisierten Studien werden Patienten zufällig entweder der einen oder der anderen Intervention oder einer Scheinbehandlung (Placebo) zugewiesen. Jeder Nutzen einer Medikamentenbehandlung für den Patienten setzt sich immer aus dem Verum- (dem wahren Medikament und seiner biologischen Wirkung zuzuschreibenden) und dem Placeboanteil zusammen. Je nach Krankheitsbild und Behandlung können die unterschiedlichen Anteile verschieden groß sein.

Wenn weder der Patient noch der Arzt oder derjenige, der die Wirkungen prüft, weiß, welches Medikament oder Placebo der Patient nimmt, spricht man von einer »doppelblinden« randomisierten Studie. Mit einer solchen RCT kann die »aktive Komponente« einer Intervention am genauesten herausgeschält werden. RCTs sind daher unverzichtbar im Sinne eines Goldstandards, wenn neue Medikamente beurteilt und in der Praxis angewendet werden. Gleichwohl basieren sie auf grundlegenden philosophischen und kulturellen Annahmen und Ansichten über die Funktionen und Vorgänge in der menschlichen Natur.

Randomisierte kontrollierte Studien sind weiterhin der Goldstandard in der Wirksamkeitsüberprüfung von Psychopharmaka. Sie sind aber störanfällig. Meist werden Medikamente gegen Placebo (Scheinbehandlung) oder gegen eine etablierte Standardtherapie verglichen.

Das Problem der Skalen

Psychopharmaka werden nur zugelassen, wenn sie sich in randomisierten kontrollierten Studien gegenüber Placebo oder gegenüber einer Standardbehandlung als überlegen erwiesen haben. Diese Überlegenheit muss in klinischen Skalen wie der Hamilton Depressionsskala nachgewiesen werden. Kurzzeitstudien dauern einige Wochen, Langzeitstudien meist ein bis zwei Jahre. Letztere sollen die rezidivprophylaktische Wirkung und die langfristige Verträglichkeit der Psychopharmaka nachweisen. Dabei wird ein Medikament (etwa ein Antidepressivum oder ein Antipsychotikum) nach einem erfolgreichen Ansprechen bei einer Gruppe von Patienten beibehalten, bei einer anderen Gruppe abgesetzt. Die Rückfallraten werden dann verglichen.

Die RCTs sind aber durchaus stör- oder manipulationsanfällig. Durch die Verwendung bestimmter Ergebnisparameter (etwa bestimmter Skalen), durch die Wahl der Vergleichssubstanz, durch die gewählte Statistik und durch selektive Publikation von Studien, die erwünschte Ergebnisse zeigen, sowie durch die Unterdrückung von »Negativstudien« kann ein falscher Eindruck, meist die Überschätzung der Wirksamkeit eines Psychopharmakons, erreicht werden (Weinmann 2008).

Verzerrungen in der Wirksamkeitsbeurteilung

So haben beispielsweise bei einer der ältesten Depressionsskalen, der Hamilton Depressionsskala, Menschen mit ängstlicher Symptomatik und solche mit deutlichen somatischen Beschwerden hohe Depressionswerte, was dazu führte, dass in einer Untersuchung bei über Siebzigjährigen, die neben der depressiven Symptomatik auch an einer körperlichen Erkrankung litten, acht Items allein schon durch die körperliche Erkrankung erhöht waren (Linden u.a. 1995). Die Hamilton-Skala wurde insbesondere zum Nachweis der Wirksamkeit älterer, trizyklischer Antidepressiva verwendet. Da diese älteren Substanzen deutliche sedierende und appetitsteigernde

Wirkungen haben, ist die Skala gut geeignet, ein starkes Absinken des Hamilton-Wertes und damit, wenn die Varianz nicht allzu hoch ist, eine hohe »Wirksamkeit« der Medikamente nachzuweisen. Eine Verringerung der depressiven Stimmung ist hierfür nicht immer notwendig.

Im Jahr 1979 wurde von Stuart A. Montgomery und Marie Asberg eine weitere Depressionsskala entwickelt, deren erklärtes Ziel es war, besser und sensitiver die Veränderungen antidepressiver Therapie anzuzeigen. Die Montgomery-Asberg-Depressionsskala zielt mehr auf die Messung psychischer und weniger somatischer Symptome (Montgomery & Asberg 1979). Die Skala wurde an verschiedenen Antidepressiva mit unterschiedlichen Wirkmechanismen und Wirkspektren validiert und hat daher den Anspruch, die antidepressive Wirkung verschiedener Antidepressiva besser nachweisen zu können. Dieser Anspruch offenbart jedoch das Dilemma derartiger Skalen, die anhand derselben Medikamente validiert wurden, deren Wirkung sie messen sollen: Einerseits können sie nicht sensitiv auf differenzielle Wirkungen bestimmter Antidepressiva reagieren, andererseits suggeriert die Skala, dass die behauptete Sensitivität eine besondere Charakteristik der Skala sei. Dies könnte den Effekt einer antidepressiven Therapie größer erscheinen lassen, da nur auf Veränderungen irgendwelcher Items geschaut wird und diese dann als signifikant betrachtet werden. Ob die Items, die sich verbessern, für die Patienten tatsächlich die für sie relevanten sind, bleibt häufig unklar (Demyttenaere & De Fruyt 2003).

Psychiatrische Skalen zur Wirksamkeitsbeurteilung können hilfreich sein, in der klinischen Versorgung aber die Erfahrung und Urteilsfähigkeit des Therapeuten oder der Therapeutin nicht ersetzen.

Das Placebo- und das Nocebophänomen

Es ist bekannt, dass Medikamente wirken können, ohne dass sie Wirkstoffe enthalten. Man spricht dann von einer Placebowirkung. In der Psychiatrie ist diese besonders gut bei depressiven Verstimmungszuständen belegt. Ebenso bemerkenswert wie die Tatsache, dass Placebos therapeutisch wirksam sind, ist die Tatsache, dass sie auch Nebenwirkungen haben: Kopfschmerzen, Abgeschlagenheit, Schweregefühl, Übelkeit, Müdigkeit und Konzentrationsschwierigkeiten wurden in Placeboversuchen von 10 bis 25 Prozent der Probanden angegeben. Dabei spielen außer der Befragung durch den Arzt Erwartungsangst, Misstrauen und allzu starke Selbstbeobachtung eine wichtige Rolle.

Dieses einfache Phänomen der suggestiven Wirkung in der Beziehung zwischen Therapeuten und Patienten durch das Medikament – Michael Balint hat von der »Droge« Arzt gesprochen – verweist auf vielfältige Probleme der medikamentösen Behandlung. Wenn nicht nur wirkstofffreie Medikamente unerwartete Placebowirkungen haben, bedeutet das zum Beispiel:

- Wenn es einem Patienten besser geht, muss das nicht unbedingt mit der verabfolgten Medikation zusammenhängen. Es kann unabhängig davon sein; ja, die Besserung kann trotz der verabreichten Medikamente eintreten.
- Wenn Nebenwirkungen auftreten, müssen sie nicht zwangsläufig Folge der Medikation sein. Sie können auch die allgemeine Situation des Patienten und seine Ängste reflektieren. Sie können aber auch Symptome der behandelten Krankheit sein (etwa Konzentrationsstörungen bei den meisten psychischen Leiden).

Bei der Untersuchung der Wirksamkeit von Psychopharmaka ist daher meist eine sogenannte Placebo-Kontrolle wichtig, um zu untersuchen, ob die Wirkung des Medikaments sich wirklich von der »unspezifischen« Wirkung eines Scheinmedikaments unterscheidet. Die Studien müssen sehr genau geplant werden, um zu verhindern, dass Patient oder Arzt schon früh erkennen, wer ein Placebo einnimmt und wer das Psychopharmakon bekommt. In vielen RCTs ist diese »Entblindung« leider gut möglich, da die vorhandenen oder eben nicht auftretenden typischen Nebenwirkungen anzeigen, ob das Medikament eingenommen wird oder nicht.

Dies beeinflusst wiederum die Erwartungen bezüglich der Wirksamkeit seitens des Patienten oder Arztes: Wer vermutet, ein Scheinmedikament eingenommen zu haben, erwartet wenig Verbesserung und verspürt sie auch mit geringerer Wahrscheinlichkeit. Diese methodischen Besonderheiten machen Medikamentenstudien in der Psychiatrie besonders störanfällig. Dass dieses Verzerrungspotenzial von den Herstellerfirmen in der Vergangenheit oft zu ihren Gunsten ausgenutzt wurde, hat zu einem Vertrauensverlust gegenüber Studien, die von der Pharmaindustrie gefördert wurden, geführt.

Der gegenteilige Effekt ist der sogenannte Noceboeffekt: eine scheinbare negative Wirkung eines Arzneimittels. Er wird auch als negativer Placeboeffekt bezeichnet. Es handelt sich um eine Reaktion auf ein Mittel ohne Wirkung oder auf ein Arzneimittel, beispielsweise ein Psychopharmakon, die nur durch die negative Erwartungshaltung (wie Gerüchte, Ankündigungen) hervorgerufen wird. Die Erwartungshaltung kann unbewusst sein und auf Lernmechanismen wie Konditionierungen beruhen. So kann beim Patienten die Befürchtung aufgebaut werden, dass bestimmte Wirkungen oder Nebenwirkungen auftreten, die dann tatsächlich auch berichtet werden, auch wenn ein Scheinpräparat gegeben wird oder ein Psychopharmakon diese Art von Wirkung oder Nebenwirkung gar nicht haben kann.

Verzerrungen bei Langzeitstudien

Langzeitstudien sind eine besondere Herausforderung, da die Patientinnen und Patienten häufig die Studien abbrechen. Durch die Art des im Rahmen der Studie vorgesehenen (meist zu raschen) Herunterdosierens oder den Abbruchs der Therapie nach der Akutphase können Symptome verändert sowie Rückfälle oder Wiedererkrankungen künstlich »produziert« werden, die bei fachmännischer Dosisreduktion nicht aufgetreten wären. Dadurch wird die Wirksamkeit der kontinuierlichen Gabe eines Medikamentes überschätzt.

Absetzsyndrom versus Rückfall

Dies kann bei Antipsychotika gut demonstriert werden. Eine der häufig zitierten Auswertungen hinsichtlich der rückfallverhindernden Wirkung der Antipsychotika haben Patricia L. Gilbert und Dilip V. Jeste publiziert (Gilbert & Jeste 1995). Die Autoren untersuchten veröffentlichte Studien, in denen bei einem Teil der Patienten, die in der aktiven Psychopharmakagruppe anfangs Medikamente erhielten, diese Medikation beendet wurde. Es zeigte sich eine unerklärt hohe Varianz in den Rückfallraten: Zwischen 0 und 100 Prozent der Patienten in den 66 Studien erfüllten das Kriterium eines Rückfalls. Die Autoren gaben nach etwa zehn Monaten eine durchschnittliche Rückfallrate von 53 Prozent an bei denjenigen Patienten, welche die Medikation abbrachen, und von 16 Prozent bei jenen, die kontinuierlich behandelt worden waren. Der Effekt erschien daher groß.

Die Autoren hoben allerdings hervor, dass es offensichtlich Patienten gebe, die von der Medikation nicht profitierten. Obgleich die Rückfallraten bei diesen Patienten nach Absetzen der Therapie dreimal so hoch waren wie bei den kontinuierlich behandelten, betonten Gilbert und Jeste, dass etwa die Hälfte der Patienten nach Abbruch einer Antipsychotikatherapie über eine durchschnittliche Beobachtungsdauer von sechs bis zehn Monaten ohne Rückfall stabil blieben, während 15,6 Prozent der Patienten trotz kontinuierlicher Antipsychotikatherapie eine erneute Krankheitsepisode erlebt hatten. Sie zeigten, dass die Art des Herunterdosierens eine wichtige Rolle spielt: Je schneller herunterdosiert wird, desto höher die Rückfallraten. In einer Folgestudie über sechs Monate zeigte sich, dass das Rückfallrisiko bei Patienten, bei denen ein langsames Herunterdosieren der Medikamente erfolgte, von 50 Prozent auf 8 Prozent sank. Zudem argumentierten die Autoren, dass das Absetzen der Medikation in der Regel keine schädlichen Wirkungen habe, da diejenigen Patienten, die einen Rückfall erleiden, vergleichsweise rasch einen Zustand wie vor Absetzen der Medikation erreichten, wenn Antipsychotika wieder angesetzt würden.

Ein fundierter Wirkungsnachweis (in der Akut- als auch der Langzeitbehandlung) ist beispielsweise auch bei bipolaren Erkrankungen oder in der Notfallpsychiatrie unter doppelblinden Bedingungen fast aussichtslos. Hier liegt es an der Studienteilnahme: Die Zielgruppe »typischer« Patienten ist schlichtweg nicht zufällig verschiedenen Behandlungsgruppen zuzuteilen, da sie in der Akutphase schwer zur Studienteilnahme zu motivieren und kaum sinnvoll aufzuklären sind. Wir brauchen daher auch andere systematische Beobachtungen (naturalistische Studien), die allerdings ebenfalls einem Risiko von Verfälschung unterworfen sind.

Psychiatrische Studien, auch RCTs, sind voller Fragezeichen und voller Fehler, was mittlerweile dazu geführt hat, dass viele den Ergebnissen gar nicht mehr vertrauen. Der Einfluss der Pharmaindustrie auf die Zulassung und die Vermarktung von Medikamenten war lange Zeit zu groß und wurde missbraucht. Ein wichtiges Beispiel für eine direkte Einflussnahme der Medikamentenhersteller sind Fortbildungsmaßnahmen, die durch Werbemaßnahmen subtile Botschaften zu bestimmten Therapieverfahren vermitteln und Loyalitäten schaffen, und durch die sogenannten »Anwendungsbeobachtungen« in der Psychiatrie. Für die Dokumentation gewisser Daten, die im Zusammenhang mit der Einnahme eines bestimmten Medikaments erhoben werden, erhält der Arzt eine Vergütung, die lediglich dazu dient, das Verschreibungsverhalten zu verändern. In den wenigsten Fällen werden wissenschaftlich verwertbare Daten generiert. Die Anwendungsbeobachtung ist damit eine als wissenschaftliche Studie oder Auswertung verkleidete Marketingmaßnahme von pharmazeutischen Unternehmen, die letztendlich einen Verrat am Patienten darstellt: Dieser liefert Daten, die nicht verwertbar sind oder zur verfälschten Darstellung verwendet werden. Der Arzt verschreibt Medikamente und erhält Geld dafür. Dies ist äußerst kritisch zu sehen.

Gefordert werden daher »unabhängige« (also öffentlich finanzierte) Studien, die weniger störanfällig und weniger Interessenskonflikten der Forscher unterworfen sein sollen. Dieser Forderung ist unbedingt beizupflichten. Eine genaue Lektüre der Studien ist notwendig, um zu prüfen, ob den Ergebnissen vertraut werden kann. Gleichzeitig sind jenseits der Studienevidenz im klinischen Alltag die klinische Urteilsfähigkeit und Erfahrungen im Umgang mit den Patienten und den jeweiligen Medikamenten von großer Bedeutung.

II PSYCHOPHARMAKA BEI STIMMUNGSERKRANKUNGEN

Antidepressiva und die medikamentöse Behandlung bei Depressionen

Einleitung

Antidepressiva sind, wie der Name sagt, Medikamente zur Behandlung depressiver Störungen. Was sie genau im Gehirn verändern und auf welche Weise sie depressive Zustände verbessern, ist ebenso schwierig zu erklären wie die Frage nach den Ursachen der Depression. Mit der Entwicklung der Antidepressiva in den Fünfzigerjahren des 20. Jahrhunderts haben sich auch die Vorstellungen über die Depression geändert, sodass eigentlich erst mit der Verfügbarkeit der medikamentösen Behandlung die Krankheit Depression in ihrer jetzigen Form definiert und als psychische Erkrankung anerkannt wurde (HEALY 2002). Die Entwicklung der Antidepressiva ist einem Zufall zu verdanken, da der Psychiater Roland Kuhn im Rahmen seiner Forschungen die Substanz IMIPRAMIN zunächst als Neuroleptikum prüfte und dann die antidepressiven Eigenschaften entdeckte.
Antidepressiva werden heute mehrheitlich von nicht psychiatrischen Ärzten verschrieben. Dies ist vor allem Folge der Einführung neuerer Antidepressiva (SSRI) mit geringerem Schädigungsrisiko bei Überdosierung und geringerer Herz-Kreislauf-Toxizität. Das ist ein Erfolg von Aufklärungskampagnen, aber auch ein Erfolg der pharmazeutischen Industrie. Mit steigenden Verschreibungsraten haben mehr Menschen mit Depressionen Zugang zur medikamentösen Behandlung. Allerdings werden immer mehr Menschen, die keine oder nur eine leichte (früher als »reaktiv« oder »neurotisch« bezeichnete) Depression haben, antidepressiv behandelt – mit allen negativen Folgen.
Zudem fand in den letzten zwei Jahrzehnten eine erhebliche Ausweitung der mit Antidepressiva behandelten Krankheitsbilder und Zustände statt, sodass sie bei Angsterkrankungen, Zwangserkrankungen, Persönlichkeitsstörungen, Impulskontrollstörungen, Schmerzerkrankungen und vielem mehr zum Einsatz kommen.

Bei der Depression ist das Kriterium für die Anwendung von Antidepressiva das Ausmaß und die Schwere der depressiven Verstimmung unabhängig von ihrer mutmaßlichen Ursache. Bei leichten Depressionen wird heute nicht mehr empfohlen, primär medikamentös zu behandeln (DGPPN u.a. 2015).

Die Depression

Die depressive Verstimmung ist das einfühlbarste aller seelischen Leiden. Wir alle reagieren zeitweise depressiv, wir alle sind immer wieder einmal depressiv verstimmt. Äußere Ereignisse wie Enttäuschungen, Trennung und Tod von Nahestehenden lassen uns depressiv *reagieren*. Meist verschwinden diese Symptome innerhalb von Tagen oder Wochen.

Die Depression als psychische, behandlungsbedürftige Erkrankung hat allerdings eine andere Qualität. Sie führt zu einer grundlegenderen, schwereren Verstimmung, einem ausgeprägten Energie- und Interessensverlust, Konzentrations-, Appetit- und Schlafstörungen, manchmal auch zu einem länger dauernden körperlichen Krankheitsgefühl, zu Ängsten und einer Verlangsamung psychischer Funktionen. Nicht selten treten lebensmüde Gedanken oder Impulse auf.

Die Depression wurde bis in die 1940er-Jahre in der Psychiatrie kaum beachtet. Bereits 1970 war sie allerdings die am weitesten verbreitete psychische Störung und steht weiterhin im Mittelpunkt des psychiatrischen, aber auch des öffentlichen Interesses, wie unzählige Beiträge in Zeitschriften, Zeitungen und Büchern zeigen. Jahr für Jahr weisen uns wissenschaftliche, aber auch populärwissenschaftliche Untersuchungen auf die zunehmende oder konstant hohe Krankheitslast durch die Depression hin, die auch in Ländern aller Erdteile ansteigt.

Kaum ein Artikel über die Depression kann heute auf den Verweis auf die Global-Burden-of-Disease-Studie verzichten (Whiteford u.a. 2013), in der die hohe Krankheitslast durch die Depression weltweit begründet wird. Immer mehr Studien verweisen auf den nicht immer günstigen Verlauf der Depression (Angst 1986, Angst u.a. 1999). Dabei ist das, was wir als Depression verstehen, lediglich an dem einen Ende eines Kontinuums psychischer Symptome angesiedelt. Es gibt keine verlässlichen Diagnosekriterien, was

auch Vertreter der »personalisierten Medizin« betonen. Selbst die Auftrennung in Erkrankungen, die ausschließlich mit depressiven Episoden einhergehen (»unipolare Depression«), in solche, die als manisch-depressive Erkrankungen »bipolar« verlaufen oder in besondere Formen der sogenannten schizoaffektiven Psychose oder der schizophrenen Psychose mit Stimmungsauffälligkeiten, wird infrage gestellt (Häfner 2015).
Zeitgeschichtlich eignet sich die Depression hervorragend für unser Verständnis von Individualität: In Gesellschaften, in der die Verantwortung für das eigene Leben vor allem ins Individuum verlagert wird, in der persönliche Initiative und das Streben nach Selbstverwirklichung im Mittelpunkt stehen, ist die Depression vor allem eine Krankheit der Verantwortlichkeit, in der, wie der französische Soziologe Alain Ehrenberg schreibt, ein »Gefühl der Minderwertigkeit vorherrscht« (Ehrenberg 2004): »Ich bin erschöpft, ich schaffe es nicht mehr.« Dieses Gefühl der Wertlosigkeit unterscheidet die Trauer oft von der Depression.

Klassifikation

Die Probleme der Klassifikation machen es nicht einfacher, sich für die richtige Behandlung zu entscheiden (Psychotherapie oder Medikamente oder beides?). Sie zeigen aber, dass wir uns immer wieder hinterfragen müssen, ob Medikamente wirklich angemessen sind, denn nicht jede depressive Verstimmung ist »krankhaft«. Wer Menschen, die an Depressionen leiden, behandelt, muss zunächst ihre Situation klären. Er muss prüfen, ob sich die Verstimmung in einen Lebenszusammenhang einordnen lässt oder ob erkennbare äußere Gründe für die Verstimmung vorliegen. Er muss das Krankheitsmodell und das Modell gesundheitlicher Überzeugungen des Betroffenen kennen. Jeder Mensch sucht Erklärungen auch für seinen psychischen Zustand und ist umso eher bereit, eine Therapie mit all ihren Nebenwirkungen mitzutragen, wenn zwischen ihm und dem Therapeuten eine gemeinsame Vorstellung darüber existiert, wie die Verstimmung zu bewerten ist. Wer ist depressiv?

Auslöser

Wer ist depressiv?

Mittlerweile wissen wir, dass sich in den meisten Fällen kurz vor dem erstmaligen Auftreten einer Depression typische zwischenmenschliche, Stress auslösende Ereignisse wie Partnerschaftskonflikte, Überforderung, drohende Trennungen oder Kränkungen feststellen lassen, die erst dann zur Depression führen, wenn Veranlagungen, Verhaltens- und Denkmuster vorliegen oder Vorerfahrungen aktiviert werden, die bei der Bewertung der aktuellen Belastung zum Krankheitsbild der Depression führen können. Dies hat die psychotherapeutische Forschung herausgefunden und das ist auch die Basis für die Anwendung verschiedener Formen von Psychotherapie. Manchmal spielt auch eine körperliche Erkrankung (wie ein Schlaganfall oder Herzinfarkt) oder eine Nebenwirkung von Medikamenten (wie eine längere Cortison-Gabe oder bestimmte Blutdruckmittel) eine wesentliche Rolle.

Erst wenn geklärt ist, dass wir es mit einer tiefer gehenden depressiven Verstimmung zu tun haben, die nicht binnen Kurzem von allein, durch Ruhe oder durch eine psychotherapeutische Bearbeitung innerer oder äußerer Konflikte verschwinden wird, ist der Gedanke an eine medikamentöse Behandlung berechtigt. Dies erscheint uns wichtig zu betonen, denn: In vielen Büchern über Depressionen werden in den Abschnitten über die Behandlung Antidepressiva als Erstes genannt, was schnell zur Gleichsetzung von *Behandlung* mit *medikamentöser Behandlung* führt, aber falsch ist.

Psychotherapie spielt in der Behandlung eine immer größere Rolle. Dem wird insbesondere die S3-Leitlinie Depression (DGPPN u. a. 2015) gerecht, in der die verschiedenen Arten von Psychotherapie noch vor den Antidepressiva beschrieben werden. Dabei schließen sich Psychotherapie und Medikamentenbehandlung bei depressiven Störungen keinesfalls gegenseitig aus. Im Gegenteil: Die Medikamentenbehandlung muss von psychotherapeutischer Unterstützung begleitet sein. Bei tiefer greifenden depressiven Störungen kann die Medikamentenbehandlung die Psychotherapie unterstützen, in schweren Fällen aber auch erst ermöglichen. Dabei sollte die Indikation zur Behandlung mit Antidepressiva, vor allem beim Vorliegen von lebensmüden Gedanken, nicht zu spät gestellt und die Behandlung nicht halbherzig und mit zu niedriger Dosis durchgeführt werden.

Formen der Depression

Phasen der Depressionsbehandlung

Die Depression tritt häufig in Phasen (Episoden) auf. Diese können einmalig oder wiederholt auftreten. Bei mehr als der Hälfte der Patientinnen und Patienten mit einer ersten depressiven Episode kommt es im späteren Verlauf zu einer erneuten Erkrankung (Rezidiv oder Wiedererkrankung). Bei zunehmender Zahl der Wiedererkrankungen nimmt die Bedeutung der Stressoren ab. Zwischen zwei depressiven Episoden können Jahre vergehen, sie können aber auch innerhalb eines kurzen Zeitraums gehäuft auftreten.
Eine vollständige Wiederherstellung der psychischen Gesundheit nennt man Remission (Genesung). Nach einer depressiven Episode kann diese Remission auch unvollständig sein, das heißt: Es geht zwar deutlich besser als während der Episode, aber nicht ganz so gut wie zuvor. Irgendwann hat man als Orientierung festgelegt, dass, wenn eine Depression sechs Monate nach Abklingen der depressiven Symptome einer Episode erneut auftritt, von einer *neuen* Episode und daher von einer *Wieder*erkrankung und nicht von einem Rückfall gesprochen wird. Dies ist zwar willkürlich, hierdurch begründet sich aber der Rat, Antidepressiva mindestens sechs Monate nach Abklingen der Symptome noch weiter einzunehmen.

Chronische Verläufe

Von einer Depression abzugrenzen ist die Dysthymie, eine anhaltende Stimmungstrübung, die nicht so stark ausgeprägt ist wie bei der Depression, aber unangenehm ist. Die dysthyme Störung besteht die meiste Zeit des Tages und mehr als die Hälfte aller Tage und dauert mindestens zwei Jahre lang an. Sie wird durch Begleitsymptome wie Appetitlosigkeit oder übermäßiges Essen, Schlaflosigkeit oder übermäßiges Schlafbedürfnis, wenig Energie oder Erschöpfung, geringes Selbstwertgefühl, geringe Konzentrationsfähigkeit oder Entscheidungsschwierigkeiten und das Gefühl der Hoffnungslosigkeit charakterisiert. Diese Diagnose darf erst gestellt werden, wenn die Symptomatik beim Erwachsenen über mindestens zwei Jahre bestanden hat und der Betroffene in dieser Zeit niemals länger als zwei Monate frei von depressiven Symptomen gewesen ist – und wenn kein Anhalt für das Vorliegen einer episodischen bzw. phasischen (Major) Depression besteht.

Von einer chronischen Depression spricht man, wenn die depressiven Anzeichen länger als zwei Jahre anhalten. Von einer therapieresistenten Depression spricht man, wenn zwei Behandlungsversuche mit Antidepressiva verschiedener Wirkstoffklassen in ausreichender Dosierung und Dauer zu keiner relevanten Besserung geführt haben. Freilich beschränkt sich diese Definition auf die medikamentöse Behandlung und beinhaltet nicht die vielfältigen psychosozialen Faktoren, die eine Depression aufrechterhalten können und oft einer psychotherapeutischen Behandlung zugänglich sind.

Reaktive Depression?

Depressionen werden heutzutage nicht mehr wie früher in »reaktiv« oder »neurotisch« (aus dem lebensgeschichtlichen Zusammenhang oder psychosozialen Krisen erklärbar) und »endogen« (nicht erklärbar oder mit großer Eigengesetzlichkeit ablaufend) unterteilt. Auch der Begriff der Erschöpfungsdepression führt uns, außer dass er möglicherweise für den Patienten entstigmatisierend wirkt, nicht weiter, denn die meisten Depressiven fühlen sich erschöpft. Wir sprechen lediglich von leichten, mittelschweren oder schweren Depressionen, je nachdem, wie viele Symptome vorliegen und wie schwer sie sind und den Alltag beeinträchtigen.

Schwere depressive Episoden können manchmal mit psychotischen Symptomen auftreten, wenn die Einengung so groß ist, dass die Sorge vor Verarmung oder Verlust völlig unangemessen ist, Stimmenhören auftritt oder die Realitätswahrnehmung deutlich verzerrt und wahnhaft ist. Der Wahn muss allerdings »synthym« sein, also der negativen Stimmung entsprechen.

Symptomatische Depression

Eine Depression kann »symptomatisch« und »organisch« sein, wenn die (körperliche oder medikamentöse) Ursache oder doch zumindest der unmittelbare Anlass der depressiven Verstimmung bekannt ist und kausal bzw. durch Behandlung der Grunderkrankung behandelt werden kann. Dort, wo diese Behandlung, stützende psychotherapeutische Maßnahmen und körperliche Erholung keine Abhilfe bringen, kann eine symptomatische Behandlung mit Antidepressiva oder über kurze Zeit mit Benzodiazepinen angemessen sein. Bei allen diesen Störungen ist zu bedenken, dass eine erhöhte Empfindlichkeit gegenüber den Medikamenten und ihren Nebenwirkungen vorliegt.

Depressionen bei schizophrenen Psychosen werden im Rahmen der Behandlung der Psychosen aus dem schizophrenen Formenkreis an anderer Stelle besprochen.

Hauptmerkmal einer Episode der Major Depression ist eine mindestens zweiwöchige Periode mit entweder einer depressiven Verstimmung oder Verlust von Interesse oder Freude an fast allen Aktivitäten.
Die Symptome bringen eine Veränderung der vorher bestehenden Leistungsfähigkeit mit sich und sind relativ beständig, das heißt, sie treten die meiste Zeit des Tages während einer Periode von mindestens zwei Wochen auf. Andere Symptome können Appetitstörung, Gewichtsveränderung, Schlafstörung, psychomotorische Unruhe oder Hemmung, verminderte Energie, Gefühl der Wertlosigkeit oder exzessive oder unangebrachte Schuldgefühle, Schwierigkeiten in Denken und Konzentration sowie wiederholt auftretende Gedanken an den Tod, Suizidideen oder Suizidversuche sein. Die Diagnose der Major Depression sollte im Trauerfall (Verlust von Angehörigen) mit Vorsicht vergeben werden.

Bipolare Störung

Etwa 20 Prozent der Patientinnen und Patienten mit immer wiederkehrenden depressiven Episoden haben im Verlauf mindestens einmal eine manische oder hypomanische Phase und bekommen daher die Diagnose einer bipolaren Störung. Männer und Frauen sind im Unterschied zur rezidivierenden Depression gleichermaßen betroffen. Die depressiven Phasen bei Menschen mit bipolaren Störungen sehen gleich aus wie reine Depressionen. Bipolare Verläufe beginnen oft früher als unipolare depressive Erkrankungen. Der Verlauf bei bipolarer Erkrankung ist allerdings oft schwerer und beeinträchtigender. Besonders berücksichtigt werden müssen die höhere Suizidrate und das häufigere Vorkommen psychotischer Krankheitssymptome sowohl in der depressiven Phase (»synthym« wahnhafte Symptome) als auch in der manischen Phase. Psychotische Symptome in der Manie können dann auch zu ernsthaften Beeinträchtigungen der Realitätswahrnehmung führen und eine antipsychotische Behandlung erforderlich machen. Auch Substanzmissbrauch und -abhängigkeit ist bei Menschen mit manisch-depressiven Erkrankungen häufiger als bei reinen Depressionen. Die Behandlung bei bipolaren Erkrankungen wird im Kapitel zu den bipolaren Erkrankungen beschrieben.

Können Antidepressiva heilen?

Antidepressiva heilen nicht, wie es Antibiotika bei Bakterieninfektionen tun. Sie gleichen auch nicht einfach einen bestehenden »Mangel« an Botenstoffen (Neutrotransmittern) aus. Insofern wirken sie nicht ursächlich. Aber sie können in bestimmten Fällen einen Krankheitsprozess unterbrechen und Selbstheilungskräfte ermöglichen. Hierzu wird manchmal auf das Bild des Magengeschwürs zurückgegriffen (siehe HEALY 2002).

Magengeschwüre treten nicht selten nach einer Lebensphase mit erheblichem Stress auf. Manchmal, aber nicht immer liegt eine Infektion mit dem Bakterium *Helicobacter pylori* vor, das die Magenschleimhaut empfindlicher macht und daher einen Risikofaktor darstellt. In vielen Fällen können Magengeschwüre ausheilen, wenn man kleinere, nicht so stark gewürzte Mahlzeiten einnimmt, Stress reduziert, nicht mehr raucht, weniger Alkohol trinkt und Medikamente weglässt, welche die Schleimhaut angreifen. Magengeschwüre verheilen, wie Wunden verheilen, und lassen manchmal eine Narbe zurück. In einigen Fällen sind Mittel sinnvoll, welche die Magensäure hemmen und die Schleimhaut schützen. Eine »Eradikation« des Bakteriums mittels Antibiotika wird oft empfohlen. Diese Medikamente können die Heilung beschleunigen und Wiedererkrankungen unwahrscheinlicher machen.

Antidepressiva können ebenso eine psychologische Heilung beschleunigen, manchmal sogar erst ermöglichen, und einen gewissen Schutz bieten. Wenn die erste Episode eines Magengeschwürs oder einer Depression unzureichend behandelt worden ist, ist das Wiedererkrankungsrisiko höher – aber eine Depression kann wie das Magengeschwür auf ganz unterschiedliche Weise behandelt werden.

Antidepressiva können somit in einer depressiven Phase »heilsam« sein, aber sie beseitigen nicht die Ursache. Sie behandeln nicht dysfunktionale Denk- und Verhaltensmuster, wie dies Psychotherapien idealerweise tun, aber sie können aus der Spirale von Hoffnungs- und Wertlosigkeit herausführen, manchmal allein dadurch, dass sie Schlaf, Appetit und Antrieb verbessern und Ängstlichkeit verringern, um damit psychologischen Mechanismen zur Überwindung der Depression Raum zu geben. Bei manchen Patienten bessern sich die Symptome anscheinend nur mit antidepressiver medikamentöser Behandlung.

Verringern Antidepressiva das Suizidrisiko?

Es gibt eine – insbesondere in den letzten Jahren heftig geführte – Diskussion darüber, ob Antidepressiva (insbesondere SSRI) Suizidalität verringern oder gar erhöhen. 2004 gab die amerikanische Arzneimittel-Zulassungsbehörde FDA eine Warnung heraus, dass die Einnahme von Antidepressiva bei Kindern und Jugendlichen die Suizidalität erhöhen könne, insbesondere Suizidgedanken. Eine generell erhöhte Rate an vollzogenen Suiziden konnte nicht nachgewiesen werden. Daraufhin nahm die Verschreibungsrate von SSRI bei Kindern und Jugendlichen ab. Ein Rückgang oder eine Erhöhung der Suizidalität nach Veränderung dieser Verschreibungsgewohnheiten konnte nicht beobachtet werden, wobei eine kausale Verbindung methodisch auch kaum nachzuweisen ist. Am wahrscheinlichsten ist, dass es keine Verbindung zwischen Suizidraten und Antidepressivaverschreibungen bei Erwachsenen gibt (STONE 2014).
Studienergebnisse und die klinische Erfahrung legen nahe, dass Antidepressiva keinen spezifischen antisuizidalen Effekt haben, sondern in dem Maße Suizidalität verringern, wie sie Depressivität bessern.
Antidepressiva sind keine ausreichende Maßnahme gegen Suizidalität. Sie verringern in der Akutbehandlung nicht das Risiko für Suizidversuche oder Suizide. Manche Antidepressiva können allerdings Selbsttötungsgedanken fördern oder Umsetzungsimpulse bei bestehender Suizidalität verstärken, indem sie den *Antrieb* erhöhen, schon *bevor* die Stimmung gebessert ist. Dies bedeutet, dass die Antidepressiva-Verschreibung nicht eine enge, vertrauensvolle therapeutische Beziehung und ein in der Akutphase häufiges Einbestellen des Patienten ersetzt und in einigen Fällen eine zusätzliche, vorübergehende Verordnung von Benzodiazepinen notwendig ist.

Antidepressiva haben keinen spezifischen antisuizidalen Effekt, sondern verringern nur in dem Maße Suizidalität, in dem sie Depressivität bessern.
Antidepressiva sind also keine ausreichende Maßnahme gegen Suizidalität.
Antidepressiva können hingegen Selbsttötungsgedanken fördern oder Umsetzungsimpulse bei bestehender Suizidalität verstärken, *weil* sie den Antrieb erhöhen.

Machen Antidepressiva abhängig?

Antidepressiva machen nicht abhängig wie Suchtmittel oder Benzodiazepine. Dies war viele Jahrzehnte lang ein wichtiges Argument, um Patientinnen und Patienten zu einer langfristigen Einnahme zu überzeugen und ihnen Ängste zu nehmen. Aber bei einer Langzeitbehandlung sollten einige wichtige Aspekte berücksichtigt werden:
Viele Menschen haben beim Absetzen oder Ausschleichen von Antidepressiva keine Beschwerden. Andere wiederum haben sogenannte »Rebound«-Effekte wie Schlafstörungen oder Unruhe für einige Tage oder gar ein sogenanntes Absetzsyndrom. Dieses soll bei 10–20 Prozent der Patienten, die längere Zeit mit einem SSRI oder einer dualen Substanz wie VENLAFAXIN behandelt wurden, auftreten. Absetz- bzw. Entzugserscheinungen treten bei allen Antidepressiva auf.
Der Begriff »SSRI-Absetzsyndrom« ist nach der Häufung von Fallberichten über Entzugserscheinungen infolge der massenhaften Verschreibung von SSRI Anfang der 1990er-Jahre entstanden und bezieht sich vor allem auf die Entzugserscheinungen nach Absetzen der Antidepressiva FLUVOXAMIN, FLUOXETIN, PAROXETIN, SERTRALIN, CITALOPRAM und ESCITALOPRAM. Typischerweise treten Körpermissempfindungen, Taubheit, ein Gefühl elektrischer Schläge, Ohrgeräusche, Gleichgewichtsstörungen mit Benommenheit und Schwindel, Kopfschmerzen, Zittern, Schlafstörungen, Albträume, Magen-Darm-Symptome wie Übelkeit, Erbrechen und Durchfall und/oder psychische Symptome wie Reizbarkeit, Angst und teilweise Suizidalität auf. Sie sind weniger wahrscheinlich beim langsamen Herunterdosieren, was immer zum Absetzen empfohlen wird, und verschwinden beim Wiederansetzen.

Langzeittherapie: Dauer der Behandlung mit Antidepressiva

Die Überlegungen zu Abhängigkeiten spielen auch eine Rolle bei den Empfehlungen zur Langzeittherapie. Studien mit einer Beobachtungszeit von zwei Jahren, in seltenen Fällen auch länger, haben gezeigt, dass Patienten mit wiederkehrenden Depressionen nach der Behandlung einer Episode mit Antidepressiva im Verlauf dann häufiger erneut depressive Symptome entwickeln, wenn ihr Medikament nach sechs Monaten abgesetzt wird. Die Wiedererkrankungsraten sind etwa doppelt so hoch wie bei Fortsetzung der medikamentösen Therapie. Daraus resultiert die Empfehlung, nach Eintreten einer »Remission« die Behandlung mit Antidepressiva über mindestens sechs Monate fortzuführen.

Die Grenze zwischen dieser sogenannten Erhaltungsphase bis sechs Monate nach Beginn der Remission und der Langzeitphase ist fließend und willkürlich. Man geht davon aus, dass es sich um einen Rückfall (dieselbe Episode) handelt, wenn depressive Symptome vor Ablauf von sechs Monaten wieder auftreten, und dass eine neue Episode vorliegt, wenn sie erst später auftreten. Bei der Behandlung über sechs Monate hinaus handelt es sich um eine »Rückfallprophylaxe«. Hat der Patient die erste depressive Episode, dann lautet die Empfehlung, sechs Monate nach der Remission das Medikament langsam auszuschleichen. Je mehr Episoden er schon hatte (insbesondere ohne psychosoziale Stressoren als Auslöser), desto eher ist man geneigt, länger und bis zu mehrere Jahre kontinuierlich in der Dosis zu behandeln, unter der der Patient »gesund« geworden ist.

Einteilung der Antidepressiva

Die Antidepressiva lassen sich nach strukturchemischen Merkmalen, nach dem Angriffspunkt (Rezeptorprofil) oder nach Wirkungsprofilen unterscheiden. Für die Behandlung ist die Einteilung in sedierende und nicht sedierende Antidepressiva hilfreich, am sinnvollsten ist aber eine Einteilung, die strukturchemische Charakteristika und Wirkungsprofile kombiniert:

1. Klassische Antidepressiva (trizyklische und tetrazyklische Antidepressiva, also solche mit drei oder vier Ringen in der chemischen Struktur): Diese hemmen nicht selektiv die Aufnahme der Monoamine Adrenalin, Noradrenalin, Serotonin und Dopamin und wirken antagonistisch auf den Histaminrezeptor.
2. Selektive Serotonin-Wiederaufnahmehemmer (SSRI): Diese hemmen recht selektiv die Wiederaufnahme von Serotonin.
3. Selektive Serotonin- und Noradrenalin-Wiederaufnahmehemmer (SSNRI): »dual« wirkende Substanzen.
4. Monoaminoxidasehemmer (MAO-Hemmer): Diese hemmen den Abbau von Adrenalin/Noradrenlin und Serotonin in der ausschüttenden Nervenzelle.

5. Alpha-2-Antagonisten: Diese erleichtern die Freisetzung von Noradrenalin und Serotonin durch Blockade präsynaptischer Alpha-2-Rezeptoren.
6. Dopamin/Noradrenalin-Wiederaufnahmehemmer: Diese hemmen mehr oder weniger selektiv die Wiederaufnahme von Dopamin und Noradrenalin.
7. Antidepressiva mit neuartigen Wirkmechanismen wie Agomelatin (Melatoninrezeptor-Agonist).

Die selektiven Noradrenalin-Wiederaufnahmehemmer wie REBOXETIN (EDRONAX) und die »dualen Serotonin-2a-Antagonisten« spielen heute kaum mehr eine Rolle. REBOXETIN hat sich nach einer genauen Analyse der Studien durch das Institut für Qualität und Wirtschaftlichkeit im Gesundheitswesen (IQWiG) als nicht wirksamer erwiesen als eine Behandlung mit Placebo (EYDING u. a. 2010).

Wirkmechanismen der Antidepressiva

Die zufällige Entdeckung der klinischen Wirkung der Antidepressiva (vor allem des IMIPRAMIN) führte auch zu Hypothesen, wie Depressionen entstehen. Keine dieser Hypothesen konnte bisher bewiesen werden. Dass der Blutdrucksenker RESERPIN, der die Speicher von Noradrenalin leert, bei 10–20 Prozent derjenigen Patienten, die ihn einnahmen, eine Depression hervorrief, führte zur sogenannten Monoaminmangel-Hypothese. Ein Mangel an Noradrenalin und/oder Serotonin soll danach Depressionen auslösen. Dazu passt der Befund, dass viele Antidepressiva die Konzentration von Noradrenalin und/oder Serotonin im synaptischen Spalt erhöhen. Die meisten Antidepressiva tun dies, indem sie deren Wiederaufnahme hemmen. Andere hemmen den Abbau (MAO-Hemmer) oder erleichtern die Freisetzung der Monoamine.
Viele Antidepressiva wirken jedoch auch noch auf andere Überträgerstoffe wie Histamin, Dopamin oder Acetylcholin. Die antihistaminerge Wirkung führt zur Schlafförderung (so wie auch einige Anti-Allergika) und zur Angstlösung, die antidopaminerge Wirkung zur affektiven Distanzierung. Die Wirkung auf Acetylcholin (anticholinerge Wirkung) wird eher mit den Nebenwirkungen Mundtrockenheit, Verstopfung und Sehstörungen in Zusammenhang gebracht.

Monoaminmangel-Hypothese

Letztlich ist aber klar, dass die Monoaminmangel-Hypothese Depressionen und die Wirkung der Antidepressiva nicht oder nicht vollständig erklären kann. So soll die Langzeitwirkung eher mit Effekten auf intrazelluläre Botenstoffe (etwa cAMP) und auf das Nervenwachstum (vor allem im Hippocampus) zusammenhängen. Auch Einflüsse auf die Stressachse Hypothalamus-Hypophyse-Nebennierenrinde sollen eine Rolle spielen, obwohl bisher keine der Substanzen, die auf diese Hormonachse wirken, auf den Markt gekommen ist.
Die meisten Antidepressiva wirken ähnlich stark. Spezifische Wirksamkeitsunterschiede, die eine Bevorzugung eines definierten Antidepressivums rechtfertigen würden, gibt es nicht. Die Erfolgsquote liegt etwa bei 70 Prozent.

Der genaue Wirkmechanismus von Antidepressiva ist unbekannt. Einfache Rückschlüsse von der Wirkung von Antidepressiva auf bestimmte Rezeptoren zu pathophysiologischen Mechanismen einer Depression (etwa die Monoaminmangel-Hypothese) sind nicht möglich.

Hauptmerkmale der Antidepressivatypen

Klassische Antidepressiva

Die klassischen Antidepressiva bestehen aus einem Grundgerüst mit drei Ringen wie bei AMITRIPTYLIN (SAROTEN), IMIPRAMIN (TOFRANIL), CLOMIPRAMIN (ANAFRANIL), DOXEPIN, TRIMIPRAMIN oder mit vier Ringen (wie MAPROTILIN). Beide Gruppen, die trizyklischen wie die tetrazyklischen, leiten sich vom IMIPRAMIN ab, das 1957 als erstes Antidepressivum von Roland Kuhn entdeckt wurde. Sie wurden früher häufig, in den letzten Jahren allerdings wegen unangenehmer und teils gefährlicher vegetativer Nebenwirkungen – Mundtrockenheit, Blutdruckregulationsstörungen, Erregungsleitungsstörungen im Herzen, Obstipation, Erhöhung des Augeninnendrucks und der Gefahr von Delirien (»cholinerges Delir«) – zunehmend weniger eingesetzt. Bei älteren Personen und solchen mit Herzerkrankungen wird gänzlich davon abgeraten.

Es gibt vom Wirkprofil drei Typen klassischer Antidepressiva:

1. AMITRIPTYLIN-Typ (etwa AMITRIPTYLIN, DOXEPIN, TRIMIPRAMIN): Sie wirken psychomotorisch dämpfend, haben eine schlafanstoßende und angstlösende Wirkung und werden überwiegend bei Formen der Depression mit Unruhe und Angst im Schwerpunkt eingesetzt. Außerdem kommen sie (vor allem TRIMIPRAMIN) bei Schlafstörungen, zur Suchtmittelentwöhnung, aber auch zur Schmerzdistanzierung bei chronischen Schmerzstörungen zur Anwendung.
2. IMIPRAMIN-TYP (etwa IMIPRAMIN, CLOMIPRAMIN): Sie bewirken nur eine leichte Antriebssteigerung.
3. DESIPRAMIN-Typ (etwa DESIPRAMIN): Sie wirken psychomotorisch aktivierend und können zu Beginn der Behandlung zu unangenehmer Antriebsteigerung, sogar zu Angstgefühlen und Unruhe führen, sind aber längerfristig meist angstlösend. Da die stimmungsaufhellende Wirkung meist erst nach einigen Wochen eintritt, ist bei suizidgefährdeten Patienten besondere Vorsicht geboten, da die unmittelbare Antriebssteigerung die Gefahr für Suizidhandlungen erhöhen kann (siehe das gesonderte Kapitel).

Tetrazyklische Antidepressiva wie MAPROTILIN oder MIANSERIN kommen wegen der Nebenwirkungen kaum mehr zur Anwendung.

SSRI

Die SSRI (FLUOXETIN, PAROXETIN, SERTRALIN, CITALOPRAM, ESCITALOPRAM etc.) sind die mittlerweile am häufigsten verschriebenen Antidepressiva, da sie einfach zu dosieren und bei Überdosierung weniger gefährlich sind als die klassischen Antidepressiva. Sie werden in einer Dosis morgens eingenommen, sind nicht schlaffördernd (nicht sedierend) und haben häufig eine angstlösende Komponente. Sie werden daher auch bei Angststörungen (Panikstörung, generalisierte Angststörung) gerne gegeben. Die SSRI waren mit PROZAC in den USA die ersten Antidepressiva, die auch bei gesunden Personen in großer Menge verschrieben wurden und werden. Eine seltene Komplikation bei den SSRI ist das »serotonerge Syndrom«, eine Folge eines Überschusses an Serotonin, bei dem es zu Muskelzuckungen (Myoklonien), Tremor der Zunge und der Finger, Schwitzen, extremen Unruhezuständen, Schüttelfrost und Durchfall kommt.

SSNRI

Es gibt zwei klinisch genutzte Vertreter der SSNRI: VENLAFAXIN und DULOXETIN. Beide hemmen recht selektiv die Wiederaufnahme von Serotonin (überwiegend sogar in niedriger Dosis) und Noradrenalin. VENLAFAXIN ist in niedriger Dosis (bis 150 mg) eher antriebssteigernd, dann individuell unterschiedlich antriebssteigernd oder sedierend. DULOXETIN wirkt antriebsteigernd. Oft gilt VENLAFAXIN als eines der wirksamsten Antidepressiva und wird auch bei medikamentöser Therapieresistenz eingesetzt. Die Nebenwirkungsraten zumindest von VENLAFAXIN sind höher als bei den SSRI. Die Wirksamkeit von VENLAFAXIN und DULOXETIN wurde neben der Depression auch bei diabetischer Neuropathie und weiteren Schmerzzuständen, bei Stressinkontinenz sowie bei generalisierten Angstzuständen untersucht und in einzelnen Studien belegt.

MAO-Hemmer

Diese älteren Antidepressiva hemmen die enzymatische Spaltung der Monoamine Noradrenalin und Serotonin durch Monoaminoxidase (MAO) und erhöhen so die Konzentration dieser Neurotransmitter in der Synapse. Die MAO-Hemmung kann irreversibel (wie bei TRANYLCYPROMIN, JATROSOM) oder reversibel (wie bei MOCLOBEMID, AURORIX) sein. Sie werden wegen der stimulierenden Wirkung morgens eingenommen. Bei TRANYLCYPROMIN muss zudem wegen der Gefahr von Bluthochdruckkrisen eine tyraminarme Diät eingenommen, also auf reife Käsesorten, Bier, Rotwein, bestimmte Wurstsorten, Sojagewürze und marinierte Heringe verzichtet werden. MAO-Hemmer sollten nicht zusammen mit anderen Antidepressiva eingesetzt werden und erfordern eine engmaschige Kontrolle. Der Einsatz von TRANYLCYPROMIN verlangt eine Medikationspause von mindestens 14 Tagen bei Umstellung auf andere Antidepressiva. Heutzutage kommen sie nur noch bei Therapieresistenz auf andere Antidepressiva zum Einsatz. Sie werden auch gelegentlich bei sogenannten atypischen Depressionen mit Gewichtszunahme, erhöhtem Schlafbedürfnis oder histrionischer Persönlichkeitsakzentuierung eingesetzt.

Alpha-2-Antagonisten (NaSSA)

Diese erleichtern die Freisetzung von Noradrenalin und Serotonin durch Blockade präsynaptischer Alpha-2-Rezeptoren. Sie hemmen daher nicht die Wiederaufnahme, sondern die Freisetzung und Verfügbarkeit dieser Neurotransmitter in der Synapse. Der gängigste Vertreter dieser Klasse, MIRTAZAPIN (REMERGIL), wirkt auch antihistaminerg und damit sedierend und wird abends verabreicht.

Dopamin-/Noradrenalin-Wiederaufnahmehemmer

Diese hemmen mehr oder weniger selektiv die Wiederaufnahme von Dopamin und Noradrenalin. Ein Vertreter ist BUPROPION.

Andere Wirkprinzipien (etwa Antidepressiva mit Beeinflussung der Cortisolachse) konnten sich trotz vielfältiger Ankündigungen nicht durchsetzen bzw. wurden in frühen Phasen der Entwicklung fallen gelassen. Lediglich AGOMELATIN (ein Melatoninrezeptor-Agonist) wird noch verwendet, insbesondere wenn Schlafstörungen vorliegen.

Behandlungsstrategien bei Antidepressiva

Es gibt keine guten Prädiktoren für die Auswahl und das Ansprechen auf Antidepressiva. Außerdem sprechen nicht alle Patientinnen und Patienten mit einer Depression auf Antidepressiva an.

Studien zeigen, dass bei leichten Depressionen Antidepressiva nicht besser wirken als Placebo. Daher sollte gut überlegt werden, ob bei diesen leichten Formen Antidepressiva überhaupt eingesetzt werden. Eine psychotherapeutische Grundhaltung, aktives Abwarten unter professioneller Begleitung und psychotherapeutische Interventionen reichen in vielen Fällen aus, damit Veränderungen einsetzen. Dies empfiehlt auch die S3-Leitlinie Depression (DGPPN u.a. 2015). Damit wird dem Automatismus »Depression = Antidepressivabehandlung« eine Absage erteilt. Berücksichtigt werden sollten aber immer auch die Präferenzen der Patienten, deren Krankheitsmodell und die Beeinträchtigung im Alltag.

Bei einer mittelschweren Depression kann eine primäre Psychotherapie oder eine primäre Behandlung mit Antidepressiva oder eine Kombination beider Therapien erfolgen. Bei schweren Depressionen sollten Antidepressiva kombiniert mit einer störungsspezifischen Psychotherapie zur Anwendung kommen.

Wenn eine organische Erkrankung als Ursache für die Depression ausgeschlossen und die Entscheidung für eine Medikamentenbehandlung gefallen ist, erfolgt die Auswahl des Medikaments anhand der Symptomatik, des vorherigen Ansprechens auf Medikamente, der Empfindlichkeit des Patienten und vor allem anhand des Nebenwirkungsprofils. Auch gleichzeitig vorliegende psychische oder körperliche Erkrankungen spielen eine Rolle. Wenn beispielsweise gleichzeitig eine Zwangserkrankung vorliegt, wird einem SSRI der Vorzug gegeben, da SSRI laut Studienlage bei beiden Erkrankungen wirken können. Liegt eine Herz-Kreislauferkrankung vor oder handelt es sich um ältere oder multimorbide Patienten, werden Trizyklika vermieden. Bei Personen mit Übergewicht wird beispielsweise MIRTAZAPIN zurückhaltend eingesetzt. Menschen mit agitierten Depressionen und/oder ausgeprägten Schlafstörungen werden eher mit sedierenden, schlaffördernden Antidepressiva wie MIRTAZAPIN behandelt. Gleichzeitig vorliegende Angsterkrankungen oder starke Ängstlichkeit legen Antidepressiva nahe, die auf Serotonin wirken und damit anxiolytisch sind, beispielsweise SSRI oder SSNRI, wobei auf die Zunahme innerer Unruhe in den ersten Tagen hingewiesen und gegebenenfalls ein Benzodiazepin zusätzlich verordnet werden muss. Alle diese Auswahlkriterien sind allerdings nicht evidenzbasiert.

Wirklatenz

Bei schweren Depressionen kommt, vor allem in der Klinik, unter Beachtung der möglichen unerwünschten Wirkungen nach wie vor auch eine Behandlung mit klassischen Antidepressiva wie AMITRIPTYLIN (SAROTEN) oder dem selektiven Noradrenalin- und Serotonin-Wiederaufnahmehemmer VENLAFAXIN in Betracht, vor allem wenn SSRI keinen Erfolg gebracht haben.

Bei quälender Symptomatik wie Agitiertheit, Schlaflosigkeit oder Suizidalität ist eine Ergänzung mit einem Tranquilizer angezeigt. Bei stark ausgeprägtem depressivem Wahn ist eine zeitlich befristete Behandlung mit Antipsychotika sinnvoll. Der Nutzen sogenannter Phasenprophylaktika (»Mood Stabilizer«) in der Akutphase wird eher überschätzt. Allenfalls kann eine Lithium-Augmentation bei sonstiger Therapieresistenz erfolgen. Bei sicherer Diagnose kann auch der therapeutische Schlafentzug eingesetzt werden, der nicht nur einen schnelleren Wirkungseintritt begünstigt, sondern auch medikamentensparend ist.

Alle Antidepressiva wirken mit einer Latenz von ein bis drei Wochen. Ein Wechsel des Antidepressivums vor Ablauf von drei Wochen ist nicht sinnvoll, es sei denn aufgrund von Nebenwirkungen.

Die Behandlung mit antidepressiven Medikamenten sollte im Rahmen einer Stufentherapie erfolgen und über Wochen bis Monate fortgesetzt werden. Liegt eine manisch-depressive Erkrankung vor, kann die antidepressive Medikation einen Umschwung in eine manische Phase bewirken. Die antidepressive Behandlung ist dann sofort abzubrechen. Bei langer Phasendauer oder bei häufig wiederkehrenden depressiven Phasen ist bei unipolarer Depression eine Dauerprophylaxe mit LITHIUM, VALPROINSÄURE oder CARBAMAZEPIN angezeigt. LAMOTRIGIN ist zugelassen zur Langzeittherapie bei bipolaren Erkrankungen, wenn immer wieder auch depressive Phasen auftreten. Zur Behandlung bei bipolaren Erkrankungen siehe das entsprechende Kapitel im Buch.

Erwünschte und unerwünschte Wirkungen

Wirkungen

Klinisch wirken Antidepressiva auf Symptome und Syndrome. Ob sie die depressiven Phasen tatsächlich aufheben und verkürzen, ist

umstritten. Es besteht Einigkeit darüber, dass eine Antriebssteigerung leichter und rascher zu erreichen ist als eine Stimmungsaufhellung. Aktivierung beim Depressiven äußert sich häufig lediglich in innerer Unruhe, deshalb muss man sich die Frage stellen, welche Zielsymptome man erreichen will: Antriebssteigerung beim tief depressiven Kranken kann die Suizidgefahr steigern. Bei einem solchen Patienten kann eher eine dämpfende Wirkung erwünscht sein. Man muss bedenken, dass Antriebssteigerung und Aktivierung von allein kommen, wenn es gelingt, die Stimmung aufzuhellen und die Depression unter dem Schutz einer allgemeinen psychomotorischen Dämpfung zu lösen. Die Wirkung der Antidepressiva hingegen lässt auf sich warten.
Am raschesten – noch am Tag des Therapiebeginns – tritt bei sedierenden Antidepressiva die dämpfende Wirkung ein. Erst nach zehn bis vierzehn Tagen, bei Serotonin-Wiederaufnahmehemmern und tetrazyklischen Substanzen meist nach einer oder zwei Wochen, ist mit einer stimmungsaufhellenden depressionslösenden Wirkung zu rechnen. Das muss man wissen, um nicht selbst ungeduldig zu werden, um die Ungeduld des Patienten zu steuern und um nicht grundlos zum Schaden des Patienten das Medikament zu wechseln, bevor sich eine Wirkung überhaupt zeigen *kann*.

Unerwünschte Wirkungen

In den ersten eins bis zwei Wochen kann es sein, dass ein Patient nur die Nebenwirkungen der Antidepressiva erlebt. In den meisten, nicht aber in allen Fällen handelt es sich dabei um leichte und vorübergehende Nebenwirkungen. Antidepressiva wirken je nach Substanz in unterschiedlichem Ausmaß adrenerg und anticholinergisch. Wichtige Herz-Kreislauf-Nebenwirkungen sind die Beschleunigung der Herzfrequenz und eine herabgesetzte Kreislaufregulationsfähigkeit mit Blutdruckabfall. Auch Herzrasen (»Palpitationen«) kann auftreten. Dies ist meist harmlos; allerdings können bei Patienten mit vorbestehenden Herzerkrankungen und solchen mit zusätzlichen anderen herzschädigenden Medikamenten erhebliche Probleme auftreten, insbesondere die QT-Verlängerung, eine Beeinträchtigung der Erregungsleistung im Herzen. Im Extremfall kann dies zu Kammerflimmern führen. Die kardiotoxischen Schädigungen treten selten bei therapeutischer Dosierung, häufiger nach Vergiftungen auf. Daher ist, besonders bei dieser Gruppe von Patienten, die Durchführung eines EKG vor Beginn der Behandlung sinnvoll.

Wichtige, eher bei klassischen Antidepressiva auftretende anticholinerge Nebenwirkungen sind Trockenheit in Mund- und anderen Schleimhäuten, Pupillenerweiterung und Akkomodationsschwäche, vermehrtes Schwitzen und ein feinschlägiger Tremor. Die vegetativen Nebenwirkungen sind zu Beginn der Behandlung oft am stärksten. Gelegentlich kommt es zu vegetativen Irritationen mit entgegengesetzten Wirkungen. Es kann in seltenen Fällen also auch eine Blutdrucksteigerung wie bei VENLAFAXIN oder eine Pulsverlangsamung oder eine vermehrte Speichelabsonderung eintreten. Weitere vegetative Nebenwirkungen sind Blasenentleerungsstörungen bis zum Harnverhalt und unangenehmes Schwitzen. Die möglichen Sehstörungen vor allem bei älteren Antidepressiva mit anticholinergen Eigenschaften wie AMITRIPTYLIN, aber auch bei einigen neueren Substanzen sind ebenfalls unangenehm und können eine Veränderung der Brillenstärke zur Folge haben. Bei bestehender Erhöhung des Augeninnendrucks (Glaukom) sind Antidepressiva sparsam zu verabreichen.
Antidepressiva können die Krampfschwelle senken. Das wird insbesondere vom MAPROTILIN berichtet, kommt aber auch bei anderen Substanzen vor. Ein EEG-Befund sollte entsprechend bei Behandlungsbeginn vorliegen.
Antidepressiva können Blutbildveränderungen auslösen. In Einzelfällen sind Agranulozytosen (Verringerungen bestimmter Unterformen der weißen Blutkörperchen) berichtet worden. Die Anforderungen an die Blutbildkontrolle entsprechen deshalb jenen bei trizyklischen Antipsychotika. Antidepressiva können dosisabhängig delirante und medikamentenbedingte paranoid-halluzinatorische Syndrome provozieren. Bei älteren Menschen ist besondere Vorsicht geboten.
Bei SSRI sind nicht selten in den ersten Tagen Schwindel, Übelkeit oder Benommenheit lästig, aber nicht gefährlich. Auch Ausschläge als Arzneimittelreaktionen, vor allem bei älteren Substanzen und VENLAFAXIN, kommen vor und erfordern das Absetzen. Eine spezifische, aber seltene Nebenwirkung der SSRI ist das potenziell gefährliche serotonerge Syndrom, bei dem autonome, neuromotorische und kognitive Störungen wie Ruhelosigkeit, rasche unwillkürliche Muskelzuckungen, gesteigerte Reflexbereitschaft, Schwitzen, Schüttelfrost, Tremor, aber auch Halluzinationen, Bewusstseinsstörungen und Krampfanfälle auftreten können, die ein Absetzen des Medikamentes und intensive medizinische Überwachung erfordern.

Schließlich beeinträchtigen viele Antidepressiva neben der Blasen- auch die Darmfunktion, zudem können sexuelle Gefühle und sexuelle Aktivität abnehmen (siehe das Kapitel dazu). Dies sollte ganz gezielt erfragt werden. Einige Antidepressiva führen zu Appetitsteigerung und gelegentlich zu erheblicher Gewichtszunahme. Hier ist eine bewusste Ernährung, Bewegung und gegebenenfalls eine Umstellung auf ein anderes Mittel notwendig. SSRI hingegen können Durchfall, gelegentlich Appetitminderung und Gewichtsabnahme mit sich bringen.

Den unerwünschten Begleiteffekten kann teilweise entgegengewirkt werden: durch DIHYDROERGOTAMIN dem Schwindel, durch Trinken oder Lutschen dem Austrocknen der Mundschleimhäute, durch Beta-Rezeptoren-Blocker dem Fingertremor und durch eine Brillenkorrektur von 0,5–1,5 Dioptrien der Akkommodationsschwäche. Allerdings sollte versucht werden, die unerwünschten Wirkungen durch Anpassung der Dosierung oder durch die Wahl eines anderen Medikamentes möglichst in Grenzen zu halten.

Medikamentenwechselwirkungen

Medikamentenwechselwirkungen unter Antidepressivabehandlung sind relativ häufig. Am wichtigsten ist die Enzyminduktion durch CARBAMAZEPIN und Nikotin mit Senkung des Serumspiegels und der Erfordernis einer leichten Dosiserhöhung. Aber auch Alkohol und bestimmte Kontrazeptiva senken den Spiegel. Demgegenüber wird die Konzentration im Blut durch andere Antidepressiva und MAO-Hemmer gehoben. Die blutdrucksenkende Wirkung von CLONIDIN (CATAPRESAN) kann durch eine Veränderung der Empfindlichkeit von Alpha-2-Adrenozeptoren aufgehoben werden. Bei der Kombination mit Sympathomimetika kann es zu Blutdruckkrisen kommen.

Beim Wechsel von nicht reversiblen MAO-Hemmern zu anderen Antidepressiva ist eine Washout-Periode von mindestens zwei Wochen einzuhalten! Bei der Kombination von Serotonin-Wiederaufnahmehemmern (SSRI) mit anderen Antidepressiva oder mit Antipsychotika kann es zu einer Serumspiegelerhöhung dieser Medikamente um bis zu 100 Prozent kommen.

Diese vielfältigen möglichen Medikamentenwechselwirkungen machen es notwendig, bei der Kombination von Antidepressiva mit anderen Medikamenten die Frage nach unerwünschten Interaktionen im Einzelfall zu prüfen. Bei unvertrauten Kombinationen sind die Herstellerinformationen beider Präparate zu konsultieren.

Kontraindikationen

Es ist nie einwandfrei nachgewiesen worden, ob durch Antidepressiva Manien oder Psychosen getriggert werden – es ist aber die gängige Meinung und klinisch naheliegend. Manchmal werden bei bipolaren Erkrankungen nach einer rein depressiven Episode Manien oder hypomane Zustände getriggert (BALDESSARINI u. a. 2005). Floride Psychosen aus dem schizophrenen Formenkreis, Glaukom, Prostata-Hyperplasie oder andere Störungen beim Wasserlassen, Pylorusstenose (Vorsicht: im höheren Lebensalter niedrigere Dosierung!) sind generell aber Kontraindikationen bei Antidepressiva. Ältere Antidepressiva – vor allem trizyklische – haben nur eine geringe therapeutische Breite.

Behandlungsoptionen

Bewusst wählen

Ob überhaupt Antidepressiva bei der Depression zum Einsatz kommen sollten, hängt wesentlich vom Krankheitsmodell des Patienten, der Verfügbarkeit der therapeutischen Verfahren und der Erfahrung des Therapeuten ab. Die Präferenzen des Patienten werden von Vorerfahrungen mit psychotherapeutischen oder medikamentösen Behandlungsverfahren, Berichten anderer und von der Art der Psychoedukation beeinflusst.
Wenn die Entscheidung für eine medikamentöse Behandlung gefallen ist, bleibt die Auswahl der etwa dreißig Präparate umfassenden Antidepressiva dem einzelnen Therapeuten und der jeweiligen Behandlungskultur bzw. der jeweiligen Klinik überlassen. Es erweist sich als zweckmäßig, sich jeweils mit ein bis zwei Serotonin-Wiederaufnahmehemmern, mit einem oder zwei klassischen Antidepressiva, einer dualen Substanz und dem Alpha-2-Antagonisten MIRTAZAPIN vertraut zu machen und ausgewählte weitere Substanzen als Reservemedikamente in Betracht zu ziehen. Grundlage für die Indikationsstellung ist vor allem das Profil der unerwünschten Wirkungen (Sedierung beispielsweise kann erwünscht oder unerwünscht sein!).

In der ambulanten Behandlung und bei älteren Menschen ist im Allgemeinen den SSRI oder MIRTAZAPIN der Vorzug zu geben.

Dosierung

Angesichts der Vielfalt der Antidepressiva sind allgemein verbindliche Dosierungsempfehlungen nicht möglich. Substanzbezogene Dosierungsempfehlungen sind den Angaben der Hersteller und Pharmakotherapie-Handbüchern zu entnehmen. Unterdosierung ist ebenso zu vermeiden wie Überdosierung. Eine einschleichende Aufdosierung vermindert oft die unerwünschten Wirkungen.
Die obere vorgeschlagene Dosierungsgrenze sollte eingehalten werden. Eine über die Standarddosis hinausgehende Dosis ist bei SSRI nicht sinnvoll und nicht wirksamer. Lediglich bei sehr schweren Depressionen kann eine Dosierung an der Obergrenze helfen, und zwar bei AMITRIPTYLIN, VENLAFAXIN oder bei MAO-Hemmern. Wenn keine Absorptionsstörungen im Magen-Darm-Trakt vorliegen, ist im Regelfall bei höherer Dosierung nur mit einer erheblichen Verstärkung der Nebenwirkungen, nicht aber der Wirkung zu rechnen. Ausnahmen gelten im Einzelfall bei therapieresistenten Depressionen (siehe dort).

Individuelle Verträglichkeit von Antidepressiva

Die Nebenwirkungsraten bei Antidepressivatherapie unterscheiden sich erheblich. Klare Empfehlungen zu Dosierungen scheitern daher an der von Person zu Person abweichenden Verträglichkeit. Dies geht auf biologisch oder anderweitig bedingte Unterschiede in den Entgiftungsenzymen (vor allem dem Enzym Cytochrom P 450) zurück. Hier können gelegentlich Plasmaspiegel einen Hinweis auf eine rasche Verstoffwechslung geben, wenn bei normaler Dosis kein ausreichender Plasmaspiegel aufgebaut wird (»Rapid Metabolizer«, dies sollen ca. 2 Prozent der Patienten sein). Allerdings ist die Datenlage zur Beziehung zwischen optimalen Serumspiegeln und therapeutischer Wirkung nicht so gut, wie viele Therapeuten behaupten. Eine Dosierung nach Serumspiegel ohne Anlass hat wenig Sinn und kann zu Überdosierungen führen.

Die umfassendste Übersicht über die empfohlenen Serumspiegel liefern die Konsensus-Leitlinien für therapeutisches Drug-Monitoring der Arbeitsgemeinschaft für Neuropsychopharmakologie und Pharmakopsychiatrie (AGNP) (Hiemke u. a. 2011).

»Therapieresistente« Depressionen

Was ist Therapieresistenz?

Die Behandlung depressiv Erkrankter ist an sich ein »dankbares« Feld. Vor allem im ambulanten Bereich (Allgemeinpraktiker, Psychiater etc.), in dem die meisten Patientinnen und Patienten mit Depressionen behandelt werden, überwiegen rasche und deutliche Behandlungserfolge. Es gibt allerdings schwere depressive Verstimmungszustände oder hartnäckige, chronifizierte depressive Syndrome, die sich als therapieresistent erweisen. Sie erfordern die ganze Geduld des Kranken und des Therapeuten.

Empfehlungen zu Strategien bei Therapieresistenz müssen auf die Frage eingehen, was es bedeutet, dass eine Depression nicht auf die Behandlung anspricht. Oft wird Therapieresistenz allein an der Pharmakotherapie festgemacht, wenngleich die medikamentöse Behandlung nur eine von mehreren Behandlungsstrategien ist. Manchmal verweist die angenommene Therapieresistenz auch auf die Hilflosigkeit des Therapeuten. Wenn zwei pharmakologische Behandlungsversuche von adäquater Dauer (in der Regel vier Wochen) und bei adäquater Dosis erfolglos blieben, wird eine Depression als medikamentös therapieresistent bezeichnet. Dies ist willkürlich (Bschor u. a. 2014). Es gibt Hinweise, dass ein gutes Ansprechen auf eine Antidepressivabehandlung unwahrscheinlich ist, wenn Patienten nach zwei Wochen adäquater Therapie keinerlei Besserung der Symptome empfinden. Eine Empfehlung zur medikamentösen Behandlung bei primär psychotherapeutisch behandelten Patienten ist sinnvoll, wenn nach etwa sechs Wochen Psychotherapie mit mindestens zwei Wochenstunden keine spürbare und damit klinisch signifikante Besserung der depressiven Symptomatik auftritt.

Therapeutinnen und Therapeuten sollten gegenüber dem Patienten allerdings nicht vorschnell von einer Therapieresistenz sprechen. Für den Erkrankten kann die Eröffnung, an einer »therapieresistenten« Depression zu leiden, eine bedrückende Entmutigung zur Folge haben. Im Wortsinn liegen die Begriffe »Therapieresistenz« und »Unheilbarkeit« dicht beieinander. Ermutigung und die Vermittlung von Hoffnung sind aber die Grundpfeiler der Depressionsbehandlung.

Faktoren für Therapieresistenz

Generell ist bei fehlendem Ansprechen auf die Medikamente immer das Vorliegen von Faktoren zu prüfen, die die Depression aufrechterhalten können. Dies sind vor allem weiterhin bestehende psychosoziale Stressoren, dysfunktionale Denk- und Verhaltensmuster, positive Verstärker der Depression und zusätzlich vorliegende psychiatrische oder somatische Erkrankungen, die behandelt werden sollten. Nicht selten liegt auch eine falsche Diagnosestellung vor oder es wird übersehen, dass andere depressiogene Medikamente (manche Blutdrucksenker, Hormonpräparate etc.) eingenommen werden oder organische Faktoren (wie Herz-Kreislauf-Erkrankungen) die Depression ausgelöst haben. Die depressive Verstimmung kann beispielsweise Symptom einer schizophrenen Psychose, einer beginnenden Alzheimer-Demenz, eines Hirntumors, eines beginnenden, bislang nicht bekannten Karzinoms oder einer Autoimmunerkrankung sein. In Betracht kommen aber auch lang andauernde depressive Verstimmungszustände bei Epilepsie. Häufiger sind depressive Syndrome bei Alkohol- und Medikamentenabhängigkeit. In all diesen Fällen ist die Behandlung der Grundkrankheit anstelle oder neben der Behandlung mit antidepressiven Medikamenten angezeigt.
Tatsächlich vermindert sich durch eine solche Berücksichtigung der Anteil der Depressiven, die bei richtiger Diagnosestellung nicht auf eine Behandlung mit Antidepressiva in angemessener Dosierung ansprechen, von 20–40 Prozent auf etwa 10 Prozent. Eine sorgfältige Analyse ist somit Voraussetzung im Umgang mit dem ausbleibenden Behandlungserfolg.

Fehlende Einnahmetreue

Mindestens die Hälfte der psychiatrisch behandelten Patientinnen und Patienten nimmt die vom Arzt verordneten Medikamente nicht, in einer anderen Dosis oder unregelmäßiger ein, als die Ärzte glauben. Bei depressiven Kranken tragen Krankheitssymptome wie Verminderung des Antriebs und das Gefühl, dass doch alles zwecklos sei, ebenso zur Verweigerung der »korrekten« Therapie bei wie der verzögerte Wirkungseintritt der antidepressiven Medikamente und ihre subjektiv unangenehmen Nebenwirkungen. Eine gründliche

Aufklärung, die Berücksichtigung schlechter Erfahrungen in der Vergangenheit und die Einbeziehung von Angehörigen oder Freunden tragen zu einer verbesserten Therapietreue bei. Bei ausbleibendem Behandlungserfolg ist die Möglichkeit einer unregelmäßigen Einnahme immer zu bedenken und, wo möglich, empathisch, aber ohne moralischen Zeigefinger zu erfragen.

ABBILDUNG 2

Empfehlungen zur Sicherung der Behandlungsqualität bei Antidepressiva

Vor Behandlungsbeginn:
Ist die Diagnose ausreichend abgesichert?
Welches Krankheitsmodell hat der Patient? Welche Präferenzen bezüglich verschiedener Behandlungen hat er?
Ist die Behandlung mit antidepressiven Medikamenten Erfolg versprechend? Gibt es Alternativen? Sollte einer Psychotherapie der Vorzug gegeben werden?
Gibt es Kontraindikationen zur Medikation? Sind Komplikationen zu erwarten (Labor!)?
Welche Substanz soll eingesetzt werden?
Welche Mindestdosierung, welche Höchstdosierung empfiehlt sich?
Mit welchen unerwünschten Wirkungen ist zu rechnen?
Wann ist frühestens eine antidepressive Wirkung zu erwarten?
Nach drei bis vier Wochen:
Ist die erwünschte Wirkung eingetreten?
Sind die unerwünschten Wirkungen vertretbar?
Gibt es eine Indikation, das Medikament zu wechseln?
Gibt es einen Grund, die Dosierung zu ändern?
Ist eine Begleitmedikation erforderlich?
Werden die Laborkontrollen regelmäßig ausgeführt?
Sind pathologische Veränderungen aufgetreten?
Nach Abklingen der Symptomatik:
Kann die Dosis vermindert werden?
Ist der Zeitpunkt zum Absetzen gekommen?
Besteht eine Indikation zur Einleitung einer Rückfallprophylaxe?

Bei Verdacht auf Nichteinnahme, Verdacht auf Wechselwirkungen oder Enzyminduktion oder auf rasche Verstoffwechslung sollte der Serumspiegel bestimmt werden (therapeutisches Drug-Monitoring). Serumspiegelbestimmungen sind vor allem bei medizinischen Begleiterkrankungen, Polypharmazie und bei älteren Patienten sinnvoll. Sie werden jedoch wie oben erwähnt überschätzt. SSRI und andere moderne Antidepressiva werden nicht primär nach dem Blutspiegel dosiert, da es wenig Korrelation der Wirkung mit dem Serumspiegel gibt. Vielmehr können sogar zu hohe Dosierungen resultieren, wenn man sich blind am Serumspiegel orientiert. Bei Therapieresistenz kann eine Serumspiegelbestimmung sinnvoll sein.

Was tun, wenn man nicht weiterkommt?

Geduld

Wichtig ist die Erarbeitung eines Krankheitsmodells, das der Patient akzeptieren kann. Der Betreffende sollte wissen, dass eine Besserung oft nicht von heute auf morgen zu erreichen ist. Allerdings ist es sehr wahrscheinlich, dass der teilweise quälende Zustand des Patienten vorübergehend ist und in den allermeisten Fällen eine Besserung erreichen werden kann. Die Depression ist in der Regel eine »gutartige« Erkrankung.
Ein äußerst wichtiger therapeutischer Faktor ist die vertrauensvolle Beziehung zum Therapeuten. Der Patient bedarf der authentischen Ermutigung, ohne dass der Therapeut oder die Therapeutin auf eine pseudoprofessionelle, autoritäre oder zu vereinfachende, biologistische Rolle (Depression als »Defizit an Überträgerstoffen im Gehirn«) zurückfallen sollte. Alles dies stellt hohe Anforderungen an die Persönlichkeit der Behandelnden.
Auch verdient der Nachweis, dass Bewegung und körperliche Aktivierung bei vielen Menschen antidepressiv wirken, erwähnt zu werden. Die Förderung körperlicher Aktivität ist allerdings oft eine Herausforderung, da ja Probleme der Motivation und des sozialen Rückzugs vorliegen. Dennoch sollten Patientinnen und Patienten immer wieder dazu motiviert werden.

Hoffnung bewahren

Je länger die Therapie andauert und je länger die Besserung auf sich warten lässt, desto schwerer sind die Ansprüche von Therapeuten an sich selbst zu ertragen. Gefühle der Ablehnung gegenüber dem Patienten entwickeln sich fast unausweichlich. Die Therapeuten beginnen, sich von der Hoffnungslosigkeit des Patienten anstecken zu lassen. Der Patient in seiner ängstlich-depressiven Sensitivität spürt das fast unausweichlich, auch wenn die Behandelnden ihre negativen Gefühle noch kontrollieren können. Die Gefahr des endgültigen Scheiterns der Behandlung, schlimmstenfalls des Suizids, wird heraufbeschworen. Die Gefahr der Entwicklung aggressiver und zurückweisender Gefühle ist im Umgang mit schwer behandelbaren Depressiven immer gegeben.
Spüren Therapeutinnen und Therapeuten eine solche Entwicklung, sollten sie den Therapieprozess reflektieren und sich gegebenenfalls Hilfe holen.

Supervision

Damit die Behandelnden den Belastungen des Umgangs mit depressiven und suizidalen Patienten gewachsen bleiben, ist es wichtig, dass sie sich ihren Gefühlen stellen, dass sie ihnen Beachtung schenken und dass sie lernen, sie im Teamgespräch zu äußern. Sie müssen Gelegenheit erhalten, sich in Einzel- oder in Teamsupervision zu begeben, um ihre Reaktionen und Gefühle aufarbeiten zu können. Geschieht das nicht, besteht die Gefahr des Burn-outs mit der Entwicklung eines therapiefeindlichen Klimas.
Im Übrigen sei auf die Erfahrung verwiesen, dass nicht jeder therapeutische Mitarbeiter für die Behandlung von depressiv Kranken gleich gut geeignet ist – sei es aufgrund seiner jeweiligen Lebenssituation oder aufgrund seiner Persönlichkeit.

Behandlungsstrategien bei fehlender Response

Stehen quälende Unruhe und Agitiertheit im Vordergrund, so können – zeitlich begrenzt – Tranquilizer (etwa LORAZEPAM) als Ergänzungsmedikation sinnvoll sein.

Wechsel des Antidepressivums

Mittlerweile wurden viele Stufenmodelle für medikamentös therapieresistente Depressionen vorgestellt. Wichtiger als deren Wiederholung und rigide Anwendung im Rahmen eines Algorithmus sind einige Prinzipien, die dargestellt werden.
Häufig wird nach ausbleibender Besserung unter einem Antidepressivum auf ein anderes gewechselt. Ein Wechsel des Antidepressivums hat jedoch nur unter bestimmten Bedingungen Sinn. Die Häufigkeit der Anwendung dieser Strategie steht »im Gegensatz zu ihrer wissenschaftlichen Fundierung« (Bschor u.a. 2014). Mehr noch: Häufige Wechsel und die Aneinanderreihung von Antidepressiva können zur Therapieresistenz beitragen!
Der Wechsel eines trizyklischen Antidepressivums auf ein anderes klassisches Antidepressivum ist kaum zielführend. Es zeigt sich eher schwache Evidenz für eine Erhöhung der Erfolgsrate beim Wechsel eines SSRI auf ein anderes SSRI. Vermutlich handelt es sich um einen reinen Zeiteffekt, der auch beim ersten SSRI aufgetreten wäre. Etwas stärker ist die Evidenz bei einem Wechsel von einem SSRI auf VENLAFAXIN. Ein Wechsel von einem SSRI auf BUPROPION, DULOXETIN oder MIRTAZAPIN kann nicht als wissenschaftlich belegt gelten.

Augmentation

Eine Augmentation ist die Gabe eines zusätzlichen Medikaments bei laufender medikamentöser Behandlung. Insbesondere die Lithium-Augmentation hat sich als wirksam erwiesen und wird von einigen Autoren dem Wechsel des Antidepressivums bei unzureichendem Ansprechen vorgezogen (Bschor u.a. 2014). Hierzu wird LITHIUM eher rasch aufdosiert und unter regelmäßigen Lithium-Serumspiegelkontrollen ein üblicher therapeutischer Spiegel im Bereich von 0,6–0,9 mmol/l angestrebt. Nach zwei Wochen wird die Wirkung bewertet und im Falle des abermaligen Nichtansprechens die Lithiumbehandlung auch wieder beendet, sofern keine weitere Indikation für Lithium besteht. Für die Lithium-Augmentation spricht die Möglichkeit der Fortführung zur Rezidivprophylaxe, die Möglichkeit der Beibehaltung des gut vertragenen Antidepressivums und die antisuizidale Wirkung des Lithiums.
Auch eine Augmentation mit einem atypischen Antipsychotikum wurde untersucht und hat sich bei manchen Patienten bewährt. Sie kann aber aufgrund des Nebenwirkungsspektrums der hierfür zugelassenen Antipsychotika QUETIAPIN und OLANZAPIN nur bei sehr schwerer oder wahnhafter Depression empfohlen werden.

Hochdosistherapie

Die Hochdosisstrategie kann nur sehr bedingt und in Ausnahmefällen empfohlen werden. Bei SSRI erreicht eine Hochdosistherapie in den allerwenigsten Fällen etwas. So konnte beispielsweise gezeigt werden, dass bei einer Standarddosis des SSRI PAROXETIN von 20 mg/d etwa 80 Prozent der Serotonintransporter im ZNS blockiert waren und dass in der Hochdosis-Gruppe (durchschnittlich 47 mg/d) ebenfalls nur etwa 80 Prozent der Serotonintransporter durch PAROXETIN blockiert waren (zitiert nach BSCHOR u. a. 2014).

Lediglich für einzelne Trizyklika, für VENLAFAXIN und für TRANYCYCLOPROMIN kann in bestimmten Fällen eine hohe Dosierung wirksamer sein als eine niedrige. Voraussetzung für diese Strategie ist, dass der Patient das Antidepressivum gut verträgt und eine positive Einstellung zur Substanz hat.

Kombinationstherapie

Vor einer Kombination zweier Antidepressiva ist zu warnen. Lediglich für die Kombination eines SSRI, eines SSNRI oder eines Trizyklikums mit einem Antidepressivum, das den präsynaptischen Autorezeptor blockiert (MIANSERIN, MIRTAZAPIN oder TRAZODON), gibt es eine gewisse Evidenz. Am häufigsten wird ein SSRI und MIRTAZAPIN kombiniert. Dies kann manchmal zum Erfolg führen. Allerdings müssen hier das höhere Wechselwirkungsrisiko und die Frage der Unsicherheit des Absetzens im Verlauf berücksichtigt werden.

MAO-Hemmer

Früher wurde bei therapieresistenten Depressionen häufiger TRANYLCYPROMIN eingesetzt. Allerdings sind die Studien, die eine gute Wirkung dieser Strategie zeigen, recht veraltet. Irreversible MAO-Hemmer sind heute nicht mehr erste Wahl bei Therapieresistenz, da sie die Einhaltung einer tyraminarmen Diät erfordern, um den Patienten nicht dem Risiko einer Bluthochdruckkrise auszusetzen.

Infusionsbehandlung

Im stationären Bereich kann eine Infusionsbehandlung mit Antidepressiva in ausgewählten Fällen zur Wende führen. Hier kommt sicher neben der Medikamentenwirkung die Förderung der therapeutischen Regression durch tägliche mehrstündige Bettruhe zum Tragen. Es gibt allerdings Hinweise darauf, dass dieses aufwendigere Behandlungsverfahren der herkömmlichen Tablettenbehandlung nicht überlegen ist. Die Umgehung des Pfortader-Kreislaufs und damit der Leber führt zu einer anderen Form der Verstoffwechslung der Antidepressiva (First-Pass-Effect«), die ihrer Wirksamkeit oder der Geschwindigkeit des Wirkungseintritts nicht unbedingt förderlich sein muss. Nach dem derzeitigen Stand sollte der Infusionsbehandlung deshalb der Versuch einer konventionellen Tablettenbehandlung vorausgehen.

Schlafentzug

Bei phasisch verlaufenden depressiven Störungen kann ein therapeutischer Schlafentzug zu einer positiven Wende im Krankheitsverlauf führen. Vor allem Patienten mit einem ausgeprägten Morgentief und starken tageszeitlichen Schwankungen der Stimmung sprechen positiv auf einen Schlafentzug an. Ein selektiver Schlafentzug (in der zweiten Hälfte der Nacht) mit Verringerung des REM-Schlafs ist aufwendig durchzuführen, wohingegen der völlige Schlafentzug (eine ganze Nacht) auch ambulant erfolgen kann. Die Wirkung tritt oft rasch ein (mit Verbesserung von Stimmung, Antrieb und Denken), ist aber meist auch nur von kurzer Dauer. Der Schlafentzug wird daher in der Behandlung der Depression oft mit einer medikamentösen Behandlung kombiniert.

Psychotherapeutische Verfahren

Bei Therapieresistenz und chronischen Depressionen liegt eine Reihe von spezifischen psychotherapeutischen Verfahren vor, die sich allein oder in Kombination mit Antidepressiva in Studien als wirksam erwiesen haben. Hier sind insbesondere zu nennen die Kognitive Verhaltenstherapie, die Interpersonelle Psychotherapie und das spezifisch für chronische Depressionen entwickelte Cognitive Behavioral Analysis System of Psychotherapy (CBASP). Bei Verfügbarkeit gut ausgebildeter Therapeutinnen und Therapeuten können diese Therapieverfahren bei fehlender Wirkung von Antidepressiva allein oder (vor allem bei schweren oder chronifizierten Depressionen) in Kombination mit Medikamenten empfohlen werden.

Medikamentöse Behandlung bei bipolaren Erkrankungen

Einleitung

Bipolare affektive Störungen sind gekennzeichnet durch das Auftreten von manischen, hypomanischen und depressiven Krankheitsphasen, die in Zyklen eingeteilt werden. Ein Zyklus beginnt mit einer Krankheitsphase, endet erst mit dem Beginn der nächsten Krankheitsphase und schließt auch die gesunde Zeit zwischen den Krankheitsepisoden mit ein. Wir unterscheiden bei den bipolaren affektiven Störungen verschiedene Verlaufstypen. Die klinisch bedeutsamsten sind – in Anlehnung an die internationale Einteilung – die Bipolar-I-Störung, die Bipolar-II-Störung und der häufige Phasenwechsel (»Rapid Cycling«). Bei der Bipolar-I-Störung wechseln sich im Verlauf der Erkrankung überwiegend schwere depressive mit schweren manischen Phasen ab. Hingegen treten bei der Bipolar-II-Störung neben schweren depressiven nur hypomanische Phasen auf. Bei einem Rapid-Cycling-Verlauf treten viele Phasenwechsel auf.

Behandlungseinsicht

Ein Mensch in einer manischen Phase ist im Allgemeinen schwer zu behandeln. Anders als der ausschließlich Depressive möchte er nicht selten gar nicht von seinem abnormen Zustand – und leider allzu oft auch Gereiztheit – befreit werden. Seine Kooperation ist deswegen nur schwer zu erreichen. Bei der Medikamenteneinnahme ist damit zu rechnen, dass er unzuverlässig ist und sich – krankheitsbedingt – nicht an Absprachen hält.

Letzten Endes verlangt die Behandlung des manisch Kranken von uns etwas Ähnliches wie die Quadratur des Kreises. Wir sollen jemanden behandeln, der sich aufgrund seiner Störung (zu) wohlfühlt? Das Behandlungsergebnis soll eine Verschlechterung der guten Stimmung sein? Die unausbleibliche Konfrontation mit der gesunden Realität wird für den Kranken alles andere als angenehm sein. Zugleich müssen wir den Kranken, dem wir wegen seiner Symptome möglichst viel Spielraum einräumen sollten, wegen anderer Symptome in der Regel – zumindest in der Anfangsphase – auf der geschlossenen Station einengen.

Da die manische Phase in der Hälfte aller Fälle zwar nach drei Monaten abklingt, in etwa einem Viertel jedoch bis zu einem Jahr und länger dauert, können wir auch kaum abwarten, bis die Krankheitsphase abklingt. Neben dem milieu- und psychotherapeutischen Zugang ist in der Regel eine Medikamentenbehandlung unerlässlich. Die medikamentöse Behandlung des Manikers erfordert Geduld, denn Antriebssteigerung, Enthemmung und Gereiztheit sind hartnäckige Symptome.

Neben der medikamentösen Behandlung sind Reizabschirmung und die Einhaltung eines geregelten Tag-Nacht-Rhythmus mit ausreichendem Nachtschlaf sowie der Verzicht auf stimulierende Aktivitäten wichtige und hilfreiche Maßnahmen, um eine beginnende Manie oder eine hypomanische Episode zu behandeln. In einer voll ausgeprägten Manie läuft man mit diesen zarten Mitteln jedoch trotzdem oft der Symptomatik hoffnungslos hinterher.

Die Manie

Die Manie ist die einzige psychische Störung, die viele Kranke als (auch) angenehm erleben. Die oft gehobene, heitere Stimmung, die unermüdliche Betriebsamkeit, den Verlust von Hemmungen, die tausend großartigen Ideen und das ins Unermessliche bis zum Größenwahn anwachsende Selbstbewusstsein empfinden nicht wenige als positive Steigerung des Lebensgefühls, als willkommenen Ausbruch aus der Enge des gesunden Daseins.

Manche halten daran auch nach Abklingen der Phase fest. Andere haben große Schwierigkeiten, sich später mit ihrem Verhalten und ihren Gefühlen während der manischen Episode auseinanderzusetzen. Wieder andere berichten schon während der manischen Phase, dass sie sich in ihrer Getriebenheit und Gereiztheit selbst fremd vorkommen. Das gilt vor allem, wenn die Manie nicht Heiterkeit bewirkt, sondern Gereiztheit, wenn die Unfähigkeit, Abstand zu halten, zu unablässigen Zusammenstößen mit anderen Menschen der näheren und weiteren sozialen Umgebung führt, wenn die Ideenflucht sich zur Verworrenheit des Denkens steigert.

Die Heiterkeit der manisch Kranken wirkt oft ansteckend. Nicht wenige bringen es fertig, ein großes Publikum zu amüsieren. Dann fällt es schwer, die Behandlungsbedürftigkeit zu begründen. Aber die Manie hat auch andere Seiten: gereizte Aggressivität, die Unfähigkeit,

Abstand zu anderen Menschen zu halten in Verbindung mit einem unbezwingbaren Rededrang, machen den Kranken für die Umgebung schwer erträglich. Verbale Auseinandersetzungen sind häufig, tätliche nicht selten.

Schon mancher Maniker, der es witzig fand, in der Kneipe einem Fremden das Bier auszutrinken oder sich in einen Disput auf der Straße einzuschalten, hat böse Überraschungen erlebt.

Noch schwerwiegender in den Folgen sind unübersichtliche finanzielle Unternehmungen, die aus manisch bedingten Größenideen begonnen werden: Auto- und Hauskäufe oder -verkäufe oder zweifelhafte Geschäftsgründungen führen immer wieder zum finanziellen Ruin der gesamten Familie. Nur auf den Außenstehenden mag es erheiternd wirken, wenn beispielsweise ein 29-jähriger Mann ohne eigenes Geld während der Phase ein Haus und einen Rolls-Royce kauft (und auch anstandslos bekommt!), ein Ballett und ein Orchester verpflichtet und eine Veranstaltungshalle in einer Großstadt anmietet.

Die Diagnose einer Manie ist nur dann leicht zu stellen, wenn die Symptomatik ausgeprägt und wenn der Kranke sich in den Augen der näheren Umgebung deutlich anders verhält als in gesunden Zeiten. Schwieriger ist es, wenn eine hyperthyme Grundpersönlichkeit vorliegt oder wenn die Symptome nur leicht ausgeprägt sind (hypomanisch). Die sorgfältige Erhebung der Vorgeschichte hilft bei der Diagnosestellung. Frühere manische oder depressive Phasen sind auch dann von differenzialdiagnostischem Wert, wenn sie nicht tief oder nicht andauernd gewesen sind.

Die Differenzialdiagnose der manischen Episode erfordert eine Abgrenzung gegenüber organisch bedingten affektiven Syndromen, schizoaffektiven Störungen und paranoiden schizophrenen Psychosen. Die diagnostischen Kriterien einer manischen Episode sind nach DSM-5 bei Berücksichtigung der angeführten diffenzialdiagnostischen Überlegungen folgende:

»**A.** Eine abgegrenzte Periode von abnorm und anhaltend gehobener, expansiver oder reizbarer Stimmung und abnorm und anhaltend gesteigerter zielgerichteter Aktivität oder Energie von mindestens 1 Woche Dauer (bei Hospitalisierung auch kürzer), welche die meiste Zeit des Tages an fast allen Tagen vorhanden ist.

B. Während der Periode der Stimmungsveränderung und gesteigerten Energie oder Aktivität bestehen mindestens drei (bei nur reizbarer Stimmung mindestens vier) der folgenden Symptome in einem deutlichen Ausmaß und stellen eine deutliche Veränderung des üblichen Verhaltens dar:

- Übersteigertes Selbstwertgefühl oder Größenideen.
- Vermindertes Schlafbedürfnis (z. B. fühlt sich nach nur drei Stunden Schlaf ausgeruht).
- Vermehrte Gesprächigkeit oder Rededrang.
- Ideenflucht oder subjektives Gefühl des Gedankenrasens.
- Erhöhte Ablenkbarkeit (z. B. Aufmerksamkeit wird zu leicht auf unwichtige oder irrelevante äußere Reize gelenkt) wird berichtet oder beobachtet.
- Zunahme zielgerichteter Aktivität (im sozialen, beruflichen/schulischen oder sexuellen Bereich) oder psychomotorische Unruhe (z. B. planlose, nicht zielgerichtete Aktivität).
- Übermäßige Beschäftigung mit Aktivitäten, die mit hoher Wahrscheinlichkeit unangenehme Konsequenzen nach sich ziehen (z. B. ungezügeltes Einkaufen, sexuelle Abenteuer oder törichte geschäftliche Investitionen).

C. Die affektive Störung ist schwer genug, um deutliche soziale oder berufliche Funktionsbeeinträchtigungen zu verursachen oder eine Hospitalisierung zur Abwendung einer Selbst- oder Fremdgefährdung erforderlich zu machen, oder es sind psychotische Symptome vorhanden.

D. Die Episode ist nicht Folge der physiologischen Wirkung einer Substanz (z. B. Substanz mit Missbrauchspotenzial, Medikament, andere Behandlung) oder eines medizinischen Krankheitsfaktors.«

Akutbehandlung bei einer Manie

Leitlinie

Zur Behandlung einer akuten manischen Phase eignen sich einerseits Antipsychotika, insbesondere der neueren Generation, und Stimmungsstabilisierer. Die 2012 (DGBS & DGPPN 2012) veröffentlichte Leitlinie zur Therapie bipolarer Störungen empfiehlt hierzu:
Die medikamentöse Behandlung einer manischen Episode sollte entweder mit den Antipsychotika ARIPIPRAZOL, HALOPERIDOL, OLANZAPIN, QUETIAPIN, RISPERIDON bzw. ZIPRASIDON oder mit den Stimmungsstabilisierern CARBAMAZEPIN, LITHIUM bzw. VALPROAT erfolgen. Sie kann alternativ mit den Antipsychotika ASENAPIN oder PALIPERIDON erfolgen, jedoch ist bei den letztgenannten der Wirksamkeitsnachweis geringer (DGBS & DGPPN 2012, S. 88–132).
Mit den genannten Antipsychotika lässt sich in der Regel zügig eine ausreichend hohe antimanische Dosierung und entsprechend eine

möglichst rasche Reduktion der manischen Symptomatik erreichen. Von den Stimmungsstabilisierern lässt sich nur VALPROAT ebenso rasch eindosieren.

Wenn mit den oben genannten Wirkstoffen durch eine Monotherapie keine ausreichende Wirkung erzielt werden kann, sollte eine Kombinationsbehandlung aus einem Stimmungsstabilisierer und einem Antipsychotikum gewählt werden. Hierfür sind die folgenden Wirkstoffpaare geeignet: LITHIUM oder VALPROAT plus OLANZAPIN oder RISPERIDON. Mit geringerem Wirksamkeitsnachweis kann auch eine Kombination mit den Wirkstoffpaaren LITHIUM oder VALPROAT plus ARIPIPRAZOL oder QUETIAPIN eingesetzt werden (DGBS & DGPPN 2012, S. 132–145).

Mit der gleichen (geringen) Wirksamkeit konnte in asiatischen Untersuchungen gezeigt werden, dass eine Kombination aus LITHIUM oder HALOPERIDOL plus ALLOPURINOL antimanisch wirkt (DGBS & DGPPN 2012, S. 145). Dieser Weg ist trotz der durchgeführten Studien zur Wirksamkeit sicherlich ungewöhnlich. In Europa liegt mit diesem Wirkansatz noch nicht ausreichend Erfahrung vor. Die Studien hierzu wurden alle in China durchgeführt. Ob bei europäischen Patienten die gleiche Wirksamkeit erzielt werden kann, bleibt abzuwarten. Bis dahin wird dieser Ansatz von uns eher als Mittel der letzten Wahl angesehen.

Falls eine der genannten Kombinationsbehandlungen nicht ausreichend antimanisch wirkt, sollte eine Elektrokrampftherapie (EKT) in Erwägung gezogen werden (DGBS & DGPPN 2012, S. 156–158). Ebenso wie eine EKT als bewährte Methode bei der Behandlung einer therapieresistenten (!) Depression selbstverständlich eingesetzt wird, ist ein solcher Einsatz bei einer therapieresistenten Manie genauso unvoreingenommen wünschenswert. Die Schwierigkeit in der Anwendung wird jedoch sein, den weiterhin manischen Patienten – nach ausführlicher Aufklärung – von dem Nutzen der Methode zu überzeugen. Der Erfolg dieses Vorschlags hängt sicherlich von der Behandlungseinsicht und dem Leidensdruck des Betroffenen ab.

Alle vorgeschlagenen Behandlungsmöglichkeiten haben eine in der Regel gute antimanische Wirkung. Wegen unterschiedlicher Einschränkungen hat jedoch kein Wirkstoff eine starke Empfehlung (»soll«) erhalten. Diese Einschränkungen werden im Folgenden erläutert.

Trotz der oben beschriebenen wirksamen Standardtherapien sprechen nicht alle Patientinnen und Patienten auf die genannten

Therapeutika an. Dies gilt insbesondere bei bestimmten Verlaufsformen wie gemischten affektiven Episoden oder einem Rapid-Cycling-Verlauf. Hierzu liegen eigene Empfehlungen vor, die weiter unten beschrieben werden.

Antipsychotika

Alle oben genannten Antipsychotika wirken antimanisch, unabhängig von der jeweiligen zusätzlichen sedierenden Eigenschaft. Die Besonderheiten der einzelnen Wirkstoffe werden bei der Behandlung der schizophrenen Psychosen erläutert. Die Behandlung mit HALOPERIDOL sollte nur im Rahmen einer Notfallsituation oder zur Kurzzeittherapie erfolgen, da die unerwünschten Wirkungen einer längeren Behandlung damit im Wege stehen. Diese Einschränkung trifft vor allem für Patienten mit einer bipolaren affektiven Störung zu, da diese empfindlicher auf Antipsychotika reagieren und häufiger extrapyramidalmotorische Nebenwirkungen entwickeln als Patienten mit einer Psychose.

Lithium

Die Anwendung von LITHIUM ist – insbesondere in der Erstanwendung – durch die zuvor erforderlichen medizinischen Abklärungsuntersuchungen, die Spiegelbestimmungen und den Zeitbedarf der Aufdosierung eingeschränkt. Gleichwohl zeigt LITHIUM sowohl eine gute antimanische Wirkung als auch eine gute Langzeitwirkung in der Phasenprophylaxe. Daher sollte es auch in der Akutphase berücksichtigt werden. Zudem erleben viele Patienten die Lithiumtherapie als *weniger* unangenehm. Sie fühlen sich nicht so »eingemauert« wie bei der Behandlung mit Antipsychotika.

Tranquilizer

Eine Alleinmedikation mit Tranquilizern ist bei der Manie aussichtslos. Als Ergänzungsmedikation bringen sie häufig eine überraschende Wende, die oft in Anbetracht verhältnismäßig geringer Dosen nicht allein durch die sedierende Wirkung zu erklären ist. Viele Patienten erleben sie als weniger unangenehm als die Ergänzungsbehandlung mit niederpotenten Antipsychotika. Während der gesamten Behandlungszeit können Benzodiazepine – zeitlich eng begrenzt – zusätzlich gegeben werden.

Antikonvulsiva

CARBAMAZEPIN hat zwar eine gute Wirkung, weist jedoch gleichzeitig ein hohes Interaktionsrisiko mit anderen Substanzen auf. Daher ist die Anwendung sehr sorgfältig zu prüfen. Wegen dieser Einschränkung ist es nicht das Mittel der ersten Wahl.

VALPROAT hat eine gute antimanische Wirkung und ist in der Regel gut verträglich. Es eignet sich auch für eine schnelle intravenöse Aufdosierung. Jedoch ist es nicht für Frauen im gebärfähigen Alter geeignet, da es das Risiko für polyzystische Ovarien erhöht und ein teratogenes Risiko aufweist.

Die Behandlung bei einer bipolaren Depression

Bei der medikamentösen Behandlung von Depressionen im Rahmen einer bipolaren affektiven Störung – auch »bipolare Depression« genannt – müssen unbedingt die folgenden Besonderheiten berücksichtigt werden: Während der Behandlung besteht die Gefahr eines Umschlags in eine Manie (»Switch«). Ein solcher Switch kann entweder spontan geschehen oder durch eine Therapie mit einem Antidepressivum getriggert werden. Neben einem Switch kann es auch passieren, dass eine sogenannte gemischte Episode ausgelöst wird (siehe unten). Darüber hinaus besteht das Risiko einer Zunahme der Krankheitsphasen in Verbindung mit einer Verkürzung der einzelnen Episodendauer. Dies kann in einen Rapid-Cycling-Verlauf münden. Diese Risiken scheinen jedoch nicht für alle Antidepressiva gleichermaßen zu gelten, so spricht die verfügbare Datenlage dafür, dass die Behandlung einer bipolaren Depression mit FLUOXETIN, PAROXETIN oder BUPROPION nicht mit einem erhöhten Risiko für ein Umschlagen der Symptomatik in eine Manie oder gemischte Episode einhergeht (DGBS & DGPPN 2012, S. 179).

Während sich unipolare Depressionen in der Regel gut medikamentös behandeln lassen – insbesondere mittelschwere und schwere Episoden –, sind die vorhandenen therapeutischen Strategien bei bipolaren Depressionen häufig leider weniger erfolgreich. Antidepressiva führen oft nur zu einer unzureichenden Besserung, gleichzeitig weisen sie die oben genannten Risiken auf (Umschlagen in eine Manie oder eine gemischte Episode sowie Entwicklung eines Rapid-Cycling-Verlaufs). Diese erhöhten Risiken betreffen vor allem trizyklische Antidepressiva, auf die deshalb in der Regel verzichtet werden sollte. Unbedingte Voraussetzung für eine Medikation mit einem Antidepressivum ist eine bestehende Phasenprophylaxe.

Insgesamt liegen nur wenige Studien zur Wirksamkeit verschiedener Substanzen zur Behandlung einer bipolaren Depression vor.

In der *Leitlinie Bipolare Störungen* wurden die vorhandenen wissenschaftlichen Erfahrungen zu den folgenden Empfehlungen zusammengefasst: Zu Beginn der antidepressiven Behandlung sollte ein Wirkstoff zur Phasenprophylaxe eindosiert bzw. eine vorhandene optimiert werden (DGBS & DGPPN 2012, S. 167). Erst danach sollte eine antidepressive Behandlung mit dem Antipsychotikum QUETIAPIN begonnen werden (DGBS & DGPPN 2012, S. 196).

Es mag auf den ersten Blick erstaunen, dass ausgerechnet ein Antipsychotikum den höchsten Empfehlungsgrad in dieser Indikation bekommen hat. Manche routinierten Anwender verspüren sogar einen inneren Widerstand bei der Verabreichung eines Antipsychotikums zur Behandlung einer Depression. Gleichwohl sprechen sowohl die gute klinische Erfahrung als auch die wissenschaftliche Evidenz für den Einsatz dieser Substanz.
Hierzu muss man wissen, dass ein Abbauprodukt des Wirkstoffs selbst wie ein Antidepressivum wirkt. So weist dieses Medikament sowohl eine antimanische als auch eine antidepressive Wirkung auf. Dies mag mit zu der klinisch nachgewiesenen guten Wirksamkeit bei der bipolaren Depression führen. Für die antidepressive Wirkung ist eine Dosis von bis zu 150 mg täglich ausreichend. QUETIAPIN ist die einzige Substanz, die für die Behandlung einer bipolaren Depression zugelassen ist.
Alternativ kann eine Behandlung (in alphabetischer Reihenfolge) mit den Substanzen CARBAMAZEPIN, LAMOTRIGIN, OLANZAPIN, FLUOXETIN, PAROXETIN, SERTRALIN oder BUPROPION erfolgen. Bezüglich der Antidepressiva kann derzeit kein Vorzug für eine der genannten Substanzen ausgesprochen werden (DGBS & DGPPN 2012, S. 179).
Im Rahmen einer Gesamtbehandlungsstrategie sollte eine Psychotherapie angeboten werden. Als anderes Therapieverfahren kann zusätzlich – insbesondere für eine rasche Wirkung – auch eine Wachtherapie (früher »Schlafentzugstherapie« genannt) durchgeführt werden, jedoch ist nicht mit einer anhaltenden Wirkung zu rechnen. Ebenso kann zusätzlich eine Lichttherapie erfolgen (DGBS & DGPPN 2012, S. 206–212).

Die Behandlung besonderer Verläufe

Gemischte Episode

Bei gemischten affektiven Episoden treten manische oder hypomanische und depressive Beschwerden gleichzeitig oder im schnellen Wechsel im Laufe eines Tages auf. Nun kann natürlich niemand gleichzeitig eine depressive *und* euphorische Stimmung oder einen verminderten *und* gesteigerten Antrieb haben. Aber es kann eine gereizte Stimmung mit einer Antriebssteigerung und Ideenflüchtigkeit auftreten oder ein euphorischer Patient zeigt gleichzeitig eine Antriebslosigkeit und einen verlangsamten Gedankengang. Ebenso kann eine depressive Stimmung gepaart sein mit einer Antriebssteigerung und Gedankenjagen.

Diagnostisch stellen gemischte Episoden auch erfahrene Kliniker vor große Herausforderungen. Die Gleichzeitigkeit der verschiedenen Symptome in Verbindung mit einem schnellen Wechsel der Polarität lassen häufig zunächst an andere Differenzialdiagnosen wie Persönlichkeitsstörungen, ADHS oder Substanzmissbrauch denken. Zur Therapie liegen leider keine ausreichenden Ergebnisse aus kontrollierten Studien vor. Nach klinischer Erfahrung orientiert man sich an den (schwachen) Empfehlungen zur Behandlung eines Rapid-Cycling-Verlaufs. Wie bei diesem ist eine Medikation mit Antidepressiva unbedingt zu vermeiden.

Rapid Cycling

Eine besondere Komplikation im Verlauf bipolarer affektiver Störungen ist der hochfrequente Phasenwechsel (»Rapid Cycling«). Davon spricht man, wenn Patienten mindestens vier Krankheitsphasen innerhalb eines Jahres zeigen. Diese Grenze ist von DUNNER und Kollegen (1974) willkürlich gewählt worden. Unabhängig von der Gültigkeit dieser starren Grenze besteht in der Langzeitbehandlung die Schwierigkeit, dass das Behandlungsziel einer ausgeglichenen Stimmungslage mit dem Anstieg der Krankheitsphasen pro Zeitraum immer schwieriger zu erreichen ist. Ein Rapid-Cycling-Verlauf ist somit eine besondere Form der Therapieresistenz und tritt bei 15–20 Prozent der Patientinnen und Patienten auf.

Diese besondere Verlaufsform scheint mit längerer Krankheitsdauer zuzunehmen und überproportional Frauen zu betreffen. Zum jetzigen Zeitpunkt ist unklar, ob ein Rapid Cycling krankheitsimmanent bei einem Teil der Betroffenen auftaucht oder ob dies die Folge verschiedener medikamentöser Behandlungen sein könnte. Zumindest gibt es Hinweise darauf, dass manche Antidepressiva das Risiko für das Auftreten erhöhen. Gleichwohl ist das Phänomen auch schon bei Krankheitsverläufen in der Vormedikamentenära beschrieben worden.

Zur medikamentösen Behandlung eines Rapid-Cycling-Verlaufs können wegen der einerseits sehr kleinen und andererseits eher widersprüchlichen Studienlage nur allgemeine Hinweise gegeben werden. Schon seit Langem ist bekannt, dass Lithium bei dieser Verlaufsform eine schlechte Wirkung hat, die Wirksamkeit von VALPROAT ist bestenfalls widersprüchlich. Moderne Antipsychotika (OLANZAPIN und QUETIAPIN) konnten eine bessere Wirkung zeigen als Stimmungsstabilisierer, dennoch ist die Wirksamkeit nicht gerade berauschend. Das nur zur Prävention bipolarer depressiver Episoden

zugelassen Antikonvulsivum LAMOTRIGIN kann – insbesondere bei einem Bipolar-II-Verlauf – ausprobiert werden.
Bei der erfolgreichen Behandlung eines Rapid-Cycling-Verlaufs ist noch mehr Geduld als sonst gefordert. Durch schnelle Änderungen der Medikation wird meistens eine Verschlechterung erreicht. Daher ist es wichtig, ein Ziel langsam und sicher in kleinen Schritten zu erreichen. In der Regel bedeutet dies, dass Antidepressiva – trotz guter Wirkung in der depressiven Phase – abgesetzt werden sollten. Alternativ können LAMOTRIGIN oder QUETIAPIN gewählt werden. Auch andere Kombinationen aus einem Stimmungsstabilisierer und einem Antipsychotikum können ausprobiert werden. Leider handelt es sich in vielen Fällen wirklich um ein Ausprobieren.
Neben der Optimierung der medikamentösen Strategie ist es genauso wichtig, die Lebensumstände in die Therapie mit einzubeziehen. Ein geregelter Tagesablauf mit klarer Struktur sowohl in der depressiven als auch in der manischen Phase ist für den langfristigen Therapieerfolg sehr bedeutend.

Rückfallprophylaxe bei bipolaren Erkrankungen

Die Rückfallrate bipolarer affektiver Störungen ist hoch. Daher ist neben der Behandlung der einzelnen Krankheitsphasen auch eine medikamentöse Rückfallprophylaxe sinnvoll. In den letzten Jahren konnten die therapeutischen Möglichkeiten hierzu ständig erweitert werden. Während sich vor fünfzig Jahren Forschung und Praxis ausschließlich auf Lithiumsalze konzentrierten, kamen alsbald auch Antikonvulsiva und in jüngster Zeit auch Antipsychotika hinzu.
Es gelingt nur in den seltensten Fällen, mit einer Rückfallprophylaxe ein dauerhaftes Wiederauftreten weiterer Krankheitsphasen zu verhindern. Dennoch kann für die meisten betroffenen Patienten die Zahl der erneuten Episoden erheblich gesenkt und die Dauer der gesunden Zeit erhöht werden. So ist für viele Kranke ein vergleichsweise normales Leben möglich.
LITHIUM soll zur Phasenprophylaxe bei bipolaren Störungen eingesetzt werden (DGBS & DGPPN 2012, S.231). Trotz der weiter unten genannten Einschränkungen und nötigen Vorkehrungen bei der Anwendung ist es der Wirkstoff mit der am besten belegten Wirkung bei dieser Erkrankung. LAMOTRIGIN sollte in der Langzeitbehandlung

zur Prophylaxe depressiver Episoden bei Patienten mit einer bipolaren Störung eigesetzt werden, die das Präparat in der Akutphase der Erkrankung erhalten und ausreichend gut vertragen haben (DGBS & DGPPN 2012, s. 223f). Klinisch hat sich gezeigt, dass der Wirkstoff vor allem bei Bipolar-II-Störungen mit überwiegenden depressiven Episoden vorteilhaft ist.

ARIPIPRAZOL, CARBAMAZEPIN, VALPROAT, OLANZAPIN und RISPERIDON können in der Phasenprophylaxe bipolarer Störungen eingesetzt werden. Bei der Langzeitanwendung der Antipsychotika sind stetig die Vor- und Nachteile der Behandlung abzuwägen. Bei guter Verträglichkeit ist auch der Langzeiteinsatz zu empfehlen. Treten jedoch unerwünschte Wirkungen auf, müssen diese zusammen mit dem Betroffenen gegen die Vorteile der Behandlung abgewogen werden. Gegebenenfalls sollte durch eine gemeinsame Entscheidung einer anderen Substanz – etwa einem Stimmungsstabilisierer – der Vorzug gegeben werden.

Bei nicht ausreichendem Ansprechen auf eine der oben genannten Monotherapien kann auf eine andere Monotherapie oder eine Kombinationstherapie mit den folgenden Wirkstoffpaaren umgestellt werden: VALPROAT plus QUETIAPIN, ZIPRASIDON oder LITHIUM; LITHIUM plus QUETIAPIN oder ZIPRASIDON; RISPERIDON in jeglicher Kombination plus einem Antidepressivum oder einem Stimmungsstabilisierer (DGBS & DGPPN 2012, S. 247f).

Ein Teil der Erkrankten spricht regelhaft nicht auf eine Behandlung mit einem Einzelwirkstoff an und benötigt eine Kombination verschiedener Wirkstoffe. Die langfristige Fortführung einer Kombinationsbehandlung erfordert jedoch eine noch größere Sorgfalt bei der Anwendung und Kontrolle unerwünschter Wirkungen. Nicht selten fühlen sich Behandler genötigt, eine Kombination aus drei, vier oder gar fünf Wirkstoffen zu versuchen – insbesondere bei Rapid-Cycling-Verläufen entsteht rasch eine solche Situation. Hier sind die betroffenen Patienten und Therapeuten gefordert, jede Einzelsubstanz auf einen möglichen Nutzen zu überprüfen und auch wieder abzusetzen, selbst wenn sich das Krankheitsbild noch nicht gebessert haben sollte. Auch bei nur schwer in den Griff zu bekommenden Syndromen hilft eine Fortsetzung der unzureichend wirkenden Substanzen nicht. Daher ist es umso wichtiger, sich in einem solchen Fall in Ruhe – trotz dramatischer klinischer Beschwerden – ein therapeutisches Ziel zu setzen und dieses dann konsequent zu verfolgen. Im Zweifelsfall sollte ein Spezialist für bipolare Störungen hinzugezogen werden.

Grundsätzlich sollte zur Prophylaxe neben einer Pharmakotherapie eine ausführliche und interaktive Gruppenpsychoedukation durchgeführt werden (DGBS & DGPPN 2012, S. 250).

Rückfallprophylaxe mit Lithium

Anfang der Sechzigerjahre wurde von dänischen Forschern entdeckt, dass Lithiumsalze bei den bipolar affektiven Störungen prophylaktische Wirkungen haben. Insbesondere der Däne Mogens Schou hat sich um die Durchsetzung der Lithiumprophylaxe verdient gemacht (Schou u.a. 1954). Durch die regelmäßige Lithiumgabe lassen sich bei drei Viertel der Kranken weitere depressive und manische Phasen verhindern. Bleibt diese Wirkung aus, so sind immerhin noch eine deutliche Verkürzung, ein geringerer Schweregrad und ein selteneres Auftreten zu beobachten. Diese prophylaktische Wirkung setzt allerdings häufig erst nach drei bis sechs Monaten ein. Deshalb soll die Lithiumgabe während der Krankheitsphase nicht unterbrochen werden. Heutzutage ist LITHIUM der Goldstandard in der Rückfallprophylaxe und das einzige Medikament mit dem höchsten Empfehlungsgrad.

Die Indikation für den Einsatz von LITHIUM zur Rückfallprophylaxe ist streng zu stellen, denn die Behandlung stellt für den Patienten eine Belastung dar. Sie muss von Beginn an über Jahre geplant werden, geht mit Nebenwirkungen einher und ist nicht ohne Risiken.

Laboruntersuchungen

Die Lithiumprophylaxe kann während der Phase oder im Intervall begonnen werden. Da es sich um eine langzeitige und eingreifende Behandlung mit nicht zu vernachlässigenden Risiken handelt, sind regelmäßige Untersuchungen notwendig. Dazu gehören eine Erhebung der körperlichen Krankheitsvorgeschichte, eine neurologische sowie eine internistische Untersuchung. Außerdem sind regelmäßige Laboruntersuchungen notwendig:

- Vor Behandlungsbeginn: Kontrolle des Körpergewichts, Messung des Halsumfangs, Urinuntersuchung, Blutbild, Hämoglobin, Nüchternblutzucker, Kreatinin und Harnstoff, Elektrolyte, Schilddrüsenfunktionstest (T3, T4, TSH), EKG, Blutdruck und Puls, EEG; Schwangerschaftstest.
- Am sechsten Behandlungstag: Nüchternblutzucker, Leukozyten, Serum-Elektrolyte und Lithiumspiegel.

- Am zehnten Tag: Leukozyten, Nüchternblutzucker, Serum-Elektrolyte, Serum-Lithium, EKG und EEG.
- Danach bis zur endgültigen Einstellung des Lithiumspiegels wöchentliche Elektrolyte- und Lithium-Kontrollen, anschließend im Abstand von vier Wochen.
- Bei Auftreten von Intoxikationserscheinungen: Serum-Lithium, Serum-Elektrolyte, Kreatinin und Harnstoff sowie EKG und EEG.
- Regelmäßige Kontrolle des Körpergewichts und des Halsumfangs.

Die Blutentnahme zur Bestimmung des Lithiumspiegels soll morgens vor Einnahme der ersten Tagesdosis, spätestens aber zwölf Stunden nach Einnahme der letzten Dosis Lithium geschehen.

Unerwünschte Wirkungen

Als harmlose Nebenwirkung von LITHIUM ist häufig ein feinschlägiger Tremor zu beobachten. Falls erforderlich, kann dieser mit Betarezeptorenblockern behandelt werden. Bei Überdosierung treten stärkerer Tremor, Übelkeit, Durchfälle, Erbrechen, Müdigkeit, Schläfrigkeit, Muskelschwäche, Schwindel und ataktische Erscheinungen auf. Bei akuter Intoxikation treten außerdem Somnolenz, Sopor, schlimmstenfalls Koma auf.

Schwere Vergiftungen werden wie Schlafmittelintoxikationen behandelt. Die Zufuhr von Kochsalz hat keinen wesentlichen zusätzlichen therapeutischen Effekt. Eine häufige Nebenwirkung, die von den Patienten als unangenehm erlebt wird, sind vermehrter Durst und vermehrtes Wasserlassen sowie diffuse Magen-Darm-Beschwerden, die meist vorübergehender Natur sind. Ebenfalls tritt manchmal eine erhebliche Gewichtszunahme auf, die nicht nur Folge einer zu hohen Kalorienmenge ist, sondern auch durch eine erhöhte Wassereinlagerung im Gewebe bedingt wird. Beim ersten Grund hilft gelegentlich der Rat, gegen den Durst nur Mineralwasser oder Tee zu trinken und keine kalorienreichen Getränke. LITHIUM kann zudem Libido und Potenz beeinträchtigen.

Bei längerer Verabreichung von LITHIUM wird bei etwa 10 Prozent der Patientinnen und Patienten die Ausbildung einer euthyreoten Struma beobachtet (regelmäßig Halsumfang messen!). Diese muss internistisch abgeklärt und gegebenenfalls behandelt werden.

In den letzten Jahren sind nach länger dauernder Lithiumbehandlung Veränderungen am Nierengewebe festgestellt worden, ohne dass diese mit einer Funktionsstörung verbunden wären. Außerdem greift LITHIUM offensichtlich durch Polyurie und Polydipsie in den Wasserhaushalt des Körpers ein, bei vorhandenen Nierenfunktionsstörungen kann es deshalb entsprechend rasch zu Veränderungen des Lithiumspiegels und auch zu Intoxikationen kommen. Besonders gefährdet sind ältere Personen. Eine Lithiumbehandlung erfordert unter solchen Voraussetzungen eine besonders sorgfältige Risiko-Nutzen-Abwägung.

Kontraindikationen

Kontraindiziert ist die Lithiumprophylaxe bei schweren Herz- und Nierenerkrankungen, Hyperthyreose, Morbus Addison sowie allen Erkrankungen, die über längere Zeit die Anwendung von Diuretika oder einer kochsalzarmen Diät erforderlich machen. LITHIUM darf nie zusammen mit Diuretika verabreicht werden. Bei Kombinationen mit anderen Medikamenten ist auf Wechselwirkungen zu achten.

Schwangerschaft stellt eine relative Kontraindikation dar; sie sollte in jedem Fall zu einer strengen Überprüfung des Behandlungsplans führen. Bei jeder Schwangerschaft, die während einer laufenden Therapie mit LITHIUM auftritt oder geplant wird, ist eine individuelle Beratung Pflicht. Vor- und Nachteile müssen zusammen mit den Patientinnen und ihren Partnern abgewogen werden. LITHIUM hat eine bekannte teratogene Wirkung. Jedoch sind die möglichen Schäden in der Regel gut behandelbar (betrifft vor allem Fehlbildungen im Herz- und Gefäßsystem) und günstiger als bei den alternativen Behandlungen. Die Gefahr, durch das Absetzen von LITHIUM schwere depressive oder manische Phasen auszulösen, ist groß. Eine Depression oder Manie während der Schwangerschaft ist allerdings ebenfalls mit erheblichen Risiken für Mutter und Kind verbunden.

Die Erfahrungen in jüngerer Zeit mit Patientinnen, die unter einer Lithiumbehandlung ungewollt schwanger wurden, zeigen, dass die Häufigkeit von Fehlbildungen in der Vergangenheit deutlich überschätzt wurde. In der Schwangerschaft sollten Spiegelbestimmungen deutlich häufiger erfolgen und die Tagesdosis sollte auf 3 – 5 Gaben verteilt werden, um Spiegelspitzen zu vermeiden. Wenn kein Kinderwunsch besteht, sollten Frauen während der Lithiumbehandlung kontrazeptive Mittel benutzen. Lithiumbehandelte Frauen dürfen nicht stillen (siehe das Kapitel zu Medikamenten in der Schwangerschaft und Stillzeit im Grundlagenteil).

Intoxikationen

Lithiumsalze haben eine geringe therapeutische Breite. Schon die versehentliche Einnahme der dreifachen Tagesdosis kann zu schweren Lithiumvergiftungen führen. Suizidversuche mit LITHIUM sind gefährlich. In der Praxis kommen Sie jedoch selten vor. LITHIUM wird zusätzlich eine antisuizidale Wirkung zugeschrieben, die möglicherweise häufigere Suizidversuche hiermit verhindert. Meist tritt eine Lithiumintoxikation jedoch allmählich ein. Ursachen sind eine länger dauernde Überdosierung oder eine verminderte

Ausscheidungsrate. Unentdeckte Nierenleiden können ebenso zur Intoxikation führen wie eine Störung der Salz- und Wasserbilanz im Körper. Ein Vergiftungsrisiko während der Lithiumbehandlung ist deshalb bei körperlichen Erkrankungen mit starkem Schwitzen, Temperaturerhöhung, Erbrechen, Durchfällen, salzarmer Diät, drastischer Abmagerung und Diuretikabehandlung in Betracht zu ziehen. Auch durch Wechselwirkungen mit anderen Arzneimitteln kann es zu Intoxikationen kommen.

Warnsignale der beginnenden Lithiumintoxikation sind Benommenheit, Schläfrigkeit, Konzentrationsstörungen, Muskelschwäche oder Muskelzuckungen, Gangstörungen, grobschlägiger Händetremor, verwaschene Sprache, Schwindel und Durchfälle. Die Lithiumintoxikation kann zum Tode oder zu dauernden Kleinhirnschäden führen. Das Vollbild einer Vergiftung kann dem einer Hirnblutung ähneln. Es kommt zu Krampfanfällen, Schockzuständen, Bewusstlosigkeit und Herzstillstand. Vergiftungen mit einer Spiegelerhöhung über mehr als 1,8 mmol/l sind auch bei sonst gesunden Erwachsenen lebensgefährlich.

Die Lithiumintoxikation wird behandelt wie eine narkotische Vergiftung (Intensivstation): Ausgleich des Wasser- und Elektrolythaushalts, forcierte Diurese. Bei schweren Vergiftungen ist eine Hämodialyse angezeigt.

Die Lithiumprophylaxe ist als einer der größten Erfolge der Pharmakopsychiatrie zu betrachten, da die affektiven Psychosen Krankheiten sind, die schweres Leiden und schwerwiegende soziale Konsequenzen verursachen und mit einem hohen Suizidrisiko einhergehen. Die Verhinderung von Rückfällen ist deshalb für den Betroffenen und seine Angehörigen eine segensreiche Hilfe.

Die Lithiumbehandlung darf nicht »einfach nur so« begonnen werden. Patient und Arzt müssen sich darüber klar sein, dass sie nur Sinn hat, wenn sie über Jahre durchgehalten wird. Eine erfolgreiche Lithiumprophylaxe verlangt vom Patienten ein hohes Maß an Kooperationsbereitschaft. Am besten sind die Erfolge, wenn er – außerhalb der manischen Phase – bis zur Zwanghaftigkeit ordentlich und zuverlässig ist. Der Schutz vor dem Rückfall wird nicht nur erst nach einigen Monaten Lithiumeinnahme wirksam und erlischt nach Absetzen der Behandlung rasch, deshalb können Unregelmäßigkeiten und kurze Unterbrechungen der Medikamenteneinnahme monatelange Bemühungen um die Vermeidung eines Rückfalls innerhalb kurzer Zeit zunichtemachen. Außerdem können sie ein Rapid Cycling induzieren.

Rückfallprophylaxe mit Valproat

VALPROAT ist seit längerer Zeit zur Rückfallprophylaxe manischer Episoden im Rahmen einer bipolaren Störung zugelassen, wenn es auch bei der Akutbehandlung einer Manie gewirkt hat. Klinisch ist es bei gereizten Manien erfolgreicher als LITHIUM. Da VALPROAT schnell hoch dosiert werden kann, ist es von den Stimmungsstabilisierern das einzige, mit dem sich ein schneller Wirkeintritt bei einer akuten Manie verwirklichen lässt. Nur bei Frauen im gebärfähigen Alter sollte es nicht gegeben werden.

Unerwünschte Wirkungen

Sehr häufig kann eine Hyperammonämie auftreten. Als häufige Nebenwirkungen wurden Schläfrigkeit, Tremor, Missempfindungen, Gewichtszunahme oder -abnahme, Übelkeit, Diarrhö, Thrombozytopenie und Leukozytopenie berichtet. Außerdem kann vorübergehend Haarausfall vorkommen.

Kontraindikationen

Bei mittel- und schwergradiger Leberinsuffizienz, hepatischer Porphyrie und Blutgerinnungsstörungen ist die Gabe kontraindiziert. Bei Frauen im gebärfähigen Alter wird VALPROAT wegen des Risikos der Bildung von polyzystischen Ovarien und der Teratogenität nicht mehr empfohlen.

Wechselwirkungen

Andere Antikonvulsiva können zusammen mit VALPROAT zu einer Sedierung führen. Bei einer Kombination von VALPROAT mit trizyklischen Antidepressiva (vor allem AMITRIPTYLIN, DESIPRAMIN, NORTRIPTYLIN) ist das Risiko von Krampfanfällen erhöht. Bei einer Kombination von VALPROAT mit Antikoagulanzien oder Aggregationshemmern kann eine erhöhte Blutungsneigung auftreten. VALPROAT hemmt den Abbau von LAMOTRIGIN, daher dann unter Spiegelkontrolle die Dosis von LAMOTRIGIN halbieren. Es kann zudem den Plasmaspiegel von OLANZAPIN senken.

Rückfallprophylaxe mit Carbamazepin

CARBAMAZEPIN ist seit langer Zeit als Reservemittel zur Prophylaxe bekannt. Es ist gut wirksam, der regelhafte Einsatz wird jedoch durch die unerwünschten Wirkungen und das hohe Interaktionsrisiko beeinträchtigt. Die Gabe erfordert sehr viel Umsicht, wegen der zahlreichen Komplikationen und Risiken ist es weiterhin ein *Reserve*medikament.

Unerwünschte Wirkungen

Als sehr häufige Nebenwirkungen können Schwindel, Somnolenz, Sedierung, Ataxie, veränderte Leberfunktionsmarker und Leukopenie auftreten. Insbesondere Somnolenz und Sedierung, die auch zu kognitiven Einbußen führen können, limitieren nicht selten den Praxiseinsatz. Weitere häufige Nebenwirkungen sind Kopfschmerzen, Doppelbilder, allergische Hautreaktionen, Eosinophilie, Thrombozytopenie, Appetitlosigkeit, Mundtrockenheit, Übelkeit, Hyponatriämie und Ödeme.

Kontraindikationen

Bei bekannten Reizleitungsstörungen des Herzens, vor allem einem AV-Block, bekannten Knochenmarkschäden und einer intermittierenden Porphyrie ist der Einsatz von CARBAMAZEPIN kontraindiziert.

Wechselwirkungen

CARBAMAZEPIN soll nicht mit anderen knochenmarkschädigenden Substanzen (insbesondere CLOZAPIN) und trizyklischen Antidepressiva kombiniert werden. Eine Kombination mit weiteren Präparaten, die ebenfalls eine Hyponatriämie verursachen können, sollte vorsichtig erfolgen (vor allem mit SSRI, VENLAFAXIN und Diuretika). Wegen des Risikos eines zentralen Serotoninsyndroms soll eine Kombination mit einem MAO-Hemmer nicht erfolgen und mit SSRI nur sehr vorsichtig.

CARBAMAZEPIN beschleunigt den Abbau vieler anderer Medikamente, die über das Enzym CYP3A4 abgebaut werden (psychiatrisch bedeutsam sind ARIPIPRAZOL, MIDAZOLAM, QUETIAPIN). Allerdings wird der Abbau von CARBAMAZEPIN durch Inhibitoren dieses Enzyms mit der Folge eines Plasmaspiegelanstiegs gehemmt (etwa ERYTHROMYCIN).

Rückfallprophylaxe mit Lamotrigin

Das Antikonvulsivum LAMOTRIGIN ist seit rund zehn Jahren zur Rezidivprophylaxe depressiver Episoden bei bipolaren Störungen zugelassen. Nach klinischer Erfahrung kann es auch zur Akutbehandlung bipolarer depressiver Episoden eingesetzt werden. Aufgrund der nur sehr langsam durchzuführenden Aufdosierung ist es jedoch nicht das Mittel der ersten Wahl. Da jedoch bipolare Depressionen nicht selten einen therapieresistenten Verlauf annehmen, ist die Gabe dennoch häufig indiziert. Der Einsatzschwerpunkt sind Bipolar-II-Störungen und gemischte Episoden. Eine antimanische Wirkung konnte nicht nachgewiesen werden.

Unerwünschte Wirkungen

Als sehr häufige Nebenwirkungen können Müdigkeit, Schlaflosigkeit, Schwindel, Nystagmus, Reizbarkeit, Tremor, Ataxie, Arthralgie, Schmerzen und gastrointestinale Beschwerden auftreten. Bei ca. 10 Prozent der Patientinnen und Patienten kommt es – insbesondere beim Behandlungsbeginn – zu Hautreaktionen. In der Regel sind diese harmlos, können jedoch sehr selten auch in schwere, lebensbedrohliche allergische Haut- und Schleimhautreaktionen wie Quincke-Ödem, Stevens-Johnson-Syndrom oder Lyell-Syndrom münden. Das Risiko für Hautreaktionen steigt mit der Anfangsdosis und dem Aufdosierungstempo. Bei Auftreten von Hautreaktionen sollten diese in kurzen Abständen beobachtet werden, die Aufdosierung sollte noch langsamer erfolgen und gegebenenfalls sollte ein Hautarzt hinzugezogen werden. Der Großteil der Hautreaktionen tritt jedoch nur passager auf.

Kontraindikationen

Bei schweren Leber- und Nierenfunktionsstörungen besteht eine relative Kontraindikation.

Wechselwirkungen

VALPROAT hemmt den Abbau von LAMOTRIGIN, daher ist die Aufdosierung noch langsamer durchzuführen. Jede Dosis sollte halbiert werden. CARBAMAZEPIN beschleunigt den Abbau von LAMOTRIGIN, daher können bei dieser Kombination die Dosen verdoppelt werden.

Eine Kombination mit dem Antidepressivum SERTRALIN ist zu vermeiden, da es den Abbau verändert und ein toxischer Metabolit entsteht, der das Risiko für Hautreaktionen erhöht.

Bei einer Kombination mit QUETIAPIN ist zu beachten, dass LAMOTRIGIN den Abbau beschleunigt und eine Dosisanpassung von QUETIAPIN erforderlich macht.

Bei einer gleichzeitigen Verhütung sollten Gestagenpräparate eingesetzt werden. Östrogenhaltige Präparate (insbesondere Ethinylestradiol) führen zu einem schnellen Abbau von LAMOTRIGIN. In der östrogenfreien Woche steigen die Spiegel wieder an. Hierdurch sind entweder ständige Dosisanpassungen erforderlich oder der Plasmaspiegel liegt wechselhaft im nicht therapeutischen oder im übertherapeutischen Bereich.

Rückfallprophylaxe mit Antidepressiva

Eine alleinige Rückfallprophylaxe mit Antidepressiva kann nicht empfohlen werden, da bei einer Monotherapie mit Antidepressiva das Risiko eines Umschlags in eine Manie zu hoch ist. Bei einem Verlauf der Erkrankung mit überwiegend depressiven Episoden wäre eine Rückfallprophylaxe nur zusammen mit einem Stimmungsstabilisierer möglich.

Rückfallprophylaxe mit Antipsychotika

Eine Reihe moderner Antipsychotika wurde in den letzten Jahren nicht nur zur Akutbehandlung einer Manie, sondern auch zur Rückfallprophylaxe zugelassen. Die einzelnen Substanzen werden an dieser Stelle kurz erwähnt, die ausführlichen Beschreibungen finden sich im Kapitel zu den Antipsychotika.

ARIPIPRAZOL kann in der Langzeitbehandlung zur Rückfallprophylaxe manischer Episoden bei bipolaren Störungen eingesetzt werden, wenn die Patienten auf eine antimanische Akuttherapie angesprochen haben. In den Studien und nach klinischer Erfahrung treten jedoch vermehrt Schlafstörungen, Unruhe und Akathisie auf, die individuell die Anwendung limitieren.

OLANZAPIN kann zur Rückfallprophylaxe bipolarer Störungen bei jenen Patienten verwendet werden, bei denen die Substanz in einer manischen Akutphase wirksam war. Bei einer langfristigen Anwendung ist jedoch die häufig auftretende Gewichtszunahme limitierend.

QUETIAPIN kann nicht als Monotherapie in der Phasenprophylaxe eingesetzt werden. Jedoch kann es zusätzlich zu LITHIUM oder VALPROAT bei jenen Patienten mit einer bipolaren Störung gegeben werden, die zuvor in der Akutbehandlung auf eine dieser beiden Kombinationen angesprochen haben.

RISPERIDON kann als Depotpräparat als Monotherapie zur Rückfallprophylaxe bei bipolaren Störungen eingesetzt werden, wenn die Patienten bereits in der Akutphase auf dieses Präparat angesprochen haben. Dies gilt insbesondere für Patienten mit überwiegenden manischen Episoden. Bei der Langzeitbehandlung sind die möglichen Nebenwirkungen wie Gewichtszunahme, Prolaktinerhöhung und EPMS zu beachten.

ZIPRASIDON kann zusätzlich zu LITHIUM oder VALPROAT in der Rückfallprophylaxe bei jenen Patienten mit einer bipolaren Störung verwendet werden, die in einer manischen oder gemischten Episode darauf angesprochen haben.

ABBILDUNG 3

Fragen zur Prophylaxe bei bipolaren Störungen

Folgende Fragen sind zu klären:
Vor Behandlungsbeginn:
Ist die Diagnose einer affektiven Störung mit phasischem Verlauf ausreichend gesichert?
Ist der Krankheitsverlauf so schwerwiegend, dass eine so eingreifende Behandlung wie die Rückfallprophylaxe mit Lithium oder anderen Wirkstoffen gerechtfertigt ist?
Ist der Patient über die Konsequenzen der Einleitung einer medikamentösen Rückfallprophylaxe ausreichend aufgeklärt?
Ist er bereit, daran mitzuwirken und die Medikamente zuverlässig regelmäßig einzunehmen?
Sind Kontraindikationen durch körperliche und Laboruntersuchungen ausgeschlossen?
Während der Behandlung:
Wird der Lithium-Spiegel regelmäßig kontrolliert?
Ist der Patient ausreichend über Arzneimittelinterferenzen und die Auswirkungen auf seinen Wasser- und Elektrolythaushalt aufgeklärt?
Werden regelmäßge körperliche Untersuchungen (Messung des Halsumfangs, Gewichtskontrolle etc.) und die notwendigen Laboruntersuchungen durchgeführt? Werden ihre Ergebnisse beachtet?
Wird die Dauer der Rückfallprophylaxe regelmäßig thematisiert? Wird dem Kranken gegenüber begründet, warum eine Fortsetzung erforderlich ist?

III PSYCHOPHARMAKA BEI PSYCHOSEN

Antipsychotika und die Medikamentenbehandlung bei Psychosen

Einleitung

Der Begriff der Psychose ist eine klinische (phänomenologische) Beschreibung. Die Psychose ist ein *psychologisches* Konzept, da es weder einen bestimmten biologischen (auf Laborwerten, Bildgebung oder anderen Befunden beruhenden) Marker noch eine biologische Definition von Psychosen gibt. Wir beschreiben mit der Psychose bestimmte Erscheinungsformen psychischen Erlebens, Denkens, Fühlens und Verhaltens, die insbesondere durch Fehlinterpretationen wie Wahn und Wahrnehmungsstörungen wie Halluzinationen, Auffälligkeiten des formalen Denkens und der Gefühle sowie dadurch bedingte Verhaltensstörungen charakterisiert sind. Die sogenannte schizophrene Psychose (die »Schizophrenie«) ist ein Konstrukt aus typischen Symptomen bei den Betroffenen, die über mehrere Monate andauern und zu einer deutlichen Beeinträchtigung der Alltags- und sozialen Funktionen führen.

Es gibt keine einheitliche Schizophrenie. Es gibt lediglich eine Vielfalt von Normabweichungen, die Eugen Bleuler zu Anfang des 20. Jahrhunderts als »Gruppe der Schizophrenien« zusammengefasst hat. Sie sind in ihrem Erscheinungsbild und ihrem Verlauf so unterschiedlich, dass immer wieder zur Diskussion steht, ob alle unter diesem Oberbegriff zusammengefassten Störungen tatsächlich auch in eine Gruppe gehören. Letztlich wissen wir es nicht. Oft können wir nur rückblickend von so etwas wie Schizophrenie sprechen.

Denn »Schizophrenie« ist eher ein longitudinales Konzept: Das Syndrom entwickelt sich über die Zeit, während der psychotische Zustand rasch oder langsam entstehen und wieder verschwinden kann. Es gibt akute und chronische Psychosen, sogenannte exogene (mit erkennbarer Ursache wie einer Medikamentenwirkung, einem Tumor oder einer Demenz) und endogene ohne organische Ursache.

Zu den »Ursachen« der (schizophrenen) Psychosen

Entwicklungsstörung?

Die Schizophrenie, wie wir sie in den Diagnosesystemen ICD-10 und DSM-5 beschrieben finden, beginnt häufig im jungen Erwachsenenalter. Die Tatsache, dass sie vor der Pubertät äußerst selten ist, dass bei den Betroffenen Geburtskomplikationen häufiger sind, und dass bei einigen Betroffenen schon in der Kindheit neurologische und neuropsychologische Auffälligkeiten wie eine verzögerte Sprachentwicklung, geringere Bildungserfolge, Kommunikations- und soziale Schwierigkeiten auffielen, wurde immer wieder als Begründung dafür angeführt, dass es sich um eine neurobiologisch bedingte Entwicklungsstörung handeln könnte. Diese soll dazu führen, dass die Hirnreifung verändert, die Verbindungen zwischen den Nervenzellen (die »Konnektivität«) gestört oder die Myelinisierung (die Ummantelung der Nervenzellen) beeinträchtigt sei. Obwohl es vielfältige biologische Befunde bei Menschen mit einer Schizophrenie gibt, konnte ein Beweis für das Vorliegen einer neurobiologischen Entwicklungsstörung bisher nicht erbracht werden. Ebenso wenig konnten Gene identifiziert werden, die ein höheres genetisches Risiko für eine Erkrankung aus dem Schizophreniespektrum mit sich brächten und die erklären könnten, warum die Schizophrenie familiär gehäuft auftritt.

Biologische Auffälligkeiten

Auch Daten zu strukturellen und funktionellen Auffälligkeiten im Gehirn bei den Betroffenen, beispielsweise vergrößerte Ventrikelräume, Auffälligkeiten im Thalamus, Verringerung der Hirnsubstanz im Hippocampus, im Frontalhirn oder in anderen Strukturen, wiesen immer nur auf bestimmte Gruppenunterschiede zu Menschen ohne Schizophrenie hin und sind Durchschnittswerte, die individuell erheblich variieren und zudem durch die Einnahme von Antipsychotika beeinflusst werden können (Radua u.a. 2012).

Umwelt und soziale Faktoren

Es gibt neben den vielfältigen biologischen Auffälligkeiten mittlerweile etliche Befunde zu Umwelteinflüssen auf die Entwicklung schizophrener Psychosen. Menschen, die eine Geburtskomplikation erlitten, solche, die in Großstädten aufwachsen, mehr Cannabis konsumieren, einen Migrationshintergrund haben oder erheblicher Diskriminierung ausgesetzt sind, haben ein höheres *Risiko*, eine Schizophrenie zu entwickeln, ebenso Menschen, die als Kind körperlich, emotional oder sexuell missbraucht wurden oder andere Traumata erlebt haben (Longden & Read 2016).

Die Daten zu strukturellen Auffälligkeiten im Gehirn und zu den Umwelteinflüssen bestätigen die Stress-Vulnerabilitäts-Hypothese bei Psychosen. Symptome treten bei hoher biologischer Vulnerabilität unter geringeren äußeren Belastungen auf als bei niedriger biologischer Vulnerabilität. Nach hundert Jahren Forschung und der oft ritualisiert vorgetragenen Behauptung, dass die Schizophrenie eine Gehirnerkrankung sei (denn selbstverständlich spielt sich bei allen psychischen Symptomen etwas im Gehirn ab), beginnen auch neurobiologisch forschende Psychiater, daran zu zweifeln, dass die Ursachen der Schizophrenie am ehesten mittels Untersuchung von Hirnstruktur und -funktion zu ergründen seien. Der renommierte italienische Psychiater Paolo Fusar-Poli schreibt: »Auf der Basis der verfügbaren Literatur zur Bildgebung gibt es keine konsistente Evidenz, die radikale und provokante Hypothese zurückzuweisen, dass die Schizophrenie keine Gehirnerkrankung ist« (Fusar-Poli 2009, S. 855, eigene Übersetzung). Letztlich wissen wir weiterhin sehr wenig über das, was wir »Schizophrenie« nennen, und müssen uns damit begnügen, eine Reihe von Symptomkonstellationen darunter einzuordnen.

Zur Häufigkeit der Schizophrenie und der Psychosen – Epidemiologie

Neuere Daten zeigen, dass die Symptome, die psychotische Erkrankungen definieren, häufiger in der Bevölkerung vorkommen als gedacht. Es gibt beispielsweise Studien, die zeigen, dass 3–5 Prozent der Bevölkerung im Laufe ihres Lebens eine Stimme hören (Bock 2005). Bei Kindern sollen es sogar 8 Prozent sein.
Die Häufigkeit der Schizophrenie hängt vom Krankheitsbegriff ab. Je weiter das Krankheitskonzept gefasst wird, desto mehr variieren die Häufigkeitsraten. Durchschnittlich liegt die jährliche Rate bei etwa 15 Neuerkrankungen je 100.000 Einwohner weltweit (McGrath u. a. 2008). Die Wahrscheinlichkeit, im Laufe des Lebens an einer Schizophrenie zu erkranken, liegt in der Allgemeinbevölkerung bei ca. 0,6 bis 1 Prozent. Frauen erkranken im Durchschnitt 3–5 Jahre später als Männer, deren durchschnittliches Ersterkrankungsalter bei rund 25 Jahren liegt. Bei Frauen findet sich allerdings ein zweiter, kleiner Erkrankungsgipfel nach dem vierzigsten Lebensjahr, bei dem das sinkende Östrogen in der Menopause eine Rolle spielen könnte.

Etwa 2,6 Prozent der deutschen Bevölkerung hatten in einer neueren Studie im 12-Monats-Zeitraum psychotische Symptome in irgendeiner Form (Jacobi u.a. 2014). Diese Zahlen schließen aber wahnhafte Depressionen und bipolare Störungen mit psychotischen Symptomen ein – beschreiben damit aber jene Gruppe der Betroffenen, die Antipsychotika bekommen oder für die diese Medikamente möglicherweise indiziert sind.

Die vorliegenden Befunde zur Häufigkeit und zur Entstehung und ihre Interpretation haben Auswirkungen auf die Behandlung der Psychosen und insbesondere der Schizophrenie. Therapeuten und Therapeutinnen, die biologischen Faktoren in der Entstehung und im Verlauf der Erkrankung eine große Bedeutung zumessen, werden vielleicht eher auf medikamentöse Therapien bauen und möglicherweise psychosoziale und psychotherapeutische Verfahren als komplementär betrachten. Solche, die sozialen und anderen Umweltfaktoren und der Entwicklungspsychopathologie eine zentrale Rolle beimessen, werden eher auf psychotherapeutische und soziotherapeutische Ansätze bauen und die Medikamente als Ergänzung nutzen.

Auf dem Wege zu einer integrierten Behandlung bei Psychosen

Antipsychotika und andere Medikamente als Unterstützung

Vor dem Hintergrund der unzureichenden Kenntnisse über die Krankheit selbst, der komplexen Natur des Syndroms und der Beeinträchtigung von Denken, Fühlen und Wollen der Betroffenen ist eine gute Behandlung bei Psychosen oft eine Herausforderung für das Behandlungsteam und den Arzt. Sie bedarf Kenntnisse unterschiedlichster Behandlungsverfahren. Jede Therapie sollte zuerst Leiden vermindern, Genesung ermöglichen, die realitätsintegrierende Funktion des Ichs stärken und soziale Teilhabe fördern. Die Symptombehandlung hat sich dem unterzuordnen, und ihr Erfolgskriterium muss die Verbesserung psychosozialer Funktionen ins Zentrum stellen. Ausnahmen sind sicherlich durch akute psychotische Zustände hervorgerufene Eigen- oder Fremdgefährdung, die eine rasche Entlastung erfordern. Es besteht heutzutage Einigkeit darüber, dass Medikamente bei den Psychosen nicht *die* Krankheit behandeln, sondern Krankheitszustände. Dementsprechend darf man von der medikamentösen Therapie nicht zu viel erwarten. Man muss sich immer wieder bewusst machen, dass man nur bestimmte Zielsymptome erreicht.

Rolle der Medikamente

Eine reine Gabe von Medikamenten ohne psychosoziale Unterstützung kann in einigen Fällen tatsächlich eine Wende herbeiführen, hat aber in vielen Fällen wenig Sinn, denn die Verunsicherung durch die psychotischen Symptome ist komplex und vielschichtig und kann langfristig nicht mit einem Medikament einfach »korrigiert« werden. Zentral sind Beziehungsarbeit und psychosoziale Interventionen, welche die Bereiche Wohnen, Beschäftigung und soziale Kontakte mit einbeziehen. »Integration« bedeutet hier sowohl den aufeinander abgestimmten Einsatz der Hilfen als auch den Blick auf alle Lebensbereiche und nicht nur die Symptome. Für die Neuroleptika, die in den letzten zwanzig Jahren zunehmend mit »Antipsychotika« bezeichnet und vermarktet wurden und die mit dem Anspruch auftraten, zentrale Störungen zu behandeln, die mit der Erkrankung verbunden sind, fällt mittlerweile die Nutzen-Risiko-Abwägung deutlich ungünstiger aus – zumindest ist eine Ernüchterung eingetreten. Antipsychotika können wertvolle Hilfsmittel sein, aber auch zu körperlichen Schäden führen und langfristige Genesung sogar behindern.

Antipsychotika sind nicht die einzigen Medikamente, die bei Psychosen zur Anwendung kommen. So kann es erwünscht sein, durch eine Kombination eines Antipsychotikums mit einem Benzodiazepin psychomotorische Dämpfung und affektive Indifferenz beim Patienten zu erreichen, wenn er an einer produktiven psychotischen Symptomatik leidet – etwa Angst, Erregung und Halluzinationen. Aber die Gefahr besteht, dass auf diesem Wege bei zu langer Behandlungsdauer oder zu hohen Dosierungen die sogenannte Minussymptomatik der schizophrenen Psychose noch verstärkt wird – etwa die Antriebsstörungen, die bei bestimmten Formen der Psychosen aus dem schizophrenen Formenkreis ohnehin im Vordergrund stehen. Bei affektiven Störungen mit Depressivität und sozialem Rückzug kommen manchmal Antidepressiva zum Einsatz. Auch Stimmungsstabilisierer werden in manchen Fällen gegeben. Systematische Evidenz zur Wirksamkeit gibt es hier kaum.

Antipsychotika und Chronifizierung

Antipsychotika schaffen Entlastung, führen aber ungünstigenfalls zu Apathie und begünstigen die Entwicklung von Hospitalisierungsschäden. Aus diesem Grund haben verantwortungsbewusste Pharmakotherapeuten von Anfang an und immer wieder betont, dass die medikamentöse Behandlung nur ein Teil der Schizophrenietherapie sein kann.

Es gibt vielfältige Vorstellungen davon, in welcher Weise die medikamentöse Behandlung dem Kranken über die reine Symptomunterdrückung hinweghilft. Am überzeugendsten erscheint das folgende Modell, wie es Johan CULLBERG (2008) beschreibt.

Bei der Psychose ist das grundlegende Verständnis der Phänomene der umgebenden Welt, das Verständnis dessen, warum etwas passiert, warum Menschen so oder so handeln und was dies mit einem selbst zu tun hat, gestört. Die integrative Fähigkeit des Ichs, bedrohliche Fantasien oder Wunschträume begrenzt zu halten und zu korrigieren, ist beeinträchtigt und führt zur psychotischen Dekompensation. Dies ist meist mit einer starken Anspannung verbunden. Antipsychotika führen zur emotionalen Distanzierung davon und schaffen Indifferenz. Stimuli der Umwelt und der inneren Fantasien werden nicht mehr so stark erlebt und schaffen weniger innere Konflikte. Sie machen »dickfelliger«. Im besten Fall kann die Realitätsprüfung im weiteren Verlauf wieder besser funktionieren und Täuschungen und Fehlinterpretationen werden vermieden. Von der Hilfe bis zur Abstumpfung gegenüber Außen- und Innenreizen ist es allerdings nicht sehr weit – und hier liegt die Gefahr der Anwendung.

Aufgrund dieser Verhältnisse wird die medikamentöse Behandlung der Schizophrenie zu einem Balanceakt zwischen pharmakologischer Dämpfung und sozialer Stimulierung, wenn das Therapieziel von Symptomfreiheit oder Symptomminderung *und* sozialer Integration erreicht werden soll. Es ist leichter, die produktive Symptomatik (Positivsymptomatik) mithilfe von Medikamenten zu kontrollieren, als die Gefühlsabschottung oder -verflachung und den sozialen Rückzug (die Negativsymptomatik) mittels sinnvoller Stimulierung zu behandeln. Der Umgang mit der Negativsymptomatik ist daher eine besondere Herausforderung. Kein Antipsychotikum wirkt spezifisch oder besonders gut auf die Negativsymptomatik. Vielmehr können Antipsychotika ebenso wie eine Langzeithospitalisierung zur Negativsymptomatik führen.

Ein weiterer Aspekt der medikamentösen Langzeittherapie ist das Risiko, durch zu hohe Dosierungen und durch abruptes, zu rasches Absetzen selbst psychotische Rückfälle hervorzurufen, die ohne Medikamente nicht in dieser Form aufgetreten wären. Grund hierfür ist die durch Antipsychotika bewirkte Blockade von Dopaminrezeptoren, die dazu führt, dass die verbleibenden Rezeptoren empfindlicher auf Dopamin reagieren oder neue Rezeptoren an die Oberfläche gebracht werden, was bei raschem Wegfall der Rezeptorblockade zu einem Übermaß an Dopaminwirkung und zu psychotischen Symptomen führt. Eine häufige Reaktion hierauf ist das erneute Hochdosieren der Antipsychotika, was bei Problemen in der Einnahmetreue zur Chronifizierung der Erkrankung beitragen kann.

Rasches Herauf- und Herunterdosieren von Antipsychotika, plötzliche Behandlungsabbrüche, häufiges Umstellen und wahlloses Aneinanderreihen von Antipsychotika können zur Chronifizierung der schizophrenen Psychose beitragen.

Bedingungen einer sinnvollen medikamentösen Behandlung von Psychosen

Grenzbereich zwischen Krankheit und Gesundheit

Die Schizophreniediagnose ist leicht zu stellen, wenn das Krankheitsbild akut und eindeutig und das Zeitkriterium erfüllt ist (Vorliegen typischer Symptome an den meisten Tagen in einem Zeitraum von einem Monat). Einen Überblick über die den aktuellen ICD-10-Diagnosekriterien zugrunde liegende Symptomkonstellation gibt die folgende Abbildung.
Klassifikationen sind allerdings keine Diagnosen und Diagnosen sind keine Krankheiten. Die modernen Systeme wurden geschaffen, um eine internationale Vergleichbarkeit für statistische und wissenschaftliche Zwecke zu schaffen. Für den klinischen Alltag sind sie nur begrenzt tauglich. Die Kriterien zeigen lediglich schwerwiegende Symptome, berücksichtigen aber Auffälligkeiten der Stimmung und bestimmte Negativsymptome nur sehr begrenzt. Auch diskrete

Symptome wie etwa Hyperakusis, Gedankendrängen und diffuse Angst werden nicht erfasst. Viele unspezifische Symptome, wie wir sie von der beginnenden Schizophrenie kennen, fehlen ganz.

ABBILDUNG 4

Diagnosekriterien der Schizophrenie nach ICD-10

Allgemeine Charakteristika der Schizophrenie sind Störungen des Denkens und der Wahrnehmung und unangemessene Affekte. Die Symptome können akut oder schleichend einsetzen.

Symptomgruppen, die oft gemeinsam auftreten, lassen sich wie folgt unterteilen:

1. Gedankenlautwerden, -eingebung, -entzug, -ausbreitung
2. Kontroll- oder Beeinflussungswahn, Gefühl des Gemachten, Wahnwahrnehmungen
3. kommentierende oder sich unterhaltende Stimmen
4. anhaltender kulturell unangemessener oder unrealistischer Wahn
5. Halluzinationen aller Sinnesmodalitäten, die von Wahngedanken oder überwertigen Ideen begleitet sind
6. Gedankenabreißen oder -einschiebungen, sodass es zu Zerfahrenheit, Neologismen oder Danebenreden kommt
7. katatone Symptome, z. B. Haltungsstereotypien, wächserne Biegsamkeit, Mutismus, Stupor
8. negative Symptome (Apathie, Sprachverarmung, Affektverflachung)
9. Verhaltensänderungen, die sich in Ziellosigkeit, Trägheit, einer in sich verlorenen Haltung und sozialem Rückzug äußern

Leitlinien:

Mindestens ein eindeutiges Symptom der Gruppen 1–4 oder mindestens zwei der Gruppen 5–8, die über einem Zeitraum von mindestens einem Monat auftreten

Es gibt zudem einen breiten Grenzbereich zwischen Krankheit und Gesundheit, in dem selbst der erfahrene Diagnostiker kein sicheres Urteil abgeben kann. Bei solchen Grenzzuständen, zu denen auch die sogenannten schizophreniformen Störungen gehören, darf nur eine Verdachtsdiagnose gestellt werden. Klarheit schafft dann die sorgfältige Beobachtung des weiteren Verlaufs. Der Einsatz von Antipsychotika kommt unter diesen Bedingungen nur mit größter Zurückhaltung und in niedriger Dosierung in Betracht. Eine zu frühe Stigmatisierung ist zu vermeiden. Zu bedenken ist, dass die

Diagnose einer Schizophrenie schwer wieder loszuwerden ist und dieses Label den Optimismus des Patienten, der Angehörigen und des Behandlungsteams mindern und zu einer sich selbst erfüllenden Prophezeiung werden kann.

Organische Psychosen

Auch organische Psychosen (»exogene Psychosen«), die durch Medikamente, neurologische Erkrankungen, Stoffwechselstörungen, Hirntumoren, Epilepsie oder andere Ursachen ausgelöst werden, können oft und teilweise erfolgreich mit Antipsychotika behandelt werden. Im Vordergrund steht hier aber die Behandlung der Grunderkrankung. Bei erfolgreicher Behandlung dieser Grunderkrankung werden dann die Psychopharmaka schrittweise abgesetzt.

Indikationen für Antipsychotika

Prodromalstadium

Antipsychotika kommen mittlerweile bei vielen anderen psychischen Erkrankungen zum Einsatz. Indikationen (wie Manien, Demenzen, emotional-instabile Zustände, Zwangserkrankungen) sowie Einsatzgebiete und Probleme werden in den jeweiligen Kapiteln des vorliegenden Buches behandelt. Ein solcher Einsatz muss besonders genau geprüft und begründet werden.

Obwohl immer wieder versucht wurde, nachzuweisen, dass Antipsychotika bei jungen Menschen mit unspezifischen psychischen Symptomen, die ein hohes Risiko des Übergangs in eine Psychose haben, eben diesen Übergang verhindern helfen, ist die Evidenz für einen präventiven Einsatz von Antipsychotika sehr dünn. Mittlerweile besteht angesichts der Nebenwirkungen der Medikamente, der schlechten Vorhersagekraft, wer überhaupt bei sogenannten Prodromalsymptomen eine Psychose entwickelt, und angesichts der Verfügbarkeit psychotherapeutischer Verfahren wie der kognitiven Verhaltenstherapie Konsens, dass keine Antipsychotika präventiv gegeben werden sollen, also nicht bevor eine Psychose tatsächlich aufgetreten ist (Schmidt u.a. 2015).

Ersterkrankung

Bei Ausbruch einer Ersterkrankung wird in der Regel ein Antipsychotikum in niedriger Dosis gegeben – es ist aber kein Muss und in einigen Fällen auch nicht notwendig. Bei einem Teil der an einer Psychose Ersterkrankten bräuchten wir bei Auftreten erster Symptome keine Antipsychotika, wenn die optimalen Voraussetzungen gegeben wären (Cullberg 2008; Bola u.a. 2009), allerdings wissen wir nicht, welche Patienten auch ohne Antipsychotikum auskämen. Diese optimalen Voraussetzungen in einem psychiatrischen Behandlungssystem können zum Beispiel in der Verfügbarkeit früher und flexibler psychosozialer Intervention, am besten in der Familie oder dem unmittelbaren sozialen Umfeld, intensiver bedürfnisgerechter Behandlung mit personeller Kontinuität unter Berücksichtigung aller lebensweltbezogenen Bedürfnisse und einem konsequenten rehabilitativen Ansatz von Anfang an bestehen. Hier sei insbesondere auf das finnische »Need Adapted Treatment« oder den »Offenen Dialog« verwiesen (BOLA u.a. 2009). Allerdings bekommt der Kliniker selten Patienten mit erst kurz zuvor aufgetretenen ersten psychotischen Symptomen und daher einen echten Ersterkrankten zu sehen. Die meisten Patientinnen und Patienten, die zum ersten Mal in die Sprechstunde oder die Klinik kommen, hatten in der Rückschau jahrelang diskrete Symptome, auch manifeste psychotische Episoden, die manchmal ohne Medikamente vorübergingen oder eben über längere Zeit vorhanden waren, mit denen sich die Betroffenen aber mehr oder weniger arrangiert hatten, wenngleich sie nicht selten zu einer Beeinträchtigung sozialer Funktionen geführt haben.

In Abwesenheit guter Prädiktoren für einen günstigen Verlauf kann bei Ersterkrankten die Erholung von der Psychose durch eine behutsame Verschreibung von Antipsychotika gut unterstützt werden. Bei einem Verzicht auf medikamentöse Behandlung müssen Risiken durch Symptome genau beachtet und es muss beobachtet werden, wie die sozialen Rollen in Beruf, Familie und Bekanntenkreis vom Betroffenen ausgefüllt werden. Negative Folgen der Psychose und unverhältnismäßiges Leiden durch die Erkrankung, aber auch durch die Behandlung bzw. fehlende Behandlung müssen vermieden werden.

Akute schizophrene Psychosen

Die akute schizophrene Psychose mit Symptomen wie Angst, psychomotorische Erregung, Halluzinationen, Verfolgungsideen und Denkstörungen wird heutzutage meist mit möglichst nebenwirkungsarmen Antipsychotika der zweiten Generation, die als »atypisch« bezeichnet wurden, behandelt. Für die Auswahl stehen die Notwendigkeit einer raschen Symptombesserung und Sedierung, das Nebenwirkungsprofil sowie Begleiterkrankungen im Vordergrund. Die frühere Praxis der initialen Hochdosistherapie zur raschen Symptombesserung und des langsamen Herunterdosierens ist glücklicherweise überwunden, da sie meist schädlich ist und keine Vorteile bringt. Sie erhöhte lediglich die Nebenwirkungsrate und Vorbehalte gegenüber Antipsychotika sowie der Psychiatrie insgesamt. Bei quälender Symptomatik in der akuten Psychose sollten Benzodiazepine gegeben und nicht einfach das Antipsychotikum aufdosiert werden, denn die antipsychotische Wirkung nimmt *nicht* linear mit der Dosis zu.

Bei vorliegender Diagnose einer Psychose aus dem schizophrenen Formenkreis wird bei einem Rückfall bzw. Neuauftreten von Symptomen in der Regel ein Antipsychotikum angesetzt. Auch bei durch Absetzen von Antipsychotika ausgelösten Psychosen wird meist das bestehende Antipsychotikum oder ein anderes wieder eindosiert.

Schizoaffektive Störungen

Bei der schizoaffektiven Störung (früher auch als »zykloide Psychose« bezeichnet) treten Symptome der Schizophrenie und manische oder depressive Symptome gleichzeitig auf. Diese Diagnose kann selten verlässlich gestellt werden, weil affektive Komponenten oft Merkmale schizophrener Psychosen sind und auch schwere Depressionen mit psychotischen Symptomen einhergehen können. Wie bei allen psychotischen Störungen sollte vor Ablauf von einem bis zwei Jahren keine definitive Diagnose gestellt werden. Schizoaffektive Störungen, bei denen häufig starke affektive Umschwünge auftreten und die wie psychotische Störungen häufig ebenfalls immer wiederkehren, sollen eine bessere Prognose haben als die Schizophrenie und führen bei einem geringeren Anteil der Betroffenen zur residualen Beeinträchtigung. Im Unterschied zur Schizophrenie ist eine schizoaffektive Störung besser mit Lithium oder einem anderen Stimmungsstabilisierer behandelbar, was meist zumindest temporär mit einem Antipsychotikum kombiniert wird.

Die »antipsychotische« Wirkung von Antipsychotika nimmt – im Gegensatz zu ihrer sedierenden Wirkung – mit Steigerung der Dosis nicht mehr zu. Die therapeutische Dosis in der Akutsituation liegt bei den verbreitetsten hochpotenten älteren Antipsychotika und solchen der zweiten Generation niedriger als die weiterhin übliche Dosierung. Eine rasche Hochdosistherapie ist in der Regel schädlich und begünstigt Nebenwirkungen sowie Vorbehalte gegenüber der Psychiatrie.

Antipsychotika – Einteilung, Wirkungsweise, Wirkungen

Fünfzig Jahre Antipsychotika: eine geschichtliche Vorbemerkung

Antipsychotika werden in vielen Leitlinien als »Grundpfeiler« der Behandlung von Psychosen angesehen. Sie werden als unverzichtbar betrachtet. Um die bisherige Bedeutung der Antipsychotika für die Psychosebehandlung zu verstehen, empfiehlt sich ein kurzer Rückblick auf die europäische Psychiatrie im 19. und frühen 20. Jahrhundert. In dieser Zeit wurden Psychosekranke über lange Zeit in Anstalten verwahrt und versorgt. Sie wurden in ein hierarchisches System eingeordnet, aus dem sie oft kaum mehr herauskamen. An vielen Orten wurden sie Therapieverfahren unterworfen wie der Insulinschocktherapie, Kaltwasseranwendungen, Barbiturat-Schlafkuren, Infektionen mit Malaria oder gar der Lobotomie, der Durchtrennung von Hirnarealen. Ende des 19. Jahrhunderts kamen Morphium und Opium zur Anwendung, mit denen die Kranken ruhiggestellt wurden. An einigen Orten allerdings wurden die Kranken sinnvoll beschäftigt im Sinne einer Milieu- oder Arbeitstherapie.

Insgesamt hatte bis zum Zweiten Weltkrieg die Anzahl der Patientinnen und Patienten in den Langzeitanstalten derart zugenommen, dass dieses hundert Jahre alte System der Versorgung bzw. Verwahrung psychisch Kranker vor dem Zusammenbruch stand. Für immer mehr Kranke wurde immer weniger Hilfe angeboten. Die Verhältnisse in den Anstalten waren teilweise »menschenunwürdig und unmenschlich«, hieß es noch 1973 im ersten Zwischenbericht der deutschen Psychiatrie-Enquete.

Antipsychotika

Schon vor Einführung der Antipsychotika wurden daher immer mehr Patienten aus den psychiatrischen Krankenhäusern entlassen, was in vielen Fällen auch gelang. Die Antipsychotika unterstützten diese Enthospitalisierung. Sie trugen zu therapeutischem Optimismus bei, ermöglichten es in vielen Fällen, dass mit den betroffenen Patienten gesprochen und gearbeitet werden konnte, und schufen eine gewisse Sicherheit bei Entlassungen. Mit den Medikamenten wurden Erregte beruhigt, ohne sie »einzuschläfern«. Sie vertrieben die psychotische Angst, unterdrückten Halluzinationen, lösten den Wahn bzw. schufen eine affektive Distanz zum wahnhaften Erleben. Alles das waren Ergebnisse, die vorher kaum jemand für möglich gehalten hatte. Aber: Sie machten die Kranken nicht gesund, sie heilten sie nicht. Wenn man sie allzu rasch absetzte, flammten die Symptome meist schnell wieder auf. Und sie hatten Nebenwirkungen.

Antipsychotika sind keine perfekten Medikamente. Sie greifen tief in den Hirnstoffwechsel ein (zu Wirkungen siehe das eigene Kapitel dazu und weiter unten den Abschnitt »Wie wirken Antipsychotika?«). Ihre behutsame Anwendung ist eine Kunst, deren Anwendung auch Kenntnisse der Geschichte dieser Medikamente erfordert.

Haloperidol

Weil die Therapie mit Antipsychotika in den Fünfzigerjahren des vergangenen Jahrhunderts ein radikal neues Prinzip war, hatten Therapeuten und Kranke gleichermaßen einen Prozess zum bestmöglichen Umgang mit den neuen Substanzen durchzumachen: Am Anfang stand die Kur, vorzugsweise die Injektionskur über sechs Wochen – wie etwa beim Insulin. Es folgte die niedrig dosierte Tabletten- oder Tropfenbehandlung – etwa 3 mg HALOPERIDOL oder 150 mg CHLORPROMAZIN am Tag über sechs Wochen oder drei Monate; dann die länger dauernde Behandlung zur Rückfallverhütung, schließlich die Dauerbehandlung mit niedrigen Dosen langzeitig wirksamer Depotpräparate. Das ging in vielen Fällen ganz gut, aber je mehr – auch im Rahmen der Psychiatriereform – die »therapieresistenten« Langzeitpatienten ins Blickfeld gerieten, desto mehr entgleiste die Behandlung mit Antipsychotika nach dem Prinzip »Viel hilft viel«. Bis zu 3 Gramm (3.000 mg) HALOPERIDOL wurden in den USA zeitweilig verabreicht; und bestimmte Interessenvertreter behaupteten dreist, je höher die Dosis, desto geringer die Nebenwirkungen. Das war natürlich Unsinn, aber manche Ärzte waren in ihrem therapeutischen Furor, auch noch den letzten »alten Langzeitpatienten« zu »heilen«, nicht zu bremsen.

So kam es, dass die Behandlung mit Antipsychotika spätestens Anfang der Achtzigerjahre vor einem Trümmerhaufen stand. Sie hatte das Vertrauen vieler Kranker und weiter Teile der Öffentlichkeit verspielt.

D_2-Rezeptoren

Das Dilemma war Folgendes: Es gab zwar mittlerweile über vierzig verschiedene Antipsychotika, aber sie waren mit einer Ausnahme das, was man heute »konventionell« nennt. Sie zielten auf die Blockade der D_2-Rezeptoren der Nervenzellen, ganz gleich, welcher chemischen Gruppierung sie angehörten – und unbeschadet der Tatsache, dass man bei der Einführung von CHLORPROMAZIN, HALOPERIDOL und ihren Anverwandten herzlich wenig über Neurotransmitter, Neurorezeptoren und deren Funktion wusste. Sie alle hatten etwas gemeinsam: Sie bewirkten extrapyramidalmotorische Beeinträchtigungen wie das Parkinsonoid, die Akathisie, die

gefährliche Frühdyskinesie und bei längerer Anwendung die Gefahr der andauernden Spätdyskinesie. In ihren Wirkungen unterschieden sie sich kaum; bei den Nebenwirkungen standen bei den einen – den »niederpotenten« – Müdigkeit und vegetative Einschränkungen im Vordergrund, bei den anderen – den »hochpotenten« wie HALOPERIDOL und FLUPENTIXOL – die extrapyramidalen Zeichen.
Das bedeutet nicht, dass diese Antipsychotika der ersten Generation keine entscheidenden Fortschritte in der Psychosentherapie gebracht hätten. Es bedeutet auch nicht, dass alle Patientinnen und Patienten vor allem unter Nebenwirkungen gelitten hätten. Im Gegenteil, vor allem bei niedrigen und mittleren Dosen sind diese Medikamente bei vielen nach wie vor wirksam und einigermaßen verträglich. Aber sie haben ihre Grenzen.

Atypika

Insbesondere die schädlichen Auswirkungen der Hochdosierung bei begrenzter Wirkung, Chronifizierung und »Therapieresistenz« waren es, die nach dreißigjährigem Stillstand endlich den Anstoß zu Neuentwicklungen gaben, zu den »Atypika«, die heute »Antipsychotika der zweiten Generation« genannt werden. Inzwischen gibt es eine Reihe solcher Substanzen, von denen einige allerdings kurz nach der Einführung wegen gefährlicher Nebenwirkungen wieder vom Markt genommen werden mussten.
Das erste Atypikum, CLOZAPIN, ist zwar schon dreißig Jahre alt, aber es ist trotzdem »atypisch«. Es wurde um 1958 synthetisiert und war nicht nur das erste Antipsychotikum, das praktisch keine extrapyramidalmotorischen Nebenwirkungen hatte, es wurde darüber hinaus nach seiner verspäteten Einführung in den USA Anfang der Neunzigerjahre zu *dem* Modell für die Neuentwicklungen – und wird immer noch als das wirksamste aller Antipsychotika angesehen.

Agranulozytose

Dass die anderen neueren Antipsychotika überhaupt notwendig wurden, hängt mit einer gefährlichen – seltenen, aber potenziell tödlichen – Nebenwirkung des CLOZAPIN (LEPONEX) zusammen, einer Schädigung der weißen Blutzellen, die bis zu deren völligem Verschwinden führen kann, einer Agranulozytose. Anwendungseinschränkungen des Herstellers, ein rigoroses Überwachungssystem und verbesserte hämatologische Behandlungsmöglichkeiten haben aber dazu geführt, dass tödliche Verläufe zur Ausnahme geworden sind. CLOZAPIN kann aber auch eine maligne Hyperthermie hervorrufen und senkt die Krampfschwelle. Wegen der ausgeprägten sedierenden Komponente muss es sehr langsam eindosiert werden und eignet sich nicht in der Akutpsychiatrie.

Ein Drittel bis ein Viertel der Patientinnen und Patienten, die nicht auf andere Antipsychotika ansprachen, verbesserten sich unter CLOZAPIN. Ein Grund hierfür mag die starke Wirkung auf das Serotoninsystem sein, die zu einem zusätzlichen Effekt auf den Informationsfilter im Mittelhirn führten könnte. Außerdem bindet es viel schwächer an den D_2-Dopaminrezeptor und ruft daher weniger D_2-typische Nebenwirkungen wie Körperunruhe hervor. Davon könnten insbesondere Patienten profitieren, die sehr empfindlich auf diese D_2-Nebenwirkungen reagieren. Auch die geringere Suizidalität mag auf die schwächeren D_2-Nebenwirkungen zurückzuführen sein.

Die Antipsychotika der zweiten Generation, die ganz unterschiedlichen chemischen Gruppierungen angehören, versuchen auf verschiedenen, recht komplexen Wegen die »extrapyramidale Falle« zu umgehen, etwa durch Selektivität ihrer Angriffspunkte im Dopaminsystem, Blockade oder Stimulation anderer Rezeptoren wie Serotonin oder durch Verminderung ihrer Rezeptorbindungskraft bzw. rasche Diffusion vom Dopaminrezeptor. Das ist in unterschiedlichem Maße gelungen.

Gleichwohl sind diese Medikamente natürlich nicht ohne Nebenwirkungen. Dazu gehören bei vielen eine deutliche Gewichtszunahme mit der Gefahr der Entwicklung einer diabetischen Stoffwechsellage, Herz-Kreislauf-Nebenwirkungen, Erhöhung von Blutfetten und Wirkungen auf das blutbildende System.

Allerdings wurden die als bahnbrechende Innovationen gefeierten neueren Antipsychotika durch industrieabhängige Studien, die nur formal den Anforderungen der evidenzbasierten Medizin entsprechen, in ihrer Wirksamkeit völlig überzeichnet und ihre Nebenwirkungen heruntergespielt. Studienergebnisse wurden gefälscht, unterdrückt bzw. zurückgehalten und haben so zu einer verzerrten Wirksamkeitseinschätzung geführt.

Wir haben mit den Antipsychotika der zweiten Generation nun tatsächlich ein größeres Spektrum an Antipsychotika zur Verfügung. Dies hat sicherlich die Chance erhöht, für einen Patienten das richtige Medikament zu finden. Aber deutlich wird, dass es so etwas wie »atypische« Antipsychotika nicht gibt und dass wir diesen Begriff auch nicht mehr verwenden sollten, sondern nur unterschiedliche Substanzen mit unterschiedlichen Nebenwirkungen, die es abzuwägen gilt. Eine generelle Überlegenheit in Wirkungen oder Nebenwirkungen neuerer Antipsychotika liegt nicht vor.

Wie wirken Antipsychotika?

Klinische Wirkung

Antipsychotika wirken spezifisch auf psychotische Symptome, ohne die Ursachen einer Psychose zu beeinflussen. Viele Antipsychotika haben in geringen Dosen auch eine beruhigende und schlafanstoßende Wirkung. Sie führen in hoher Dosierung zudem nicht zu einer Narkose. Die wichtigsten allgemeinen Wirkungen von Antipsychotika wurden in den Fünfzigerjahren von Jean Delay und Pierre Deniker beschrieben:

- psychomotorische Dämpfung,
- emotionale Ausgeglichenheit,
- affektive Indifferenz.

Dopaminhypothese

Während der Testung von Antipsychotika in den Fünfzigerjahren wurde deutlich, dass nur solche Mittel gegen manische oder psychotische Unruhe- und Angstzustände wirkten, die auch neurologische Nebenwirkungen hervorriefen: die extrapyramidalen Symptome. Darauf basierte die sogenannte Dopaminhypothese der Schizophrenie, die bis heute weder bewiesen noch widerlegt ist. Nach dieser Hypothese soll eine Psychose mit einer erhöhten Aktivität im mesolimbischen Dopaminsystem einhergehen. Eine Blockade der Dopaminrezeptoren in diesem Hirnareal (der D_2-Unterform der Dopaminrezeptoren, wie sich später herausstellte) soll für die antipsychotische Wirkung verantwortlich sein. Im Frontalhirn solle eher eine zu geringe Dopaminaktivität vorliegen, was zu Negativsymptomen führen soll. Tatsächlich aber konnte eine bleibende einfache Störung des dopaminergen Systems bei Menschen mit einer Schizophrenie nie nachgewiesen werden.

Viele Patientinnen und Patienten haben von Antipsychotika profitiert – nicht vor allem deshalb, weil diese spezifisch Halluzinationen oder Wahnsymptome bekämpfen, sondern weil die Betroffenen weniger aufgewühlt sind und den Symptomen weniger Beachtung schenken. Die Blockade von D_2-Rezeptoren schafft ein Gefühl der Indifferenz. Die Patienten fühlen sich besser von unangenehmen Sinneseindrücken abgeschirmt, und zwar auf ganz andere Weise als bei Benzodiazepinen. Sie bewirkt dadurch eine Besserung der teilweise quälenden psychotischen Symptome wie Verfolgungsangst, psychomotorischer Erregung, Halluzinationen oder Denkstörungen. Manche Patienten können sich dadurch auch besser konzentrieren. Viele neuere Antipsychotika hemmen zudem die Aufnahme von Serotonin und modulieren dadurch die Dopaminaktivität, wirken anxiolytisch und schlaffördernd und helfen, noch mehr Sinneseindrücke in den Basalganglien zu filtern. Daher wurden und werden Antipsychotika auch bei vielen anderen psychischen Störungen eingenommen: bei bipolaren Erkrankungen, emotional-instabiler Persönlichkeitsstörung (Borderline), Angst- und Zwangserkrankungen und Depressionen. Antipsychotika wirken allerdings nicht spezifisch »antischizophren«.

Viele neuere Antipsychotika der zweiten Generation wurden mit der Behauptung vermarktet, sie wirkten besser auf sogenannte Negativsymptome wie sozialen Rückzug, Apathie, Verarmung des Denkens, der Affekte und des Verhaltens. Hierfür gibt es keinen Beleg. Die frühere Beobachtung, dass sich nach einer Umstellung von älteren auf neuere Substanzen diese Negativsymptome verbesserten, lag daran, dass die Patienten von einer toxischen Hochdosistherapie auf vernünftige Dosierungen neuerer Antipsychotika umgestellt worden waren.

Rezeptorwirkung

Alle bekannten Antipsychotika blockieren Dopamin-D_2-Rezeptoren an unterschiedlichen Stellen im Gehirn. Viele ältere Antipsychotika wie HALOPERIDOL haben eine hohe Affinität zum D_2-Rezeptor, das heißt, sie binden sich stark an ihn und verlassen ihn erst nach einiger Zeit wieder. Einige neuere Substanzen wie CLOZAPIN, OLANZAPIN oder RISPERIDON haben eine niedrigere Affinität und dissoziieren schneller vom Rezeptor weg. Jedenfalls blockieren alle Antipsychotika die Wirkung von Dopamin. CLOZAPIN blockiert zusätzlich auch den Dopamin-D_4-Rezeptor, HALOPERIDOL den Dopamin-D_3-Rezeptor.

Neuere Antipsychotika (CLOZAPIN, RISPERIDON, OLANZAPIN, QUETIAPIN, ARIPIPRAZOL, ZIPRASIDON, PALIPERIDON), aber auch ältere Substanzen wie CHLORPROMAZIN blockieren zusätzlich auch Serotoninrezeptoren: die 5-HT2A-Unterform, aber auch andere Unterformen wie 5-HT2C oder 5-HT1D. Es gibt die Hypothese, dass die 5-HT2A-Rezeptorblockade die Dopaminfreisetzung im präfrontalen Kortex begünstigt; dies ist allerdings unbewiesen. Wichtige weitere Rezeptorwirkungen von einigen neueren Antipsychotika sind die Blockade von H1-Histaminrezeptoren mit der Folge der Sedierung und Gewichtszunahme (wie bei CLOZAPIN, OLANZAPIN oder QUETIAPIN) und die Blockade von Alpha-1- oder Alpha-2-Adrenalinrezeptoren (mit der Folge von Blutdruckregulationsstörungen, Schwindel, Blasenentleerungsstörungen oder Tremor).

Jedes Antipsychotikum hat ein besonderes Rezeptorprofil, da es die oben genannten Rezeptoren in unterschiedlicher Stärke blockiert und daher unterschiedliche Nebenwirkungen hervorruft.

Langzeitwirkungen

Die Wirksamkeit von Antipsychotika kann im Laufe der Behandlung abnehmen, wie eine große unabhängige Medikamentenstudie in den USA, die sogenannte CATIE-Studie, gezeigt hat (Lieberman u. a. 2005). Dies wird durch kompensatorische und sensibilisierende Rezeptorveränderungen verursacht, die dosisabhängig sind (Samaha u. a. 2008):

1. Vermehrung von D_2-Rezeptoren nach einer mehrmonatigen Behandlung um ein bis zwei Drittel als Antwort auf die Dopaminblockade.
2. Sensibilisierung der Dopaminrezeptoren (Dopaminrezeptor-Supersensitivität), die damit für Dopamin noch empfindlicher werden. Insgesamt steigt beim Menschen die Sensibilität für Dopaminantagonisten nach mehrjähriger Behandlung um das Dreifache an.

Diese Rezeptorveränderungen können sich vermutlich weitgehend zurückbilden, wenn weniger oder gar keine Medikamente mehr eingenommen werden. Das benötigt jedoch Wochen bis viele Monate. Gleichzeitig führen diese Rezeptorveränderungen häufig zu:

- Dosissteigerungen im Verlauf,
- psychotischen Rebound-Phänomenen bei größeren Reduktionsschritten oder nach plötzlichem Absetzen,
- Supersensitivitätspsychosen bei der Reduktion der Antipsychotikadosis,
- einer bis zu dreifach erhöhten Rückfallrate nach plötzlichem Absetzen,
- vermehrter Positivsymptomatik bei Rückfällen sowie
- schweren Spätdyskinesien bei einigen Antipsychotika und bei Patienten mit der höchsten Vermehrung von D_2-Rezeptoren.

Einteilungsprinzipien

Verschiedene Einteilungsprinzipien der antipsychotisch wirksamen Medikamente sind denkbar: nach der chemischen Struktur, nach der neuroleptischen Potenz oder nach einer Reihe anderer Kriterien wie extrapyramidalmotorische, beruhigende, schlaffördernde, antimanische, angstlösende und wahndämpfende Wirkung. Das letztgenannte Einteilungsprinzip ist schon deswegen sehr kompliziert, weil das Ausmaß der einzelnen Wirkungsqualitäten nur ungenau festzulegen ist. Auch die Einteilung nach der neuroleptischen Potenz ist angesichts der Antipsychotika neuerer Generation problematisch. Wegen der mangelnden Genauigkeit der übrigen Einteilungsprinzipien hat sich die Einteilung nach der chemischen Struktur durchgesetzt. Drei wesentliche Gruppen werden unterschieden:

- Phenothiazin- und Thioxanthen-Derivate (trizyklische Antipsychotika),
- Butyrophenon-Derivate,
- Antipsychotika der zweiten und dritten Generation (»atypische« Antipsychotika).

Letztlich bleibt allerdings jede Einteilung unbefriedigend, da sie nur einzelne Aspekte hervorhebt und andere ausblendet.

Ältere Antipsychotika

Phenothiazin-Derivate

Alle Phenothiazine bestehen einheitlich aus einem Dreier-Ringsystem mit einem Schwefel- und einem Stickstoffatom im mittleren Ring. Sie unterscheiden sich durch verschiedene Seitenketten und verschiedene Substituenten am Ringgerüst. Die neuroleptische Wirksamkeit wurde früher in Form der »neuroleptischen Potenz« angegeben: Es handelt sich dabei um die Menge eines Neuroleptikums, die notwendig ist, extrapyramidalmotorische Begleitwirkungen hervorzurufen. Nach früheren Vorstellungen waren diese unmittelbar mit der »antipsychotischen« Wirkung der Antipsychotika verbunden. Wir sprechen heute nicht mehr von diesem Konzept. In diese Gruppe gehören zum Beispiel PERPHENAZIN, PERAZIN und FLUPHENAZIN.

Thioxanthen-Derivate

Die Thioxanthen-Derivate unterscheiden sich von den Phenothiazinen wesentlich dadurch, dass das Stickstoffatom im mittleren Ring durch ein Kohlenstoffatom ersetzt ist. In ihren Wirkungen und Nebenwirkungen sind sie den Phenothiazinen sehr ähnlich. In diese Gruppe gehören CHLORPROTHIXEN (TRUXAL), CLOPENTHIXOL (CIATYL, CLOPIXOL) und FLUPENTIXOL (FLUANXOL).

Butyrophenon-Derivate

Butyrophenon-Derivate leiten sich vom HALOPERIDOL ab, dessen antipsychotische Wirkung bereits 1957 aufgrund besonderer Screeningmethoden nachgewiesen wurde (siehe oben). Bei diesen Substanzen treten die vegetativen Nebenwirkungen ganz gegenüber den extrapyramidalen in den Hintergrund. Allerdings ist diese Gruppe in ihren Wirkungen und Nebenwirkungen keineswegs einheitlich. Bekannteste Vertreter dieser Gruppe sind HALOPERIDOL (HALDOL), BENPERIDOL (GLIANIMON) und PIPAMPERON (DIPIPERON).
Butyrophenon-Derivate mit längerzeitiger Wirkung sind PIMOZID (ORAP) sowie das injizierbare Fluspirilen (IMAP).

Neuere Antipsychotika

CLOZAPIN (LEPONEX) war das erste Antipsychotikum mit »atypischem« Profil und deutlich geringerer Rate an extrapyramidalen Nebenwirkungen. Es wurde schon 1958 entwickelt und dann in den Neunzigerjahren wieder eingeführt. An neueren Antipsychotika wurden in der Folge dann entwickelt und zugelassen: ZOTEPIN (NIPOLEPT), RISPERIDON (RISPERDAL), OLANZAPIN (ZYPREXA), QUETIAPIN (SEROQUEL), AMISULPRID (SOLIAN), ZIPRASIDON (ZELDOX), PALIPERIDON (INVEGA) und ARIPIPRAZOL (ABILIFY). ARIPIPRAZOL als Antipsychotikum der dritten Generation hat eine Sonderrolle, da es ein 5-HT2A-Rezeptorantagonist, aber gleichzeitig ein D_2-Antagonist und auch ein partieller D_2-Agonist ist. Es wurde damit beworben, dass es insbesondere auf Negativsymptome wirke und Antrieb und Kognition verbessere. SERTINDOL (SERDOLECT) musste bereits nach kurzer Zeit wegen gefährlicher Nebenwirkungen wieder vom Markt genommen werden, darf nun aber als Antipsychotikum der zweiten Wahl wieder eingesetzt werden. PALIPERIDON ist eine Weiterentwicklung von RISPERIDON, letztlich aber nur der wirksame Metabolit und damit mit ähnlicher Wirkung und Nebenwirkungen.
Die neueren Antipsychotika sind chemisch, von der Struktur und vom Rezeptorprofil her uneinheitliche Substanzen. Das wird vor allem am Beispiel des AMISULPRID deutlich, das gleichsam aus dem Rahmen fällt und recht spezifisch auf Dopamin-D_2-Rezeptoren wirkt.

Dosis und Wirkung

Anfangs in den Fünfziger- und Sechzigerjahren wurden Antipsychotika eher mäßig dosiert. Zwischen 1970 und 1990 wurden oft hohe, teilweise extrem hohe Dosen der älteren Antipsychotika gegeben. Man war stark auf die Dopaminhypothese der Schizophrenie fixiert und nutzte entweder die sedierende oder die verhaltenssteuernde Komponente der Antipsychotika. In der Dosis wurden die Patientinnen und Patienten quasi immobilisiert und waren in den Einrichtungen mit weniger Personal kontrollierbarer. Viele wurden dadurch erheblich geschädigt bzw. vergiftet. In der Folge zeigten sich die Nebenwirkungen und die fehlende klinische Überlegenheit dieser höheren Dosierungen, sodass die Dosierungsempfehlungen wieder angepasst wurden. Man erkannte, dass es Patienten gibt, die nur mit (1 – 2 mg) HALOPERIDOL gut behandelt werden können. Manche benötigen oder tolerieren allerdings Dosierungen bis 10 mg zumindest in der Akutphase.

Die neueren Antipsychotika wurden von Anfang an mit niedrigeren Dosierungen verabreicht, da sich in den durchgeführten Studien keine Überlegenheit höherer Dosierungen gezeigt hatte. Die Empfehlungen und klinische Erfahrung führten zu Dosierungen von RISPERIDON (1–6 mg), OLANZAPIN (10–20 mg), CLOZAPIN und QUETIAPIN (150–600 mg).

Zur Akutbehandlung sollten Dopamin-D_2- bzw. -D_3-Rezeptoren nur in einem »therapeutischen Fenster« von 50 bis 70 Prozent blockiert werden. Höhere Dosierungen bringen keinen besseren Effekt bei gleichzeitig höherer Nebenwirkungsrate (mit Ausnahme von raschen Verstoffwechslern, »Rapid Metabolizern«). Die individuellen Dosierungen für diese Blockade sind unterschiedlich. In der folgenden Abbildung sind Dosierungen von neueren Antipsychotika genannt, bei denen im Durchschnitt diese Blockade von 50 bis 70 Prozent erreicht wird. Dies führt zu einer 95-prozentigen effektiven Dosis. Die Wirkung hängt auch von der Absorptions- bzw. Anflutungsgeschwindigkeit im Organismus ab.

ABBILDUNG 5

Dosierungen neuerer Antipsychotika für eine 95-prozentige Wirksamkeit – nach DGPPN u.a. (2006) und Davis & Chen (2004)

Substanz	DGPPN u.a. 2006 Zieldosis / Tag	Davis & Chen 2004 Effektive Dosis 95 % / Tag
Amisulprid	400–800 mg	200 mg (in einigen Fällen lediglich 100 mg)
Aripiprazol	15–30 mg	10 mg
Clozapin	200–450 mg	> 400 mg
Olanzapin	5–20 mg	> 16 mg (auch > 20 mg)
Quetiapin	400–750 mg	150–600 mg
Risperidon	3–6 (–10) mg	4 mg
Risperidon-Depot	Keine Angabe	25 mg / 14 Tage
Ziprasidon	80–160	120–160 mg

Neuroleptische Potenz

Lange Zeit hatte die vor allem vom deutschen Psychiater Hans-Joachim HAASE (1954) vertretene Auffassung vorgeherrscht, eine spezifische antipsychotische Wirkung der Substanzen trete erst dann ein, wenn eine neue antipsychotische Schwelle erreicht sei, an der die extrapyramidalen Nebenwirkungen auf die Feinmotorik sichtbar würden. Die Diskussion darüber ist in den Hintergrund getreten, seitdem bekannt wurde, dass das CLOZAPIN ohne extrapyramidale Nebenwirkungen gut antipsychotisch wirksam ist. Als Maß für die Wirkungsintensität eines Antipsychotikums galt lange die antipsychotische (neuroleptische) Potenz. Dabei handelt es sich um die Wirkungsintensität bezogen auf die gleiche Menge CHLORPROMAZIN, der durch Definition die antipsychotische Potenz 1 zugewiesen wurde. Diese Relation ist durch Antipsychotika der zweiten Generation außer Kraft gesetzt worden.

Unerwünschte Wirkungen von Antipsychotika

Einleitung

Sowohl ältere als auch neuere Antipsychotika haben ein Risiko von teilweise schweren Nebenwirkungen. Beinahe jeder Patient, der Antipsychotika einnimmt, hat Nebenwirkungen. Fast jeder vierte beschreibt sie als unerträglich und bei einem Drittel von ihnen führen sie zum Abbruch der medikamentösen Behandlung. Es ist daher wichtig, diese Nebenwirkungen zu kennen, um adäquat auf sie zu reagieren und um zu verhindern, dass dauerhafte Probleme auftreten.
Zu den unerwünschten Wirkungen der älteren Antipsychotika gehören neben den neurologischen Nebenwirkungen die anticholinergen Effekte, die aus der Blockierung des Neurotransmitters Acetylcholin resultieren, zum Beispiel Mundtrockenheit, verschwommenes Sehen, Tachykardie (schnellere oder unregelmäßige Herzfrequenz), Verstopfung, Harnverhalt und Delir. Höhere Dosierungen bringen ein höheres Nebenwirkungsrisiko mit sich.
Als Ergebnis der Auswirkungen auf das sympathische Nervensystem, aber auch aufgrund der direkten Wirkungen auf das Herz-Kreislauf-System können Blutdruckabfall, Herzklopfen, Tachykardie und plötzlicher Herztod (wegen der Verlängerung des QT-Intervalls im Herzen) auftreten. Viele ältere, aber auch neuere Antipsychotika führen zu unerwünschten sexuellen Wirkungen wie verminderter Libido, Orgasmus-, Erektions- oder Ejakulationsstörungen. Endokrine Wirkungen wie Gewichtszunahme und hormonelle Veränderungen treten bei den verschiedenen Antipsychotika unterschiedlich auf. Die meisten älteren Antipsychotika können aufgrund der Dopaminblockade neurologische Störungen (extrapyramidale Symptome) verursachen. Dazu gehören das Syndrom der unruhigen Beine (Akathisie), Tremor (Zittern), Steifheit der Muskeln, unwillkürliche Bewegungen, verlängerte oder unkontrollierte Muskelkontraktionen und mangelnde Koordination (Dyskinesie), Bewegungsverarmung, unwillkürliche und krampfhafte Bewegungen der Augen sowie die Spätdyskinesie.

Sowohl ältere als auch neuere Antipsychotika können ein Parkinson-Syndrom auslösen. Abnorme Bewegungen und Veränderungen des Muskeltonus sind unangenehm, stören das tägliche Leben und können zur Stigmatisierung beitragen. Zu den schlimmsten Auswirkungen einer Antipsychotika-Behandlung gehören Unruhe und Erregung, unangenehme emotionale Zustände und Impulse, die oft nicht ernst genommen werden, weil die Erwartung besteht, dass Antipsychotika Reizbarkeit vermindern. Körperunruhe und Restless-Legs-Symptome sind für einen Teil der Suizidversuche verantwortlich, die am häufigsten bei jungen Menschen mit kürzlich diagnostizierter Psychose und zu Beginn der medikamentösen Behandlung oder bei zu raschem Absetzen vorkommen.

Spezifische Nebenwirkungen

Spätdyskinesien

Zur Spätdyskinesie werden unkontrollierbare Bewegungen der Zunge, der Lippen sowie der Hände und Füße gezählt, die bei 10–50 Prozent der Patientinnen und Patienten unter einer Langzeittherapie mit älteren Antipsychotika auftreten sollen. Schlechte Zähne oder schlecht sitzende Zahnprothesen können diese unwillkürlichen Bewegungen verstärken. Manchmal sind aber auch andere Muskelgruppen betroffen, etwa die von Armen und Beinen. Zuweilen treten Schleuderbewegungen erheblichen Ausmaßes auf (Ballismus). Für Antipsychotika der neueren Generation gibt es noch zu wenige Langzeitstudien, um das Risiko für Spätdyskinesien gut zu beurteilen.
Die Spätdyskinesie ist eine beeinträchtigende Nebenwirkung, die wegen der Sprechstörung, der Schluckprobleme, der Bewegungsautomatismen und der Gangstörung zur Stigmatisierung führen kann. Einige Patienten mit offensichtlich schwerer Spätdyskinesie schämen sich, vermeiden soziale Kontakte und werden immer depressiver. Spätdyskinesien sind in 75 Prozent der Fälle irreversibel. Diese Nebenwirkung wurde lange Zeit in der Psychiatrie ignoriert und heruntergespielt, was auch zu einem Vertrauensverlust gegenüber dem Fachgebiet geführt hat. Die Spätdyskinesie geht auf die dopaminerge Hyperaktivität zurück und soll in einem Ungleichgewicht zwischen Dopamin und Acetylcholin bestehen. Anticholinerge Medikamente gegen diese Dyskinesien (BIPERIDEN, AKINETON u.a.), können bei längerer Gabe diese Störung sogar verstärken.

Da Spätdyskinesien oft nach Dosisreduktion oder Absetzen langdauernder Antipsychotika-Behandlung auftreten (Antipsychotika maskieren die Beschwerden), verschafft das Wiederansetzen kurzfristig oft die einzig mögliche Erleichterung. Dies bedeutet jedoch, dass die Häufigkeit von Spätdyskinesien bei Menschen, die Antipsychotika einnehmen, unterschätzt wird.
Durch die Entwicklung neuerer Antipsychotika sehen wir weniger Spätdyskinesien. Dennoch muss den Patientinnen und Patienten gegenüber auf diese Nebenwirkung hingewiesen werden. Zur Behandlung wurden früher niederpotente Antipsychotika in niedriger Dosierung empfohlen. Von diesen ist allerdings zu befürchten, dass sie das Bild eher verdecken als lindern. Auch Tiaprid kann nicht empfohlen werden, ebenso wenig wie Benzodiazepine, die in Einzelfällen sogar zu einer Verschlimmerung geführt haben. Am überzeugendsten waren die Besserungen unter CLOZAPIN. Die Umstellung auf CLOZAPIN mit sehr geringem Risiko extrapyramidalmotorischer Nebenwirkungen kann die Symptome in einigen Fällen lindern oder gar zum Verschwinden bringen.
Wenn es klinisch möglich ist, sollte bei Spätdyskinesien auf antipsychotische Medikation verzichtet werden. Bei fortbestehender psychotischer Symptomatik kann das Therapeuten wie Patienten in einen schweren Zielkonflikt stürzen.

Frühdyskinesien

Zu Beginn der Behandlung ist jedoch am ehesten mit sogenannten Frühdyskinesien zu rechnen. Frühdyskinesien treten bevorzugt bei der Gabe von hochpotenten Antipsychotika auf. Es handelt sich dabei um unwillkürliche Bewegungen mit Zungen-, Schlund- und Blickkrämpfen (sogenannte okulogyre Krisen), Bewegungsstürmen der Gesichtsmuskulatur, Verkrampfungen der Kiefermuskulatur (Trismus) wie beim Tetanus sowie um andere Störungen des Bewegungsablaufes (Tortikollis, Torsionsdystonie und andere).
Die Frühdyskinesien treten meist in den ersten Tagen der Behandlung auf. Sie hängen weniger von der absoluten Dosis als vom Tempo der Dosissteigerung ab. Nach Ablauf der ersten Woche sollen sie nur noch bei plötzlichen Dosiserhöhungen vorkommen. Im klinischen Alltag werden sie allerdings auch beim Absetzen von Antipsychotika beobachtet.
Wichtig ist, dass der Therapeut sich bewusst macht, dass ihm das Auf und Ab des Medikamentenspiegels beim Patienten häufig dann

entgeht, wenn die Medikamente nicht regelmäßig eingenommen werden. Frühdyskinesien sprechen meist gut auf BIPERIDEN (AKINETON) an. Auch Trismus und Schlundkrämpfe lassen sich gut durch eine Ampulle BIPERIDEN intravenös durchbrechen. Biperiden sollte allerdings nur so kurz wie möglich und nicht prophylaktisch gegeben werden. Sie besitzen ein gewisses Suchtpotenzial. Bei Blickkrämpfen wird Benzatropin gegeben.

Abnormer Muskeltonus, Bewegungsarmut, Zittern

Das »Parkinson-Syndrom« tritt in der Regel erst nach Ablauf der ersten Behandlungswochen auf. Es wird wie die Frühdyskinesien vorwiegend durch hochpotente Antipsychotika ausgelöst. Es ist weniger durch Muskelstarre und Zittern als durch Bewegungsarmut (Akinese) charakterisiert. Zu Beginn ist die Unbeweglichkeit der Gesichtszüge (Amimie) das auffälligste Merkmal. Der Gang wird kleinschrittig, die Mitbewegungen der Arme beim Gehen unterbleiben. Die Kranken erleben diese Hypokinese als Behinderung. Sie ist für sie eine Einengung, die sie passiv erleiden, gegen die sie unter Aufbietung großer Kräfte, die ihnen ohnehin fehlen, arbeiten müssen (WINDGASSEN 1989). Manchmal wird die Nebenwirkung von den Patienten als Veränderung der Persönlichkeit erlebt.

Bei sonst therapieresistentem schwerem Tremor hilft häufig CLOZAPIN, das auch bei der genuinen Parkinson-Krankheit eingesetzt wird. Meist bilden sich diese Nebenwirkungen nach Absetzen des Antipsychotikums zurück. Das kann manchmal jedoch Wochen dauern. Ältere Patienten entwickeln das Syndrom leichter als jüngere.

Die Akathisie

Die Akathisie ist eine Bewegungsunruhe. Der Patient klagt darüber, dass er keine zehn Minuten sitzen kann. Er läuft unruhig hin und her und hat dabei das Gefühl, auch nicht auf der Stelle stehen bleiben zu können. Beobachter sprechen von »Trippeln«. Beim Sitzen bewegen sich Füße und Oberschenkel. Der Patient klagt über starke innere Unruhe. Die Akathisie wird häufig als außerordentlich quälend erlebt und gehört zu den schlimmsten Nebenwirkungen, die in einigen Fällen auch zu Suiziden führen.

»Ich kann nicht sitzen, nicht stehen und nicht liegen. Ich halte es fast nicht aus. Sogar beim Fernsehen muss ich alle paar Minuten aufspringen und hin- und herlaufen. Auch das hilft nicht. Meine

Füße und meine Beine bewegen sich im Sitzen, ohne dass ich das will. Es ist eine Quälerei. Ich halte es bald nicht mehr aus!«

Die Akathisie tritt ebenfalls häufiger bei älteren hochpotenten als bei niederpotenten und den meisten neueren Antipsychotika auf. Aber auch bei Letzteren, vor allem bei RISPERIDON in höheren Dosierungen (ab 4 mg), kommt sie nicht selten vor. Sie ist durch Biperiden nicht zu beeinflussen und sollte dringend zur Dosisreduktion bzw. Umstellung auf ein anderes Präparat führen.
Depotpräparate haben ein besonderes Risiko für eine Akathisie mit der speziellen Problematik, dass das Präparat nicht einfach abgesetzt werden kann. Dies führt oft dazu, dass das Symptom von Ärzten als krankheitsbedingt gewertet wird, insbesondere wenn sie nicht direkt nach Gabe des Depots, sondern verspätet einsetzt.
Es ist eben nicht immer leicht, zwischen einer »inneren Unruhe«, die als Symptom der Grundkrankheit auftritt, und der medikamentös bedingten Bewegungsunruhe zu unterscheiden. Sorgfältige Beobachtungen und Befragungen helfen bei der Vermeidung von Fehlern, die für den Patienten zusätzliches Leiden bedeuten. Der psychiatrische Alltag in der Klinik und in der ambulanten Sprechstunde zeigt, wie schwierig die Differenzialdiagnose zwischen krankheitsbedingter Unruhe und Akathisie ist. Nicht wenige Patienten erfahren durch Dosiserhöhung eine Verstärkung ihrer Leiden statt Erleichterung durch konsequente Reduzierung. Es gilt: Im Zweifelsfall hat der Patient recht und es sollte von einer Nebenwirkung ausgegangen werden.

Malignes neuroleptisches Syndrom

Das maligne neuroleptische Syndrom (MNS) beinhaltet relativ rasch auftretende Muskelsteifigkeit, Fieber, Instabilität des autonomen Nervensystems, einer drastischen Erhöhung der Kreatinphosphokinase/Kreatinkinase (CK), des Leberenzyms GOT, des Enzyms LDH sowie eine Leukozytose mit Linksverschiebung und Bewusstseinsstörungen.
Es tritt bei 0,02 bis 1,9 Prozent der Patientinnen und Patienten auf, die Antipsychotika nehmen (YASSA u.a. 1997), und zwar mit höheren Risiken bei hohen Dosen oder rascher Dosiserhöhung, intramuskulärer Gabe und gleichzeitiger Einnahme mehrerer Antipsychotika. Das Sterberisiko liegt zwischen 4 und 25 Prozent,

wobei die Mortalität gesunken ist, seitdem diese schwere Nebenwirkung früher erkannt und intensivmedizinisch behandelt wird. Alle Antipsychotika können ein MNS auslösen.
Die Behandlung erfolgt durch sofortiges Absetzen der Antipsychotika und durch intravenöse Behandlung mit DANTROLEN (DANTAMARCIN) oder anderen Muskelrelaxanzien. Daneben ist eine unterstützende internistische Behandlung mit Senkung der Temperatur, Ausgleich des Flüssigkeits- und Elektrolythaushaltes und Behandlung interkurrenter Infektionen notwendig. Wegen der Bedrohlichkeit des Krankheitsbildes sollen therapeutische Maßnahmen in enger Absprache mit dem Internisten erfolgen.

Bei dem malignen neuroleptischen Syndrom handelt sich um seltene, aber dramatische Ereignisse, die von Patienten und Angehörigen mit großer Angst erlebt werden. Aufklärung darüber, dass sie auftreten können und wie dann zu verfahren ist, ist unverzichtbar.

Herz-Kreislauf-Nebenwirkungen, Leber- und Blutveränderungen

Herzrythmusstörungen können bei älteren, aber auch bei neueren Antipsychotika auftreten und sind mit einer höheren Sterblichkeit verbunden. Die nicht seltene Verlängerung des QT-Intervalls kann zum Kammerflimmern und in einigen Fällen auch zum plötzlichen Herztod führen. Von den neueren Antipsychotika haben SERTINDOL und ZIPRASIDON das höchste Risiko; es ist aber bei allen anderen ebenso vorhanden (RAY & MEADOR 2002). Das Risiko wird bei Kombination mit anderen Medikamenten erhöht.

Blutdruckabfall

Einige Antipsychotika können zum Blutdruckabfall führen. Die Blutdrucksenkung ist besonders dann unangenehm, wenn sie mit einer Kreislaufregulationsstörung verbunden ist. Obwohl Antipsychotika antiemetisch wirken, kommen Übelkeit und Erbrechen als Nebenwirkungen vor. Klagen über Schwindel sind häufig, ebenso solche über Herzklopfen, Kopfschmerzen und stenokardische Beschwerden. Der Blutdruckabfall ist der Grund, dass insbesondere CLOZAPIN in sehr niedrigen Dosierungen begonnen und langsam aufdosiert wird. Es hat zudem das höchste Risiko für eine bei 1 Prozent der Patienten auftretende Blutbildveränderung, der Agranulozytose, die zu einer Anfälligkeit für Infektionen führt (KANE &

MARDER 1993). Das Blutbild sollte daher bei CLOZAPIN in einem vorgegebenen Schema regelmäßig kontrolliert werden, was aber auch für alle anderen Antipsychotika gilt.

Blutgerinnungsstörungen

Eine weitere Nebenwirkung ist das höhere Risiko für Blutgerinnungsstörungen, die dazu führen, dass Menschen mit Antipsychotikabehandlung ein um ein Drittel erhöhtes Risiko für tiefe Venenthrombosen haben. Schlaganfälle sind ebenfalls deutlich häufiger, vor allem bei älteren Menschen. Das Risiko von Blutgerinnungsstörungen scheint bei einigen neueren Antipsychotika wegen der Serotoninwirkung höher zu sein als bei älteren Substanzen.

Leberfunktion

Störungen der Leberfunktion führen im Extremfall durch Rückstauung der Gallenflüssigkeit zur Gelbsucht (Ikterus). Ein Anstieg der Leberenzyme und der alkalischen Phosphatase wird verhältnismäßig häufig beobachtet (zweite bis vierte Behandlungswoche als Gipfel). Meist bildet sich die Störung der Leberfunktion zurück. Eine Reduktion der Medikation oder Wechsel des Antipsychotikums (andere chemische Gruppe!) empfiehlt sich jedoch, soweit vertretbar. Die Blutwerte sollten dann regelmäßig kontrolliert werden.

Stoffwechsel-Wirkungen

Diabetes

Metabolische Nebenwirkungen von Antipsychotika wurden im Vergleich zu den neurologischen Wirkungen bis vor kurzem vernachlässigt. Da Menschen mit einer schizophrenen Psychose aber zusätzlich viele andere Risikofaktoren im Rahmen eines weniger gesunden Lebensstils haben (stärkeres Übergewicht, starkes Rauchen, weniger gesunde Ernährung, weniger Bewegung), sind diese metabolischen Nebenwirkungen von großer Bedeutung für die körperliche Gesundheit. Viele, insbesondere neuere Antipsychotika, sind mit einem höheren Risiko für eine Glukoseintoleranz verbunden. Dies bedeutet, dass sie eine diabetische Stoffwechsellage fördern. Die Diabetesraten sind daher bei Menschen mit einer Schizophrenie – auch unter Berücksichtigung der allgemein höheren Diabetesprävalenz in der Allgemeinbevölkerung – deutlich angestiegen (DE HERT u. a. 2009). Viele neuere Antipsychotika führen zudem zur Gewichtszunahme, was die Insulinwirkung weiter abschwächt. Dies kann, neben der Stigmatisierung, zu Bluthochdruck, Fettstoffwechselstörungen (Hyperlipidämie) und Herz-Kreislauf-Erkrankungen führen.
OLANZAPIN, CLOZAPIN und QUETIAPIN haben das höchste Risiko von Stoffwechselstörungen. In der großen US-amerikanischen CATIE-Studie trat nach 1–2 Jahren bei Menschen mit einer chronischen

Schizophrenie bei 30 Prozent der mit OLANZAPIN Behandelten, bei 16 Prozent der mit QUETIAPIN, bei 15 Prozent der mit RISPERIDON und bei 7 Prozent der mit ZIPRASIDON Behandelten eine Gewichtszunahme von mehr als 7 Prozent auf (MEYER u.a. 2005). Dies ist bedenklich, da ein sogenanntes metabolisches Syndrom (Fettleibigkeit, Bluthochdruck, veränderte Blutfettwerte und Insulinresistenz) das 10-Jahres-Risiko einer koronaren Herzerkrankung verdoppelt. Regelmäßige Laborkontrollen und internistische Untersuchungen, aber auch Ernährungsberatung, Bewegungsförderung und die Verminderung anderer Risikofaktoren wie das Rauchen sind sinnvoll.

Akkommodationsstörungen

Akkommodationsstörungen verlangen ebenso wie bei Antidepressiva besondere Vorsicht bei erhöhtem Augeninnendruck. Bei Prostatahyperplasien kann es durch die zusätzliche Gabe von niederpotenten Antipsychotika und von Antidepressiva zu Miktionsstörungen kommen, weil diese Mittel eine Erschlaffung des Detrusors (Blasenentleerermuskel) und einen Spasmus des Blasensphinkters bewirken. Mundtrockenheit (bei älteren Antipsychotika) oder erhöhter Speichelfluss (vor allem bei CLOZAPIN) sind unangenehm.

Hyperthermien

Eine Besonderheit vor allem bei älteren Antipsychotika sind Störungen der Temperaturregulation in Form von Fieber oder Absinken der Temperatur. Hyperthermien sind dann gefährlich, wenn sie verkannt werden, insbesondere wenn der Kranke psychomotorisch erregt ist. Bei Hyperthermien sollte abgesetzt oder auf ein besser verträgliches neueres Antipsychotikum umgesetzt werden. Bei Fieberzuständen unter Antipsychotika sollte an die Möglichkeit der Hyperthermie gedacht werden!

Sonstige Nebenwirkungen

Krampfanfälle, Delir

Die Krampfschwelle wird besonders durch niederpotente Antipsychotika gesenkt, sodass es zu zerebralen Krampfanfällen kommen kann. Alle Antipsychotika können jedoch epileptische Anfälle triggern. HALOPERIDOL hat hier beispielsweise ein geringeres Risiko als CLOZAPIN oder CHLORPROMAZIN. Delirante Syndrome können – vor allem bei älteren Menschen – auftreten. Das Bild ist von Desorientiertheit, Verwirrung, motorischer Unruhe, Halluzinationen und Denkstörungen gekennzeichnet. Es fehlen in der Regel vegetative Symptome wie Temperaturstörung und Schwitzen, wie sie für das Alkoholdelir typisch sind. Die Behandlungsmethode der Wahl ist, wenn irgend möglich, die drastische Reduktion der Dosierung bzw. der Verzicht auf Antipsychotika. Falls erforderlich, muss zusätzlich

Distraneurin gegeben werden. Delirante Syndrome treten auch bei der Behandlung mit Antidepressiva und nach Biperiden auf.

Arzneimittelexanthem, Pigmentveränderungen

Arzneimittelexantheme und Fotosensibilisierung (Vorsicht in der Sonne!) sind ebenso beschrieben wie Pigmentablagerungen in der Hornhaut und in der Linse.

Sexuelle Funktionsstörungen

Sexuelle Funktionsstörungen sind oft tabuisiert und werden von Ärzten selten erfragt, obwohl sie belastend sind und bei etwa der Hälfte der Patientinnen und Patienten während der Behandlung auftreten. Libido und Potenz sind nicht selten unter Antipsychotika herabgesetzt. Erektions- und Ejakulationsstörungen sind ebenfalls nicht selten. Bei Frauen kann es zum Ausbleiben der Regel kommen. Die Galaktorrhoe (Milchfluss) ist nicht ganz selten, vor allem bei einer Gabe von AMISULPRID. Sie kommt auch bei Männern vor. Diese unerwünschte Wirkung steht in unmittelbarem Zusammenhang mit der biochemischen Wirkung der Antipsychotika (Prolaktinerhöhung). Von praktischer Bedeutung ist auch die Darmträgheit und Obstipation.

Interesseverlust, Depression

Unter den unerwünschten Wirkungen der Antipsychotika auf die Psyche sind neben Müdigkeit und Konzentrationsstörungen depressive Verstimmungszustände und der Verlust von Interesse an der Umwelt (»Indifferenz«) hervorzuheben. Es ist allerdings nicht sicher, ob es sich dabei wirklich um eine »pharmakogene« Depression handelt. Viele Antipsychotika reduzieren emotionale Schwankungen, was therapeutisch zunächst auch erwünscht ist. Als nachteilig beklagen viele Patienten eine emotionale Verflachung, sodass sie Gefühle wie Freude oder Ärger weniger intensiv erleben. Es ist oft schwierig, diese Gefühls- und Motivationsstörungen von den Auswirkungen der Krankheit selbst zu unterscheiden. Viele Menschen unter einer länger andauernden antipsychotischen Behandlung berichten von einem wiederkehrenden Interesse und erneuter Gefühlsintensität, wenn sie die Medikamente reduzieren oder absetzen. Das wird als positiv erlebt, kann aber dazu führen, dass sie sich überfordern und falsch einschätzen oder in stressreiche Situationen begeben. Veränderungen der Dosis sind daher möglichst vorsichtig und über längere Zeit vorzunehmen. Antidepressiva helfen bei der pharmakogenen Depression in den meisten Fällen nicht und sollten nicht einfach dazugegeben werden.

Übersedierung

Die Sedierung ist beim psychomotorisch erregten Kranken eine erwünschte Wirkung der Antipsychotika. Aber nur ein Teil von ihnen ist unruhig oder erregt. Für sie werden die dämpfenden Eigenschaften der Antipsychotika zu unerwünschten Wirkungen, die zum Teil als erhebliche Beeinträchtigung empfunden werden. Die Sedierung wird nicht als »gesunde« Müdigkeit erlebt, die zu Schlaf und nachfolgender Erfrischung führt, sondern als Dämpfung, als Passivierung, als körperliche Missempfindung. Entsprechend muss sie als Nebenwirkung ernst genommen und, wo immer möglich, durch Medikamentenreduktion oder durch Umstellung beseitigt bzw. wenigstens gemildert werden.

»Ich habe immer Anstrengung, meine Augen aufzuhalten ... nee, nicht so eine gesunde Müdigkeit. Es ist eine bleierne Müdigkeit, die nicht von Erschöpfung herrührt.«
»Es war praktisch nur der Kopf beteiligt an der Müdigkeit. Also nicht der ganze Körper ...«
»Sie ist nicht die Müdigkeit, die zum Schlaf führt; sondern die Müdigkeit, die zu einem benommenen Verhalten führt.«
»So ein Betäubtsein! So aus dem Verkehr gezogen fühle ich mich. Bei allem, was ich tue, egal was anliegt.«
»Alles war ganz stark gebremst. Ich habe mich wie unter Drogen gefühlt ... Müde, aber andererseits auch ganz überdreht. Weil ich starke Angstgefühle hatte.«
»Es war beides da, innere Unruhe und Müdigkeit.«
(Zitate aus WINDGASSEN 1989)

Hirnvolumen

Die langfristige oder gar lebenslange Verschreibung von Antipsychotika wird zunehmend als problematisch angesehen wegen der vielfältigen somatischen und psychischen Nebenwirkungen. Ein viel diskutierter Befund ist der Beitrag dieser Medikamente zur Verringerung des Hirnvolumens bei Menschen mit einer schizophrenen Psychose (ADERHOLD u. a. 2015). Ein recht guter Nachweis wurde vor allem durch eine große Beobachtungsstudie an Ersterkrankten erbracht, in der medikamentös behandelte Menschen nach der ersten Episode einer Psychose Hirnvolumen rascher verloren hatten als nicht oder nur mit geringen Dosen behandelte Personen (HO u. a. 2011).
Die Arzneimittelkommission der Deutschen Ärzteschaft schreibt diesbezüglich: »Eine Verringerung des Hirnvolumens ist eine gravierende Nebenwirkung einer antipsychotischen Medikation, wenngleich nicht mit Sicherheit gesagt werden kann, inwieweit diese mit Funktionseinbußen korreliert und inwieweit die Atrophie nach Absetzen reversibel ist. Diese wie auch andere Nebenwirkungen sind bei der Verschreibung im Sinne einer Nutzen-Risiko-Bewertung

gemeinsam mit dem Patienten zu beurteilen. Hieraus folgt, dass Neuroleptika nur bei eindeutiger Indikation und Überwiegen der Vor- über die Nachteile zu verordnen sind und dass möglichst eine Monotherapie eines Neuroleptikum in der geringsten wirksamen Dosis erfolgen sollte. Die Empfehlung zu einem generellen Verzicht auf oder ein sehr frühzeitiges Absetzen von Neuroleptika kann hieraus nicht pauschal abgeleitet werden« (Arzneimittelkommission der Deutschen Ärzteschaft 2015, S. 160).

Kontraindikationen, Wechselwirkungen und Laborkontrollen

Kontraindikationen für den Einsatz von Antipsychotika sind eher relativ als absolut zu verstehen. Eine absolute Kontraindikation sind schwere Störungen der Blutbildung. Ebenso problematisch ist der Einsatz bei Prostatahyperplasie und Glaukom (insbesondere Antipsychotika mit Wirkungen auf Acetylcholin). Vorsicht ist bei hirnorganischen Veränderungen und Arteriosklerose am Platz. Der Einsatz von Antipsychotika zur Verhaltensregulierung bei Menschen mit einer Demenz ist keine zugelassene Indikation, denn Antipsychotika erhöhen vor allem das Schlaganfallrisiko. Andere Kontraindikationen hängen vom Rezeptorprofil ab.

Bei Antipsychotika mit Affinität zu Adrenozeptoren sind Hypotension und Herzrhythmusstörungen Kontraindikationen, bei solchen mit hoher Affinität zu D_2-Dopaminrezeptoren der Morbus Parkinson. Antipsychotika verstärken oft die Wirkung anderer zentral wirksamer Substanzen: Bei Kombination mit Lithiumsalzen kann Neurotoxizität auftreten, bei Kombination mit anderen anticholinergen Substanzen Blasenatonie, Ileus oder Hyperthermie und bei Kombination mit Vasodilatoren ein Blutdruckabfall.

Viele Antipsychotika haben eine große therapeutische Breite. Deswegen treten Vergiftungserscheinungen erst bei starker Überdosierung auf. Sie sind zu behandeln wie narkotische Vergiftungen. Bewusstseinsgetrübte und bewusstlose Patienten gehören auf eine Intensivstation. Bemerkenswert ist, dass Antipsychotika so gut wie nicht dialysiert werden können.

Laborkontrollen

Vor und während der Behandlung mit Antipsychotika sind routinemäßige Untersuchungen von Puls und Blutdruck, Blutbild, Kreatinin und Harnstoff sowie Transaminasen und bei älteren und herzvorgeschädigten Patienten EKGs notwendig. Die Abstände der Untersuchungen müssen zunächst kurz, später länger sein (Produktinformationen beachten!). Empfehlungen finden sich in der folgenden Abbildung 6.

ABBILDUNG 6

Laborkontrollen bei Gabe von Antipsychotika

Blutbild:
1.–16. Woche: 7- bis 14-täglich (bei Clozapin alle 7 Tage obligatorisch!)
4.–6. Monat: monatlich, danach vierteljährlich
Puls und Blutdruck:
zu Beginn täglich; nach Einstellung monatlich; später bei jedem Arztbesuch
Kreatin, Harnstoff:
vierteljährlich, bei Dauerbehandlung halbjährlich
Transaminasen:
vierteljährlich
EKG:
zunächst vierteljährlich, später halbjährlich

Die notwendigen Laborkontrollen sollten auch vor Beginn der Behandlung vorgenommen werden. Manche Kliniken empfehlen die wöchentliche Blutbildkontrolle in der Anfangsphase. Wichtig ist die sofortige Blutbildkontrolle beim Auftreten von Symptomen körperlicher Erkrankung, insbesondere aber bei Infekten aller Art.

Abschließende Bemerkung zu Nebenwirkungen

Antipsychotika haben vielfältige unerwünschte Wirkungen (siehe Abbildung 7). Diese betreffen das extrapyramidal-motorische System und das vegetative System. Daneben treten kardiovaskuläre, hormonelle und neurologische Symptome, Gewichtszunahme, Stoffwechselstörungen wie Diabetes und unerwünschte Wirkungen auf das blutbildende System auf. Es kann zu dermatologischen Störungen, Wirkungen auf die Leber, ophthalmologischen Störungen und Störungen der Thermoregulation kommen. Schließlich treten unerwünschte psychische Symptome wie Müdigkeit, Übersedierung,

Motivationsstörungen und eine eventuelle pharmakogene Depression auf. Gefährlich ist die Agranulozytose (vor allem bei CLOZAPIN), gelegentlich auch die Frühdyskinesie, wenn sie nicht erkannt wird. Sehr belastend ist die Akathisie (Beinunruhe). Gefährlich können zudem zerebrale Krampfanfälle und Arzneimitteldelirien werden. Nicht alle unerwünschten Wirkungen treten bei allen Antipsychotika auf, sollten aber im Blick behalten werden.

ABBILDUNG 7

Rezeptortypabhängige Nebenwirkungen von Antipsychotika

H1-Rezeptorblockade (Histamin-Rezeptor)	Schläfrigkeit, Gewichtszunahme
mACh-Rezeptorblockade (muskarinische Acetylcholin-Rezeptoren)	Sehstörungen, Mundtrockenheit, Herzrasen, Verstopfung, Harnverhalt, Delir
Alpha-a1-Rezeptorblockade (adrenerge Alpha-1-Rezeptoren)	Blutdruckabfall, Schwindel, Ejakulationsstörungen, verstopfte Nase, Herzrasen
Alpha-a2-Rezeptorblockade (adrenerge Alpha-2-Rezeptoren)	Blutdruckanstieg, Unruhe, Angst
D_2-Rezeptor-Blockade (Dopamin-D_2-Rezeptoren)	Bewegungsstörungen, sexuelle Funktionsstörungen, Störungen der Regulation der Körpertemperatur, Negativsymptome
5-HT2c-Rezeptorblockade (Serotonin-Rezeptor-Subtyp)	Appetit und Gewichtszunahme
5-HT2a-Rezeptorblockade (Serotonin-Rezeptor-Subtyp)	Schläfrigkeit, Hemmung der Blutgerinnung
partieller Agonismus an 5-HT1a-Rezeptoren (Serotonin-Rezeptor-Subtyp)	Kopfschmerzen, Übelkeit

Auswahl, Dosierung, Dauer: rationaler Einsatz von Antipsychotika

Einleitung

Die Zahl der auf dem Markt verfügbaren Antipsychotika ist groß und unübersichtlich. Für die praktische Arbeit gilt es, Einzelne auszuwählen und sich zu beschränken. Das fällt schwer, wenn man bedenkt, dass überzeugende Hinweise auf spezifische Wirkungsqualitäten unterschiedlicher Antipsychotika fehlen. Trotz großer Unterschiede in der chemischen Struktur ist bei keinem eine abgrenzbare besondere Wirksamkeit nachzuweisen. Eine Ausnahme stellt CLOZAPIN dar, das eine besondere Bedeutung bei medikamentös schwer zu behandelnden Symptomen hat. Die neueren Antipsychotika erweitern das zur Verfügung stehende Spektrum, bringen jedoch die Gefahr von zu häufigen Kombinationsbehandlungen und Umstellungen mit sich.
Wichtig ist, dass die Befunde über die Gleichartigkeit der Wirkung der verschiedenen Antipsychotika durch Gruppenvergleiche gewonnen wurden. Mithin ist die Möglichkeit nicht auszuschließen, dass einzelne Patienten innerhalb dieser Gruppe besser auf ein Medikament ansprechen als auf alle anderen.
Diese Annahme ist der Grund dafür, dass es in der Praxis üblich ist, das Medikament zu wechseln, falls die Krankheitssymptomatik nach ausreichend langer Behandlung in angemessener Dosierung nicht abklingt. Oft ist die Auswahl eines Antipsychotikums allerdings gesteuert durch die (erwarteten) Nebenwirkungen.

Behandlung in der Akutphase: einzelne Antipsychotika

Es gibt keinen Standardalgorithmus, der dem Therapeuten die Auswahl des Antipsychotikums zur Behandlung der akuten Psychose erleichtert. Gute Prädiktoren für das Ansprechen auf Antipsychotika (neben vorherigen Erfahrungen mit diesen Substanzen) gibt es nicht.

Ersterkrankung

Bei der Ersterkrankung an einer Psychose aus dem schizophrenen Formenkreis sollte, wenn die Entscheidung für eine Medikation gefallen ist, ein neueres Antipsychotikum in einer möglichst niedrigen Dosis gegeben werden. Es bietet sich hier ARIPIPRAZOL, AMISULPRID, OLANZAPIN, PALIPERIDON, RISPERIDON, QUETIAPIN oder ZIPRASIDON an. Aber auch eine niedrig dosierte Gabe von HALOPERIDOL oder FLUPENTIXOL ist angemessen, wenn keine langfristige Gabe dieser Substanzen resultiert. Eine Hochdosistherapie mit Antipsychotika ist bei Ersterkrankten in jedem Fall zu vermeiden.

Mehrfacherkrankungen

Bei Mehrfacherkrankungen bzw. Rückfällen sollte behutsam dasjenige Antipsychotikum wieder eindosiert werden, bei dem der Patient die beste Response hatte. Die Präferenzen des Patienten (manchmal als Vorausverfügung festgelegt) und das zu erwartende Nebenwirkungsrisiko sollten berücksichtigt werden.

Es gibt keine verbindlichen Dosierungsrichtlinien. Das hat vor allem zwei Gründe: die unterschiedliche Empfindlichkeit verschiedener Patienten und die große therapeutische Breite. Antipsychotika sind in der Akutphase relativ sichere Medikamente in dem Sinne, dass Intoxikationen eher selten sind. Die Orientierung an den Nebenwirkungen, die die oberen Dosisgrenzen bei den meisten Medikamenten bestimmt, versagt bei den Antipsychotika häufig. Das mag einer der Gründe dafür sein, weshalb die Standarddosierung von Antipsychotika während der vergangenen Jahrzehnte teilweise immer höher geworden ist. Glücklicherweise ist die Tendenz in den letzten Jahren gegenläufig. Eine Monotherapie ist (mit einigen wenigen Ausnahmen bei in der Folge auftretender Therapieresistenz) unbedingt anzustreben, da Polypharmazie das Risiko höherer Dosierungen erhöht, Wirksamkeiten nicht mehr eingeschätzt werden können und Wechselwirkungen auftreten.

Niedrigst wirksame Dosis

Um die niedrigst wirksame Dosis zu finden, benötigt es Zeit, Geduld und psychosoziale Unterstützung für die Patientinnen und Patienten. Hierfür muss eine Risikoabschätzung hinsichtlich der

Handlungsrelevanz und der Beeinträchtigung durch die psychotischen Symptome erfolgen. Muss rasch reagiert werden, sollte eher ein Benzodiazepin dazugegeben werden, statt eine zu rasche Dosiserhöhung durchzuführen. Jeder Therapeut und jede Therapeutin sollte wissen, dass es oft die erste Erfahrung mit Antipsychotika ist, welche die Einstellung der Patienten gegenüber diesen Substanzen prägt, und dass es schwierig ist, eine zu hohe Dosis auch wieder zu reduzieren.

Bei Antipsychotika ist es wie bei anderen Medikamenten: Viel hilft nicht unbedingt viel; und höhere Dosierungen (genauso wie Kombinationen) verursachen größere und häufiger unerwünschte Wirkungen.

Wirkungseintritt

Bei der Behandlung depressiver Erkrankungen gehört es zum Allgemeinwissen, dass beim Einsatz der Antidepressiva mit einem Wirkungseintritt erst nach zwei bis drei Wochen zu rechnen ist. Dass Ungeduld auch bei der Behandlung mit Antipsychotika zu vorschnellem Medikamentenwechsel, zu Polypragmasie und damit zum Verlust von therapeutischen Chancen führt, ist hingegen wenig bekannt: Auch die Wirkung von Antipsychotika auf die meisten psychotischen Symptome tritt erst mit einer Verzögerung von einer bis drei Wochen ein. Lediglich die Wirkung auf Gespanntheit, Aggressivität und motorische Erregtheit tritt rasch ein. Gelegentlich verschwinden auch Halluzinationen schon nach wenigen Tagen.
Die Antipsychotika in der Akutphase sollten so gewählt und verabreicht werden, dass Symptome verringert werden, ohne den Patienten sozial und emotional handlungsunfähig zu machen. Die Behandlung soll möglichst nebenwirkungsfrei verlaufen und ausreichender Nachtschlaf soll gesichert sein, damit der Patient sich erholen kann. Dazu empfiehlt es sich, die Anfangsdosierung – wenn diese sich als ausreichend erwiesen hat – möglichst bald schrittweise wieder zurückzunehmen, um das vertretbare Minimum an Medikation herauszufinden. Um den Schlaf sicherzustellen, empfiehlt es sich, die Abenddosis auf 21 Uhr oder 22 Uhr zu verschieben oder die Tagesmedikation ungleich mit Schwerpunkt auf die Abendmedikation zu verteilen.

Müdigkeit in der Anfangsphase der Behandlung wird häufig in Kauf genommen und sollte mit dem Patienten besprochen werden. Sie kann nach aufregenden Tagen und Wochen vor Behandlungsbeginn sogar erwünscht sein. Der Patient erlebt eine regressive Phase zu Hause oder im Stationsmilieu, aus der er sich mit Unterstützung der Therapeuten oder Angehörigen allmählich wieder herausentwickelt. Nach der Anfangsphase ist allerdings darauf zu achten, dass mangelnder Antrieb nicht überhandnimmt: Teilnahme am Stationsgemeinschaftsleben, an der Beschäftigungstherapie und an anderen Aktivitäten müssen erreicht werden.

Umstellung der Medikation bei unzureichender Wirkung

Zu rasche und zu viele Wechsel von Antipsychotika sollten vermieden werden. Wenn nach vier bis sechs Wochen Behandlung mit einem Antipsychotikum keine spürbare Besserung der Symptome auftritt, obwohl die die Psychose aufrechterhaltenden Faktoren wie ungünstige Umgebung und Stress reduziert wurden, kann auf ein anderes Präparat (meist zunächst auf ein anderes neueres Antipsychotikum) umgestellt werden. Eine kurze überlappende Phase (Eindosieren des neuen und Ausdosieren des alten Mittels) ist akzeptabel und in vielen Fällen sinnvoll. Lange Überlappungsphasen sollten vermieden werden.
Die Beurteilung der Wirksamkeit sollte anhand der typischen, belastenden Symptome erfolgen. Entscheidend ist aber, nicht nur die Symptome in den Mittelpunkt zu stellen. Wichtiger für den Langzeitverlauf sind die sozialen Funktionen wie Wohnen, Arbeit und soziale Beziehungen. Eine Behandlung, die Symptome erfolgreich unterdrückt, aber Behinderungen in diesen sozialen Bereichen hervorruft, ist eine schlechte Behandlung.

Sonderfall Clozapin

Wenn nach zwei ausreichend langen Therapieversuchen mit unterschiedlichen Antipsychotika keine signifikante Besserung eintritt, kann ein Therapieversuch mittels CLOZAPIN erfolgen.
Das CLOZAPIN nimmt eine Sonderstellung unter den Antipsychotika ein. Anfang der Siebzigerjahre stellte es eine große Hoffnung für Patienten und Therapeuten dar: ein Antipsychotikum ohne extrapyramidalmotorische Begleitwirkungen, wahrscheinlich auch ohne die Gefahr einer Spätdyskinesie. Die Kranken, die es erhielten, fühlten sich nicht »eingemauert«. Ein Durchbruch war erzielt.

Dann kamen Meldungen der Veränderungen des weißen Blutbildes, vereinzelt auch über tödliche Zwischenfälle. Das Indikationsspektrum des CLOZAPIN musste drastisch eingeschränkt werden. Es konnte kein Standardmedikament bleiben. Heute hat CLOZAPIN einen festen Platz in der Behandlung von Menschen, die nur gering und unzureichend auf andere Antipsychotika ansprechen und/oder Überempfindlichkeit gegenüber extrapyramidalmotorischen Nebenwirkungen und psychotischen Symptome bei bereits bestehender oder sich anbahnender Spätdyskinesie zeigen.
CLOZAPIN ist bei der Erstmedikation zwingend einzuschleichen: Erstdosierung 6,25 mg oder maximal 12,5 mg, im Verlauf Erhöhung von 12,5 bis 25 mg/Tag. CLOZAPIN soll wegen der Gefahr der Atemdepression möglichst nicht mit Tranquilizern kombiniert werden. Eine engmaschige Blutbildkontrolle ist notwendig. Daher erfordert es engen Kontakt zum Patienten und eine gute therapeutische Beziehung.
Die ängstliche Fixierung auf das CLOZAPIN darf nicht darüber hinwegtäuschen, dass auch bei anderen trizyklischen Antipsychotika Agranulozytosen vorkommen. Blutbildkontrollen und klinische Beobachtung müssen bei ihnen ebenso sorgfältig sein, wenn auch nicht so eng und schematisch wie bei CLOZAPIN.

Besondere Konstellationen

Akute Erregung

Beim akuten Erregungszustand, der beruhigenden psychotherapeutischen Maßnahmen nicht ausreichend zugänglich ist, sollte unter Hinzuziehung von Angehörigen oder anderen vertrauten Personen versucht werden, eine orale Medikation mit einem Antipsychotikum und einem Benzodiazepin anzubieten. Wenn dies nicht eingenommen wird und der Patient schwer beeinträchtigt oder gar eigen- oder fremdgefährdend ist, muss in seltenen Fällen manchmal auf eine intramuskuläre oder intravenöse Gabe von HALOPERIDOL (5 mg) und DIAZEPAM (5 mg) oder LORAZEPAM (1–2,5 mg) bei dem festgehaltenen Patienten zurückgegriffen werden. Eine Wiederholung ist in manchen Fällen notwendig. Auf diese Weise wird meist Entspannung und innere Beruhigung erreicht, häufig – aber bei Weitem nicht immer – vorübergehender Schlaf. Eine Überwachung der Kreislaufverhältnisse bei solchen Maßnahmen ist eine Selbstverständlichkeit. Wenn ein Patient medikamentös in Schlaf versetzt wird, muss ein ausgebildeter Pfleger oder eine Pflegerin am Bett bleiben und ein Arzt unmittelbar erreichbar sein. Diese Zwangsmedikation muss gut dokumentiert und nachhermit dem Patienten im Nachhinein besprochen werden.

Katatoner Stupor

Der katatone Stupor ist ein lebensbedrohliches Krankheitsbild. Unter Nahrungs- und Flüssigkeitsverweigerung und Entwicklung einer hartnäckigen Temperaturerhöhung kann der Zustand perniziös werden und zum Tode führen. Die Differenzialdiagnose zum malignen neuroleptischen Syndrom muss gestellt werden. Für die Behandlung sind sorgfältige Pflege, eine freundliche Umgebung und stützende Zuwendung ohne Aufdringlichkeit eine Grundvoraussetzung. Der Flüssigkeits- und Elektrolythaushalt muss überwacht werden. Flüssigkeit muss gegebenenfalls intravenös zugeführt werden. Eine Pneumonieprophylaxe durch krankengymnastische Übungen, eventuell passiv, muss gewährleistet sein; eine Thromboseprophylaxe ebenfalls. Die Gabe von Benzodiazepinen ist die erste Wahl, gegebenenfalls die zusätzliche Gabe eines Antipsychotikums. Bei Therapieresistenz und Lebensgefahr ist die perniziöse Katatonie die einzige Indikation zur Elektrokrampfbehandlung im Rahmen der Psychosenbehandlung geblieben.

Negativsymptome

Die Behandlung bei vorherrschender Antriebsstörung und sozialer Zurückgezogenheit ist immer noch eine Herausforderung. Wichtig ist, nicht zu schaden, das heißt, eher niedrige Dosierungen sind ratsam. Negativsymptome ohne Vorliegen von Positivsymptomen medikamentös zu behandeln, hat wenig Sinn. Aktivierung, das Herausfinden, was den Patienten motiviert, sinnstiftende Tätigkeiten, das Beenden von Drogen-, insbesondere Cannabiskonsum sollten im Zentrum stehen. Hier sind Geduld und Beharrlichkeit am Platze, auch im Hinblick auf die medikamentöse Behandlung. Selbst bei richtiger Dosierung kann es sechs Monate und länger dauern, bis ein Optimum an Besserung erreicht ist.

Unangenehme Erfahrungen

Die unangenehmen Erfahrungen der Kranken mit Antipsychotika müssen von den Therapeutinnen und Therapeuten sehr ernst genommen werden. Am schwersten leiden die Patienten offenbar neben der Gewichtszunahme unter der Akathisie, einer Bewegungsunruhe in den Beinen, die es ihnen schwermacht, still zu sitzen und zu liegen. Die Kranken wissen sehr genau zwischen dieser Störung und der typischen psychosebedingten inneren Unruhe zu unterscheiden.

Sofern ein Patient mit einer schizophrenen Psychose auf die Behandlung mit Dysphorie reagiert, lässt sich voraussagen, dass er die Medikamenteneinnahme über kurz oder lang abbrechen wird. Deswegen muss der Therapeut die antipsychotische Behandlung so gestalten, dass die Nebenwirkungen möglichst gering sind. Lassen sie sich nicht vermeiden, kommt es darauf an, durch eine medikamentöse Umstimmung und intensive Beratung eine andere Haltung zum Medikament zu erreichen. Oft sorgen Kranke mit Koffein oder Cannabis selbst für Abhilfe, mit Letzterem allerdings manchmal um den Preis des Rückfalls.

Empfehlungen zur Sicherung der Behandlungsqualität: Vor Beginn der Behandlung sollte eine klare Indikationsstellung und Diagnostik erfolgen. Warum ist der Patient (erneut?) psychotisch erkrankt? Gibt es Argumente gegen eine Antipsychotikabehandlung? Hat der Patient auf besondere Substanzen empfindlich oder günstig reagiert? Welche Ziele sollen durch die Therapie erreicht werden? Was ist die niedrigst wirksame Dosis?
Während der Behandlung sollten kontinuierlich die Dosis hinterfragt, Nebenwirkungen eingeschätzt und erfragt sowie notwendige Laborkontrollen durchgeführt werden. Am besten ist es, den Patienten ausreichend, auch mehrmals, über Ziele, Dosis, Dauer und Nebenwirkung der Medikation aufzuklären.
Therapeutinnen und Therapeuten müssen dafür Sorge getragen, dass die Medikamentendosis nach der Entlassung aus der Klinik oder bei Weiterbehandlung durch andere entsprechend dem Krankheitsverlauf angepasst und gegebenenfalls vermindert wird.

Die medikamentöse Langzeitbehandlung bei chronisch-rezidivierendem Verlauf

Indikationen für eine längere antipsychotische Behandlung

Der Verlauf von Psychosen aus dem schizophrenen Formenkreis ist ebenso vielfältig wie ihr Erscheinungsbild. Die Behandlung, auch die Medikamentenbehandlung, muss dieser Vielfalt bei jedem einzelnen Kranken Rechnung tragen. Es gibt keine guten Prädiktoren für Verläufe, deshalb gibt es auch keine festen Regeln, wann eine längerfristige Behandlung mit Antipsychotika sinnvoll ist und wann nicht, und wenn ja, in welchen Dosierungen. Auch die Empfehlung der einschlägigen Leitlinien, bei einer Ersterkrankung ein bis zwei Jahre und bei Vorliegen von Mehrfacherkrankungen (Rückfällen)

fünf Jahre oder gar lebenslang zu behandeln, um Rückfälle zu verhindern, ist nicht durch Evidenz gedeckt.
Es hat sich jedoch gezeigt, dass bei Patienten mit schleppendem Krankheitsverlauf oder mit hoher Rückfallhäufigkeit eine über die Akutphase hinausgehende Behandlung mit Antipsychotika von Vorteil ist. Viele Menschen haben nach einer ersten Psychose im Lauf ihres Lebens einen Rückfall, daher ist es wichtig, dass sie und ihre Angehörigen die Frühwarnzeichen kennen und auf sie reagieren. Eine große Zahl von Studien hat gezeigt, dass eine Behandlung mit Antipsychotika das Rückfallrisiko und damit die Notwendigkeit stationärer Aufnahmen senkt, dennoch sollte dies nicht zur reflexartigen länger dauernden Verschreibung von Antipsychotika führen. Es ist insbesondere wichtig, wenn sich ein Rückfall anbahnt, *frühzeitig* ein gut verträgliches Antipsychotikum zu nehmen oder die Dosis leicht zu erhöhen.
Die Dosis sollte die Alltags- und soziale Funktionsfähigkeit nicht stören und möglichst wenige Nebenwirkungen hervorrufen, aber dennoch wirksam sein. Nachgewiesen ist, dass niedrige Dosen eines Antipsychotikums – oft nur in einer Dosis, die 2 mg HALOPERIDOL entspricht – einen präventiven Effekt haben. Wenn die Einsicht in die Erkrankung und die Symptome gut und ein soziales Netz vorhanden ist, können noch niedrigere Dosen gegeben werden.
Wir gehen davon aus, dass Antipsychotika im symptomlosen Intervall wie ein »künstliches dickes Fell« wirken. Die Betroffenen erlangen mittels der Medikamente eine größere Widerstandskraft gegenüber den psychosozialen Belastungen, die von ihrer Umwelt ausgehen, egal, ob es sich um die Familie, Freunde oder Arbeitswelt handelt. Allerdings führt dieser Schutz vor zu viel Stress oft gleichzeitig dazu, dass emotionale Tiefe und manchmal auch geistige Flexibilität verlorengeht. Die Patienten werden Abwägungen treffen und Medikamente absetzen oder weiterführen.
Von entscheidender Bedeutung ist, dass die Therapeuten gemeinsam mit den Patienten eine Behandlungsstrategie erarbeiten, die nicht nur, aber auch die Medikamentenbehandlung betrifft. Wenn die Krankheit nicht zu überwinden ist, muss ein wesentlicher Anteil der Therapie darin bestehen, dem Betroffenen dabei zu helfen, zu lernen, unter möglichst geringen Beeinträchtigungen mit ihr zu leben. Und dabei ist das Erlernen des Umgangs mit Medikamenten eingeschlossen.

Individualisierung

Es gibt Kranke, die ganz gut mit ihren inneren Stimmen leben können; andere erleben sie als unerträglich. Diese subjektive Seite muss zumindest bei Therapieresistenz der Symptomatik zum Handlungskriterium werden. Das wichtigste Kriterium für die Entscheidung und die Dauer der Medikation oder die Dosis in der Langzeitbehandlung sollten die Lebensqualität, die Unabhängigkeit im Bereich Wohnen, die sozialen Beziehungen und die Arbeitsfähigkeit sein. Allzu oft sehen wir bei der Langzeitbehandlung einen fortdauernden Kampf zwischen Patient und Therapeut um die Einnahme von Medikamenten, sodass wichtige Aspekte der Therapie dem untergeordnet werden. Wenn es in der Langzeittherapie nur noch ums Überzeugen zu einer regelmäßigen Medikamenteneinnahme geht, dann liegt ein Problem in der therapeutischen Beziehung vor, oder die Krankheitsmodelle von Patient und Therapeut sind so unterschiedlich, dass primär daran gearbeitet werden muss.
Man kann sagen, dass eine Dauermedikation vor allem dann nicht indiziert ist, wenn eine mehr oder weniger akute psychotische Episode vorgelegen hat, die rasch abklingt (mit oder ohne Medikation) und keine oder wenig Restsymptome hinterlässt bzw. der Patient gut damit umgehen kann.
Bei vielen chronischen Verläufen und insbesondere wenn der Patient selbst darin einen Nutzen sieht, kann eine vorbeugende Medikation über Monate, bei Krankheitsrückfällen mit schleppendem Genesungsverlauf über Jahre notwendig sein. Wichtig ist die Individualisierung der antipsychotischen Behandlung: Hier kann auch eine intermittierende Gabe von Antipsychotika einen Platz haben, obwohl sie sich in Studien im Durchschnitt hinsichtlich der rückfallverhindernden Wirkung gegenüber einer kontinuierlichen Gabe als unterlegen herausgestellt hat.
Man kann von drei Gründen für eine medikamentöse Langzeitbehandlung sprechen:

- Behandlung einer akuten oder im Abklingen begriffenen psychotischen Erkrankung mit langer Episodendauer,
- Symptomlinderung bei trotz Behandlung fortbestehender Erkrankung,
- Rückfallprophylaxe nach abgelaufener Erkrankung.

Die drei unterschiedlichen Indikationen bedingen auch unterschiedliche Vorgehensweisen.

Behandlung und Genesungsförderung

Die länger dauernde medikamentöse Behandlung hat nach Beruhigung der akuten Krankheitssymptome zum Ziel, bei möglichst geringen Nebenwirkungen zum gänzlichen Abklingen der Symptome beizutragen. Das bedeutet: ständige Anpassung der Medikamentenmenge an das Erleben und an den Zustand des Erkrankten. In dieser Phase muss die Dosierung mindestens wöchentlich durch ein Gespräch mit ihm und durch sachkundige Beobachtung überprüft werden. Wenn die Symptomatik rasch abklingt, kann es beispielsweise geschehen, dass eine Medikamentenmenge, die wenige Tage vorher noch angemessen war, nun zu einer übermäßigen Sedierung führt.

Gering ausgeprägte psychotische Symptome sind kein Grund, eine Verminderung der Medikamentendosis nicht auszuprobieren, falls lästige oder gar quälende unerwünschte Wirkungen bestehen. Dies gilt insbesondere bei Bewegungsunruhe (Akathisie) und Muskelverspannungen. Psychotische Symptome klingen unter einer Antipsychotikabehandlung nur allmählich ab. Wenn sie auf die Behandlung ansprechen, ist es widersinnig, die Medikamentendosis nach der Devise »viel hilft viel« zu erhöhen. Dies wäre falsch! Es würde die unerwünschten Wirkungen vermehren und die Bereitschaft des Patienten zur Kooperation vermindern. Es würde ihn zudem der Möglichkeit berauben, sich mit dem psychotischen Erleben auseinanderzusetzen und es als Teil seines Daseins zu begreifen. Ist die Symptomatik vollständig abgeklungen, soll die Behandlung auch bei Ersterkrankten über mindestens drei Monate in niedriger Dosierung fortgeführt werden.

Symptomlinderung bei fortbestehender Erkrankung

Trotz des episodischen, phasischen oder schubweisen Verlaufs schizophrener Erkrankungen kommt es nicht ganz selten vor, dass ein Teil der Krankheitssymptomatik jeder Behandlung trotzt. Betroffene mit fortbestehender Symptomatik sind Kandidaten für eine Dauermedikation – sofern sie sich darauf einlassen und sofern ein Nutzen zu erwarten ist.

Solche Patienten werden aber auch leicht zum Opfer unerfahrener Pharmakotherapeuten. Diese können nicht vom Ziel ablassen, die Krankheitssymptome – meist hartnäckige Halluzinationen und Verfolgungsideen – ganz zum Verschwinden zu bringen. Auch Sorgen um die Umsetzung wahnhafter Ideen oder Angst vor Suizidalität im psychotischen Erleben spielen eine Rolle. Die Folge sind schlimmstenfalls unablässige Erhöhungen der verabreichten Medikamentendosis mit schweren Nebenwirkungen. Dass allerdings ebenso die Einsicht in einen chronischen Verlauf als auch die Nebenwirkungen von Antipsychotika zu suizidalen Impulsen führen können, muss ebenfalls beachtet werden.

So segensreich es sein kann, einen langzeitigen Psychosekranken mit anhaltenden Ängsten, Halluzinationen und Verfolgungsideen mit Antipsychotika zu behandeln und seine quälenden Krankheitssymptome zu lindern, so wichtig ist es gerade bei solchen Kranken, die Grenzen der Behandlung zu erkennen und zu respektieren: Wenn es nicht möglich ist, die Krankheitssymptome zum Abklingen zu bringen, muss es das Behandlungsziel sein, in Zusammenarbeit und Übereinstimmung mit dem Kranken einen Weg zu suchen, bei dessen Beschreiten dieser so wenig leidet wie möglich. Oft wissen erfahrene Kranke selbst, was ihnen in schwierigen Zeiten am besten hilft.

Nicht wenige Kranke schaffen es, einen Teil ihrer persistierenden Krankheitssymptomatik zu integrieren und mit ihr zu leben, während andere Symptome sie heftig quälen. Gelegentlich ist es sogar so, dass sie ohne Medikamente, wenn diese keine entscheidende Verbesserung bringen können, besser mit der Psychose leben können als mit Medikamenten. Wahn, dies ist mittlerweile unstrittig, ist auch psychotherapeutisch beeinflussbar (Bentall 2003). Auch der Austausch mit anderen Betroffenen, die einen Weg hin zum Umgang mit Symptomen gefunden haben, hilft oft. Daher sind Betroffenengruppen und trialogische Gruppen, in denen Betroffene, Angehörige und Behandelnde zusammenkommen und sich austauschen, so wichtig. Wenn der Betroffene einen Umgang mit seinen Symptomen gefunden hat und Medikamente nicht als hilfreich betrachtet, gibt es selbstverständlich keinen Grund für eine Medikamentenbehandlung.

Rückfallprophylaxe

Psychosen aus dem schizophrenen Formenkreis sind oft chronisch-rezidivierend verlaufende Erkrankungen und bei vielfältigen Langzeitverlaufsmöglichkeiten mit einem hohen Rückfallrisiko behaftet. Im psychiatrischen Krankenhaus neigen wir allerdings dazu, die Schwere der Erkrankung zu überschätzen und die Möglichkeiten des günstigen Verlaufs nicht ausreichend zu würdigen. Denn dort sehen

wir jene Kranken, bei denen die Krankheit ungünstig verläuft, immer wieder, während wir jene anderen aus dem Auge verlieren, die gesund werden oder nur gelegentlich psychiatrischer Hilfe bedürfen.
Insgesamt gibt es einige sorgfältige Studien, die ein deutlich hoffnungsvolleres Bild des Langzeitverlaufs von Psychosen entwerfen, als es dem Bild der in der Klinik tätigen Therapeuten entspricht – insbesondere, wenn die Betroffenen an Langzeitrehabilitationsprogrammen teilgenommen haben (SHEPHERD u. a. 1989). Die britische Gruppe um Shepherd fand bei mehr als der Hälfte der Fälle mit einer psychotischen Erkrankung nach fünf Jahren *keine Langzeitbehinderung*. Bei den anderen Betroffenen waren Behinderungen in unterschiedlicher Ausprägung vorhanden, wobei die Beeinträchtigung mit jedem psychotischen Rückfall zunahm.
Manfred BLEULER (1972) stellte fest, dass das Rückfallrisiko nach fünf Jahren geringer war und die Erkrankung im Vergleich zur Akutphase weniger dramatisch wurde. Luc CIOMPI und Christian MÜLLER (1976) haben typische Verlaufsformen nach einer Beobachtungszeit von über 36 Jahren in eindrucksvoller Weise zusammengestellt. Dazu ist zu bemerken, dass diese Beobachtungen eben zu einer Zeit durchgeführt wurden, als eine systematische und moderne Behandlung nicht möglich oder – später – nicht die Regel war. Unbeschadet dieser Tatsache befinden wir uns in dem Dilemma, dass wir bei einer abgelaufenen schizophrenen Episode nicht vorhersagen können, wie sich die Erkrankung bei einem bestimmten Patienten entwickeln wird. Gleichwohl wissen wir aber, dass es wichtig ist, Krankheitsrückfälle zu verhindern. Jede neue Episode stört das psychische Gleichgewicht des Kranken empfindlich und reißt ihn aus seinen sozialen Bezügen. Nach jeder Krankheitsepisode braucht der Patient auch bei günstigem Verlauf oft viele Monate, um wieder ganz zu sich zu finden.
Eine umfangreiche wissenschaftliche Literatur zeigt, dass eine mäßig dosierte Langzeitbehandlung mit Antipsychotika wirksam ist, auch wenn sie nicht zuverlässig jedes Rezidiv verhindern kann. Allerdings sind viele Studien verfälscht, da ein zu schnelles Herabdosieren das Rückfallrisiko per se erhöht (Supersensitivitätspsychose) und die meisten Studien nicht sorgfältig und ausreichend langsam herunterdosiert haben.
Der niederländische Psychiater Lex Wunderink und Kollegen konnten zeigen, dass nach einer Stabilisierung durch Antipsychotika in der Akutphase und noch einige Monate danach die Verringerung der Dosis über eine längere Zeit und gegebenenfalls mit mehreren

Absetzversuchen – auch um den Preis anfänglich erhöhter kurzfristiger Rückfälle – bei mehr als doppelt so vielen Patienten 40,4 Prozent versus 17,6 Prozent eine Verbesserung in den Alltagsaktivitäten und der Berufstätigkeit brachte im Vergleich zur Standard-Langzeitbehandlung (WUNDERINK u. a. 2013). Bei einem Fünftel der Patienten konnten die Antipsychotika in den beiden letzten der insgesamt sieben Jahre Beobachtungszeit vollständig abgesetzt werden. Weitere 21,1 Prozent erhielten Dosierungen unter 1 mg HALOPERIDOL-Äquivalenten. Der im Vergleich zur Standardbehandlung deutlich bessere Verlauf in der Dosisreduktionsgruppe setzte nach drei Jahren ein. Eine niedrige Dosis und ärztlich begleitete Absetzversuche führten damit zwar zu mehr Rückfällen in den ersten zwei bis drei Jahren, aber zu einem deutlich besseren Langzeitergebnis.

Dies alles sollte bei den Empfehlungen zur Langzeitbehandlung berücksichtigt werden. Hier ist es zur Rückfallprophylaxe im Hinblick auf die unerwünschten Spätwirkungen der Vorbehandlung entscheidend, *für den* einzelnen Patienten und *mit ihm* eine optimale, möglichst niedrige Dosierung zu finden. Es gibt viele Patienten, die von einer Dosisreduktion und Absetzversuchen profitieren, aber wir erkennen sie nicht vorab. Andere benötigen eine längere Dauerbehandlung, um durch Rückfälle hervorgerufene Beeinträchtigungen zu reduzieren oder gar Suizidalität und Fremdaggressivität zu vermeiden.

Formen der Dauermedikation

Die Dauermedikation kann oral in Tabletten- oder Tropfenform erfolgen. Sie kann aber auch in Form von Depotinjektionen in wöchentlichem, vierzehntäglichem, drei- oder vierwöchentlichem Abstand durchgeführt werden.

Orale Dauermedikation

Die meisten Antipsychotika liegen nur in oraler Form vor. Die orale Form hat den Vorteil, dass sie individuell leicht steuerbar ist und dass der Patient an der Dauermedikation aktiv mitwirken kann. Bei gründlicher Aufklärung kann er wirksam an einer effektiven Therapie mit einem Minimum an Nebenwirkungen mitarbeiten.

Die Erfahrung zeigt jedoch, dass dieser Idealpatient eher die Ausnahme ist. Häufiger ist eine orale Medikation mit einer mehr oder weniger unregelmäßigen Medikamenteneinnahme verbunden, die durch starke Spiegelschwankungen zu einer Verstärkung der Nebenwirkungen und schließlich zum Behandlungsabbruch führen kann. Die CATIE-Studie (Lieberman u. a. 2005) hat gezeigt, dass die Mehrzahl der Patientinnen und Patienten ihre Antipsychotika nach ein bis zwei Jahren absetzen oder die Medikation umgestellt werden muss.

Depotmedikation

Inzwischen liegt eine umfassende Literatur vor, die nachweist, dass unregelmäßige Medikation und Abbruch der Medikamenteneinnahme für zahlreiche Wiederaufnahmen von Patienten verantwortlich sind. Zur Lösung dieses Problems wurden immer wieder Depotantipsychotika vorgeschlagen.

Heutzutage werden Depot-Antipsychotika »lang wirksame injizierbare Antipsychotika« (»Long-Acting Injectables«, LAI) genannt, um das Stigma, das mit den Depotpräparaten verbunden ist, zu vermeiden. Früher wurde die sogenannte Imap-Spritze (IMAP, FLUSPIRILIEN) bei Psychosen, aber auch bei Ängstlichkeit gegeben, was heute einen Kunstfehler darstellt, da sie weder bei schizophrenen Psychosen noch bei Angsterkrankungen wirksam ist. Ältere Depotpräparate wie die HALOPERIDOL-Spritze (40 bis 120 mg) alle vier Wochen), die FLUPENTIXOL-Spritze (FLUANXOL, 20 bis maximal 100 mg alle zwei Wochen) oder die FLUPHENAZIN-Spritze (LYOGEN, 25 bis maximal 100 mg alle zwei Wochen) trifft man noch bei älteren Patienten an, die über Jahrzehnte mit diesem Präparat behandelt wurden, allerdings werden sie heute kaum noch gegeben. Der Grund dafür ist die hohe Rate an neurologischen Nebenwirkungen und vor allen die Spätdyskinesie.

In den letzten Jahren drängen immer mehr neuere langwirksame Depotantipsychotika auf den Markt, beginnend mit RISPERIDON (RISPERDAL CONSTA, 25 bis maximal 75 mg alle zwei Wochen). Weitere Substanzen sind OLANZAPIN (ZYPADHERA, 150, 210 oder 300 mg alle zwei Wochen oder 405 mg alle vier Wochen), PALIPERIDON (XEPLION, 50, 75 oder 100 mg) alle vier Wochen oder alle drei Monate als TREVICTA in einer Dosis von 175 mg, 263 mg, 350 mg oder 525 mg und ARIPIPRAZOL (ABILIFY MAINTENA, 300 bis 400 mg alle vier Wochen). Die Hersteller geben einen Umrechnungsfaktor für die Umwandlung der oralen in die Depotform an.

Die Frage, ob Depotpräparate tatsächlich gegenüber den oralen Medikamenten die Therapietreue verbessern, kann nicht beantwortet werden. Ein Cochrane-Review mit 419 Patienten aus sechs Studien zu FLUPHENAZIN zeigte keine Überlegenheit gegenüber oralen Substanzen (DAVID u.a. 2005). US-amerikanische Forscher konnten bei über 10.000 Patienten zeigen, dass von solchen, die RISPERDAL CONSTA nahmen, nur knapp 4 Prozent ihre Behandlung über 18 Monate oder länger fortsetzten – das waren deutlich weniger als jene, die CLOZAPIN (77 Prozent) oder andere orale Antipsychotika (58 Prozent) einnahmen.

RISPERDAL CONSTA hat unter den neueren Depotpräparaten den Nachteil, dass es als Pulver neu in einer Kochsalzlösung aufbereitet werden muss. Die Injektion ist allerdings nicht so schmerzhaft wie bei anderen Präparaten. Nur 1 Prozent der Substanz wird rasch freigesetzt, sodass die langsame Abgabe erst ab der dritten Woche erfolgt. Dies bedeutet, dass eine Überlappung mit oralem RISPERIDON über drei Wochen erfolgen muss. XEPLION und ABILIFY MAINTENA wirken hingegen sofort. Eine Überlegenheit (mit Ausnahme der fehlenden Überlappung und der vierwöchigen Gabe) von XEPLION gegenüber RISPERDAL CONSTA oder oralem Paliperidon konnte bisher nicht nachgewiesen werden. ZYPADHERA hat den Nachteil, dass es wegen des Risikos eines sogenannten Postinjektionssyndroms, vermutlich durch unabsichtliche intravaskuläre Applikation bei 1,6 Prozent der Patienten mit der Folge von Überdosierungserscheinungen (Sedierung bis zum Koma, delirante Symptomatik, extrapyramidalmotorische Symptome u.a.), unter Aufsicht und Überwachungsmaßnahmen (mindestens drei Stunden nach jeder Injektion in einer medizinischen Einrichtung unter Aufsicht durch Fachpersonal) gegeben werden muss. Das Profil der unerwünschten Wirkungen ist dasselbe wie bei oralem OLANZAPIN.

Durch die regelmäßige Depotgabe von Antipsychotika kann in einzelnen Fällen Kontakt zum Behandlungssystem gehalten werden. Die Behandlung und die Beschäftigung mit der Erkrankung hängen nicht mehr an der täglichen Tablette, sondern an der wöchentlichen oder zwei- oder vierwöchentlichen Spritze. Diese wird in einem besonderen therapeutischen Rahmen verabreicht. Sie garantiert dem Patienten den regelmäßigen Kontakt mit dem Therapeuten, der die Spritze verabreicht. Dieser Kontakt hat im günstigen Fall zugleich einen soziotherapeutischen und psychotherapeutischen Charakter. Letztlich stehen dem die Nebenwirkungen der Depotgabe und die auch durch die Depots nicht gelöste Frage des Umgangs mit der Erkrankung entgegen.

Umstellung auf Depotneuroleptika

Die Umstellung von Tabletten auf Depotpräparate gehört zu den kritischen Schritten der Behandlung. Sie ist im Hinblick auf ihre Risiken (Irritation der Kooperationsbereitschaft des Patienten, Rückfallgefahr, Überforderung, Zuspitzung von Ängsten) durchaus anderen therapeutischen Maßnahmen vergleichbar, beispielsweise der Verlegung auf eine andere Abteilung, der Entlassung in die Tagesklinik oder nach Hause. Sie bedarf deshalb der Vorbereitung und sollte möglichst nicht vor einer Beurlaubung am Wochenende oder unmittelbar vor der Entlassung vorgenommen werden. Am wichtigsten aber ist das Gespräch mit dem Patienten über mögliche Probleme, die mit der Umstellung verbunden sein können. Das größte ist die Gefahr der Überdosierung mit Übersedierung und entsprechenden Gegenreaktionen beim Kranken. Die Gefahr der Überdosierung ist umso mehr gegeben, als die meisten vom Hersteller gelieferten Umrechnungstabellen zu hohe Dosen für die Depotbehandlung empfehlen.

Die Umstellung auf eine Depotbehandlung soll deshalb schrittweise erfolgen. Im ersten Schritt soll angestrebt werden, allenfalls die Hälfte der oralen Dosis durch ein Depotpräparat zu ersetzen. Es ist noch früh genug, weitere Anpassungsschritte bei der zweiten oder dritten Injektion vorzunehmen, nachdem man Gelegenheit hatte, sich ein Bild über die Wirkungen und Nebenwirkungen zu machen.

Bei allen Depotantipsychotika kommt es im Verlauf der Behandlung zu einer Kumulation. Je länger die Halbwertszeit – je länger das empfohlene Injektionsintervall –, desto länger der Zeitraum, bis die im Körper vorhandene Menge des Medikaments nicht mehr zunimmt.

Viele Patienten lehnen Depotantipsychotika ab. Bei einigen Patienten ermöglichen sie allerdings eine bessere Therapietreue und konstante Medikamentenspiegel und können so Rückfälle vermeiden helfen.

Bisher konnte eine generelle Überlegenheit von Depotpräparaten gegenüber oraler Medikation hinsichtlich der Einnahmetreue nicht nachgewiesen werden. Problematisch ist die geringere Steuerbarkeit bei Nebenwirkungen wie der Akathisie.

Dosierung

Es ist schwierig, für die Dauermedikation mit Depotpräparaten Dosierungsrichtlinien zu geben. Es ist noch schwieriger als bei der oralen Medikation. So spielt zum Beispiel die Abbau- bzw. Ausscheidungsgeschwindigkeit beim Depotpräparat eine größere Rolle. Schon aus diesem Grund ist es erforderlich, die Zahl der Depotantipsychotika, mit denen man in der Praxis arbeitet, streng zu begrenzen. Sonst wird es nicht gelingen, mit den einzelnen Präparaten ausreichende Erfahrungen zu sammeln, und es wird schwerfallen, zwischen Krankheitssymptomen, Medikamentenwirkungen und Nebenwirkungen zu unterscheiden.

Die allgemeine Dosierungsrichtlinie muss lauten: Die Krankheitssymptome sollen bei möglichst niedriger Dosierung – und entsprechend geringen Nebenwirkungen – möglichst zuverlässig unterdrückt werden.

Die andauernde unnötig hohe Dosierung von Antipsychotika, die den Kranken »einmauert«, in seiner Beweglichkeit beeinträchtigt, ihn quälender Bewegungsunruhe aussetzt, sein Gefühlsleben zerstört und ihn der Gefahr der Spätdyskinesie aussetzt, ist ein Kunstfehler.

Die Empfehlungen, wie lange eine Dauerbehandlung mit Antipsychotika andauern soll, sind diffus und unverbindlich. Individuelle Voraussagen sind nicht möglich. Einerseits setzen wir Patienten, die eine Dauermedikation nicht benötigen würden, dem Risiko von Nebenwirkungen aus und schaden ihnen damit teilweise erheblich. Andererseits setzen wir andere dem Risiko einer höheren Rückfallgefahr aus, wenn wir zu schnell oder zu früh Antipsychotika reduzieren. Manchmal braucht es auch eine klare Haltung zur langfristigen Gabe von Antipsychotika, um ambivalente Patienten die Einnahme über eine gewisse Zeit nicht dauernd hinterfragen zu lassen.

Ein anderer wichtiger Aspekt ist derjenige der Sicherheit des Therapeuten. Es ist einfacher, sich auf die Strategie dauerhafte oder gar lebenslange Antipsychotikabehandlung bei Betroffenen mit mehreren Rezidiven in der Vorgeschichte festzulegen und der Krankheit die »Schuld« zu geben, wenn der Betroffene die Therapie abbricht. Dadurch erfüllt sich die Prophezeiung des Therapeuten: »Ohne Medikamente geht es nicht.« Der Behandler kann der Krankheit die Schuld geben und das Medikament wieder ansetzen. Dies allerdings wäre zu einfach, da es den Kreislauf der Chronifizierung aufrechterhält. Es führt letztendlich kein Weg daran vorbei, sich mit dem

Krankheitsmodell des jeweiligen Patienten auseinanderzusetzen und seine Präferenzen und Gedanken in den Mittelpunkt zu stellen sowie therapeutisch zu hinterfragen, warum er Medikamente einnehmen will oder nicht. Nur zusammen mit dem Patienten können wir die optimale Strategie für ihn herausfinden. Viele Therapeuten zögern, dem Patienten Verantwortung zu übertragen – das ist aber genau das, was dieser möchte: einen Therapeuten, der ihm Hoffnung vermittelt und auch Entscheidungen überlässt.

Absetzen von Antipsychotika

Es bedarf einer Expertise sowohl in der Dosisreduktion von Antipsychotika als auch im Absetzen. Dies wird viel zu wenig in den gängigen Lehrbüchern der Psychiatrie behandelt – mit negativen Auswirkungen auf die Patientinnen und Patienten. Absetzen von Antipsychotika ist eine Kunst, die viel zu wenig gelehrt und vermittelt wird. Die Deutsche Gesellschaft für Soziale Psychiatrie (DGSP) hat 2014 eine hilfreiche Broschüre erstellt (http://www.dgsp-ev.de/broschren/neuroleptika-reduzieren-und-absetzen.html).
Die Wirkung von Antipsychotika ist individuell unterschiedlich; ebenso unterschiedlich ist die Reaktion auf eine Dosisverringerung und das Absetzen. Einige Faktoren, die für den Versuch einer Reduktion oder das Absetzen sprechen, sind:

- nach einer überstandenen Psychose treten schon längere Zeit keine Symptome mehr auf;
- die Nebenwirkungen überlagern den Nutzen bzw. verhindern eine weitere Genesung (»Güterabwägung«);
- nicht jedem helfen Antipsychotika bei der Bewältigung seiner psychischen Schwierigkeiten bzw. nicht bei jedem führt die Einnahme zur Verbesserung seiner psychotischen Symptome (Gruppe der Non-Responder);
- es ist die Bereitschaft vorhanden, noch bestehende oder wieder auftretende Symptome mit nichtmedikamentösen Strategien zu handhaben;
- eine hohe Dosierung der Antipsychotika
- eine Kombinationsbehandlung mit mehreren Medikamenten der gleichen Art (Polypharmazie mit Antipsychotika) und/oder von Antipsychotika mit anderen Psychopharmaka.

Je höher die Dosierung ist und je länger Antipsychotika eingenommen wurden, desto mehr Zeit muss in der Regel für die Reduktion eingerechnet werden. Da alle Psychopharmaka auf Dauer Veränderungen im Gehirn verursachen, sollte dem Gehirn Zeit gegeben werden, mit einer geringeren Dosis bzw. ohne Medikamente auszukommen. Medikamentenreduktionen sind in Zeiten der Stabilität besser zu erreichen als in anderen. Ebenso sind die Voraussetzungen besser, wenn Angehörige und gute Freunde miteinbezogen sind. Reduktionen und Absetzen sollten nur unter therapeutischer Begleitung erfolgen, da es den Betroffenen psychisch vorübergehend schlechter gehen kann und gegebenenfalls darauf reagiert werden muss. Individuelle Frühwarnzeichen für eine Verschlechterung sollten bekannt sein und besprochen werden. Ein stationärer Aufenthalt kann in einigen Fällen sinnvoll sein.

Absetzsymptome

Um Absetzsymptome so gering wie möglich zu halten, sollte man nach der 10-Prozent-Regel vorgehen, das heißt, die Dosis jeweils um 10 Prozent reduzieren. Bei späteren Reduktionsschritten sind oft sogar noch kleinere Dosisstufen sinnvoll. Die Reduktion sollte erst dann weiter fortgesetzt werden, wenn für einige Wochen eine Stabilität mit dieser Dosis erreicht wurde. Je nach Dauer der vorausgegangenen Einnahme wird eine Wartezeit von drei bis sechs Wochen vorgeschlagen, bevor weiter reduziert wird.

Sollten sich Absetzsymptome wie Schlafstörungen oder Unruhe einstellen, dann sollte vor dem Abklingen der Symptome nicht weiter reduziert werden. Mögliche psychische oder körperliche Absetzsymptome stellen sich schnell ein und verändern sich. Sind sie zu ausgeprägt, war der Reduktionsschritt zu groß. Dann ist die Rückkehr auf die letzte Dosis – eventuell für einige Tage sogar etwas höher dosiert – richtig. Vor einem erneuten und auf jeden Fall kleineren Reduktionsschritt sollten zwei bis vier Wochen abgewartet werden.

Absetzvorgehen

Je länger die Medikation eingenommen wurde, desto langsamer muss vorgegangen werden. Bei einer Medikation über mehr als fünf Jahre kann es sinnvoll sein, die Reduktion über ein bis zwei Jahre zu entwickeln.

Nicht selten sind die letzten Schritte bei nur noch sehr niedrigen Dosierungen besonders schwierig und benötigen noch kleinere Reduktionsschritte, die mit den üblichen Dosisgrößen der Präparate nicht mehr machbar sind. Von einigen Wirkstoffen liegen flüssige Darreichungsformen vor, mit denen sehr geringe Dosierungsveränderungen möglich sind. Auch die Einnahme der Antipsychotika in einem verlängerten Einnahmeintervall (»Extended Dosing«) – nur noch jeden zweiten oder dritten Tag – kann sinnvoll sein, um dem Stoffwechsel des Gehirns eine Anpassung zu ermöglichen.

Dosisreduktion und Absetzen von Antipsychotika: Je länger die Medikation eingenommen wurde, umso langsamer muss vorgegangen werden. Um Absetzsymptome so gering wie möglich zu halten, sollte man nach der 10-Prozent-Regel vorgehen, das heißt, die Dosis jeweils um 10 Prozent reduzieren. Bei späteren Reduktionsschritten sind oft sogar noch kleinere Dosisstufen sinnvoll.

Bei mehreren Medikamenten (Kombinationsbehandlungen) sollte immer nur eine Substanz reduziert werden. Am besten beginnt man mit jener Substanz, auf die man am leichtesten verzichten kann. Depotantipsychotika sollten auf jeden Fall in Begleitung eines Psychiaters reduziert werden. Hierbei besteht die Möglichkeit, die Dosis zu reduzieren, die Intervalle zwischen den Spritzen zu verlängern oder zunächst auf die entsprechende orale Dosis (Tabletten, Tropfen) umzusteigen, um die Reduktion in kleineren Schritten zu erleichtern. Während der Reduktion sind Sport, gesunde Ernährung und Drogenfreiheit wichtig. Passager kann die Gabe eines Benzodazepins sinnvoll sein.

Es kann manchmal sehr schwierig oder sogar unmöglich sein, zwischen einem Absetzsymptom wie Angst, Depression, Manie oder anderen psychiatrischen Symptomen und dem ursprünglichen psychiatrischen Problem des Patienten zu unterscheiden. Dies gilt umso mehr, wenn Stressoren wie Konflikte zu Hause, auf der Arbeit oder irgendein Verlust während oder kurz nach der Reduzierung eintreten. Hinweise auf Absetzsymptome gibt es, wenn die Symptome vom Patienten als fremd oder körperlich empfunden werden, wenig Verbindung zu vorherigen Krankheitszeichen haben und rasch gelindert werden können oder verschwinden, kurz nachdem man die vorherige Dosis des Medikaments wieder eingenommen hat. Die Behandelnden nehmen zu oft an, dass jedes psychiatrische Symptom in Verbindung mit einer inhärenten Störung des Patienten steht, statt es mit der Medikamentenwirkung oder einem Absetzsymptom in Zusammenhang zu bringen. Medikamentendosierungen werden dann reflexartig erhöht oder zusätzliche Medikamente verordnet. Das führt dazu, dass Patienten mit zu hohen Dosierungen oder mit zu vielen verschiedenen Medikamenten auf einmal behandelt werden. Dies schadet den Patientinnen und Patienten.

Die Behandlung der Depression bei schizophrenen Erkrankungen

Im Verlauf von Störungen aus dem schizophrenen Formenkreis treten häufig depressive Zustände auf. Besonders oft werden sie nach Abklingen der eigentlichen psychotischen Symptome beobachtet. Diese Zustände sind vor allem nach Einführung der Psychopharmakotherapie ins Blickfeld geraten. Depressionen und andere affektive Störungen treten oft auf, wenn die innere und äußere Situation des Patienten von ihm verlangt, dass er sich mit der abgelaufenen Krankheit auseinandersetzt. Es gibt auch Hinweise darauf, dass Nebenwirkungen depressive Stimmungen bedingen oder auslösen können.

Die Behandlung orientiert sich an den mutmaßlichen Ursachen und den Behandlungsmöglichkeiten: Dosisveränderung, psychotherapeutisch-unterstützende Haltung, Aktivierung, Wechsel des Antipsychotikums, passagere Zugabe von Benzodiazepinen, Antidepressiva. Allerdings haben sich Antidepressiva im Durchschnitt nicht als wirksam in der Behandlung der Depression bei einer Psychose erwiesen. Die depressiven Verstimmungszustände sind jedenfalls ernst zu nehmen, weil sie für den Patienten großes Leiden bedeuten. Die depressive Verstimmung bewirkt, dass die vor ihm liegenden Probleme, die häufig schwer genug sind, unlösbar erscheinen oder dass ihm ein Leben angesichts der schweren Störung sinnlos erscheint.

Die depressive Störung bei Schizophrenien ist mit einem hohen Suizidrisiko behaftet. Sie ist dringlich behandlungsbedürftig. Und wo stützende psychotherapeutische Maßnahmen nicht ausreichen, ist eine medikamentöse Behandlung am Platz. Bei schweren Depressionen, vor allem beim weiteren Vorliegen psychotischer Symptome, kann eine Umstellung auf CLOZAPIN erfolgen, da es sich in Studien gezeigt hat, dass CLOZAPIN das Suizidrisiko mindert.

Was tun, wenn man nicht weiterkommt?

Die Behandlung psychotisch erkrankter Menschen mit Antipsychotika ist keine ursächliche Behandlung. Antipsychotika beeinflussen Zielsymptome in unterschiedlichem Ausmaß, aber sie heilen die Psychose nicht. Die nichtmedikamentöse Behandlung, die Beschäftigungs-, Wohn- und soziale Situation sind bei vielen Patientinnen und Patienten von entscheidender Bedeutung. Sie beeinflussen auch die Persistenz oder Distanzierung von Symptomen und sind zusammen mit der Beurteilung der Wirksamkeit der antipsychotischen Medikation zu berücksichtigen.

Als besonders medikamentös therapieresistent erweisen sich nicht selten chronische Wahnsyndrome. Auch die einfache wahnhafte Störung, die in Abwesenheit anderer psychotischer Symptome nicht als Schizophrenie bezeichnet werden darf, spricht oft wenig auf Antipsychotika an.

Bei anhaltender Therapieresistenz schizophrener Symptome bieten sich außer dem Wechsel auf andere Substanzen verschiedene Möglichkeiten zur Veränderung der therapeutischen Strategie an:

- Oral verabfolgte Antipsychotika werden von manchen Patienten nicht ausreichend absorbiert. Kaffee, Tee und andere Nahrungsmittel beeinflussen die Absorption negativ.
- Eine Spiegelbestimmung kann Aspekte der Verstoffwechslung (insbesondere die Identifikation von »Rapid Metabolizern«, die bei adäquaten Dosen wegen der raschen Ausscheidung niedrige Blutspiegel der Substanz haben) erhellen.
- In einigen Fällen führt das Absetzen aller Antipsychotika für einige Tage oder Wochen zu einer neuen Ausgangssituation für die Behandlung. Es kommt vor, dass sich die Symptomatik unter dem Absetzversuch selbst entscheidend bessert. Bemerkenswert ist die Erfahrung, dass man nach zwischenzeitlichen körperlichen Erkrankungen, insbesondere fieberhaften Infekten, sehr viel niedrigere Antipsychotikadosen benötigt.
- Nebenwirkungen sollten konsequent minimiert bzw. vermieden werden.
- Es sollte überdacht werden, ob eine Indikation für den Einsatz von CLOZAPIN besteht.
- Manchmal kann die Zugabe eines Stimmungsstabilisierers oder im Ausnahmefall eines zweiten Antipsychotikums den Durchbruch bringen. Wichtig ist, dass die Dosis beider Antipsychotika zusammengezählt werden muss, um die reale D_2-Rezeptorbesetzung zu

erhalten. Dies wird oft falsch gemacht, wenn zwei Antipsychotika in jeweils wirksamer Dosis gegeben werden.

Schließlich ist anzumerken, dass es bei der Behandlung psychotisch Erkrankter nicht darum gehen kann, eine psychotische Restsymptomatik um jeden Preis zu beseitigen. Nicht immer ist die Tatsache, dass der Patient Stimmen hört oder einen Wahn hat, die entscheidende, sondern was dies mit ihm macht und wie er damit umgeht.

IV PSYCHOPHARMAKA BEI SCHLAFSTÖRUNGEN, ANGST- UND ZWANGSERKRANKUNGEN

Tranquilizer und Beruhigungsmittel

Tranquilizer gehören zu den meistverordneten und den am häufigsten eingenommenen Medikamenten. Sie gehören zu den wenigen Medikamenten, die gern eingenommen und von den Ärzten häufiger erbeten werden, als diesen recht ist. Dabei ist die Indikation zum Einsatz von Tranquilizern alles andere als klar und eindeutig definiert.

Tranquilizer-Indikationen

Es scheint so zu sein, dass Tranquilizer vorrangig dort eingesetzt werden, wo eigentlich, wenn immer möglich, Psychohygiene, Veränderung der Lebensführung oder Psychotherapie die Methoden der Wahl sind. Das gilt für Schlafstörungen, für psychoreaktive Störungen, für krisenhafte Zuspitzungen von Lebensproblemen oder für sogenannte Anpassungsstörungen. Konfliktreaktionen und Lebenskrisen sollten mit psychotherapeutischer Hilfe angegangen werden. Das ist zumindest die unbestrittene Lehrmeinung. Die Praxis sieht allerdings anders aus. Gerade auf dem Gebiet der Konfliktreaktionen und der – nach alter Nomenklatur – sogenannten neurotischen Entwicklungen werden Psychopharmaka am undifferenziertesten und am häufigsten eingesetzt.

Es bei der allgemeinen Missbilligung des Psychopharmakagebrauchs in diesen Fällen zu belassen, hieße an der Wirklichkeit vorbeigehen, denn es gibt kaum einen Arzt in Klinik und Praxis, der in solchen Fällen nicht Medikamente verordnet. Der psychoanalytische Psychotherapeut und Arzt mit einer hochselektierten Patientenauswahl mag eine Ausnahme bilden. Gleichwohl erhalten psychotherapeutische Patienten niedergelassener Therapeuten oft von den Hausärzten zusätzlich Medikamente, auch Tranquilizer.

Tranquilizer lösen auf pharmakologischem Wege Angst und Spannung. Sie wirken emotional ausgleichend und beruhigend, ohne – dosisabhängig – gleichzeitig Müdigkeit hervorzurufen. Sie haben eine ähnliche Wirkung wie Schlafmittel, die in niedrigen Dosen ebenfalls beruhigend, spannungs- und angstlösend wirken können. Tranquilizer sind deshalb die bekanntesten und verbreitetsten Psychopharmaka. In den USA sind sie als »Happy Pills« bekannt und berüchtigt geworden – Pillen, die angeblich glücklich machen, die den Problemen des Alltags entrücken. Das macht sie für den Verbraucher angenehm, macht sie zugleich aber auch zur Problemdroge. Außer VALIUM und LIBRIUM, den bekanntesten Vertretern dieser Gruppe, existieren um die dreißig weitere Benzodiazepinabkömmlinge auf dem Markt.

Am problemlosesten lässt sich der Einsatz von Tranquilizern als »Krücke« rechtfertigen bei der Überwindung psychosozialer Krisen, erhöhter Irritierbarkeit und Reizbarkeit nach körperlichen Erkrankungen, bei vorübergehenden Angst- und Spannungszuständen, die sich anders nicht kontrollieren lassen, aber auch bei vorübergehenden psychosomatischen Beschwerden. Bei wohlwollender Betrachtung kann man den Einsatz von Tranquilizern als ein Regulativ ansehen, das Körper und Psyche für eine Überbrückungsphase Schonung verschafft, bis der Betroffene aus eigener Kraft oder mit psychotherapeutischer Begleitung mit seinen Beschwernissen fertig wird. Bei weniger wohlwollender Betrachtung kann man ihre Anwendung als Ausweichen vor der Wirklichkeit interpretieren. Solche psychischen Wirkungen machen im Übrigen auch deutlich, warum Tranquilizer im Straßenverkehr ein Risiko sind.

Es kommt darauf an, zu differenzieren und Leitlinien für den sparsamen Gebrauch von Medikamenten auf diesem Gebiet zu geben. Viele Kritiker meinen, die Rezeptierung von Tranquilizern erspare den Ärzten das therapeutische Gespräch, dem Patienten die Auseinandersetzung mit den problematischen psychosozialen Inhalten, sodass er selbst nicht mehr zur Aufarbeitung seiner Lebensprobleme beitragen muss.

Gewiss haben diese Kritiker weitgehend recht. Ein wenig Nachdenken vor dem Griff zum Tranquilizer kann ebenso manche überflüssige Rezeptur ersparen wie die Frage an den Patienten, ob er wirklich seine Symptome, die Ausdruck von Lebensproblemen sind, mit Medikamenten bekämpfen will oder ob er sich nicht doch stark genug fühlt, sie zu ertragen. Erstaunlich viele Patientinnen und Patienten entscheiden sich dann für die Möglichkeit, mit den Symptomen zu leben bzw. sie psychotherapeutisch anzugehen.

Allerdings verhält es sich ja nicht so, dass Konfliktreaktionen, psychogene depressive Verstimmungszustände, Angstsyndrome, hartnäckige Schlaflosigkeit und Zwänge immer in der gleichen Intensität auftreten oder auch immer vorhanden wären. Im Rahmen neurotischer Entwicklungen und Konfliktreaktionen kommt es manchmal zu Zuspitzungen, die ein Patient kaum mehr bewältigen kann. Zu anderen Zeiten dagegen verschwinden die Symptome ganz oder weitgehend.

Andauernde Angst, Schlaflosigkeit, depressive Verstimmungszustände mit latenter Suizidalität und viele andere neurotische Symptome mehr können ein Grund für den vorübergehenden und begrenzten Einsatz von Tranquilizern sein oder, wo Suchtgefahr besteht, für den niedrig dosierten Einsatz niederpotenter Neuroleptika bzw. von Antidepressiva mit sedierenden Eigenschaften.

Affektive und schizophrene Psychosen

Der Einsatz von Tranquilizern als Begleitmedikation bei akuten Psychosen war bis in die Siebzigerjahre üblich und verbreitet. Im darauf folgenden Jahrzehnt fiel die Risiko-Nutzen-Abwägung hingegen negativ aus. Die unerwünschten Wirkungen der Tranquilizer wurden als schwerwiegender beurteilt als vorher. Inzwischen schlägt das Pendel wieder in die Gegenrichtung aus: Wenn die Verabreichung von sedierenden Antidepressiva nicht angezeigt ist oder wenn die Antipsychotikadosis bei akuter psychotischer Unruhe begrenzt werden soll, ist der Einsatz von Tranquilizern durchaus erwägenswert. Auf eine Begrenzung der Verabreichungsdauer ist allerdings zu achten.

Körperliche Erkrankungen

Tranquilizer werden am häufigsten außerhalb der Psychiatrie eingesetzt. Neben der Verordnung als Beruhigungs- und Schlafmittel gehört ihr Einsatz als Begleitmedikation bei körperlichen Erkrankungen zu den verbreitetsten Anwendungsgebieten. Dagegen bestehen vom Grundsatz her keine Bedenken, solange die Tranquilizergabe vorübergehend erfolgt. Ist sie von längerer Dauer, gelten dieselben Einschränkungen wie bei der Tranquilizergabe aus psychiatrischer Indikation.

Im Alter

Im Alter gelten grundsätzlich die Regeln der Verordnung, wie sie im Kapitel Medikamentenbehandlung bei psychischen Begleiterkrankungen körperlicher Erkrankungen ausgeführt werden. Nicht selten treten bei älteren Menschen paradoxe Reaktionen aufgrund der Tranquilizer auf. Bei deliranten Syndromen ist an die Möglichkeit einer Benzodiazepinabhängigkeit zu denken. Bestätigt sich diese Vermutung, sollte mit einem Benzodiazepin kürzerer Halbwertzeit (etwa OXAZEPAM) substituiert und vorsichtig reduziert werden. Tranquilizer sind bei alten Menschen eine der häufigsten Ursachen von Stürzen und – im Gefolge davon – von Knochenbrüchen, insbesondere von Oberschenkelhalsfrakturen. Wie alle anderen Medikamente auch werden Tranquilizer im höheren Lebensalter langsamer abgebaut. Es kommt zu Kumulation, Übersedierung und Intoxikation.

Verordnungsdauer

Wichtig ist, dass die Medikamente jeweils nur für einen *begrenzten* Zeitraum gegeben werden, dass überlegt wird, ob eine Tagessedierung wirklich notwendig ist oder ob es nicht reicht, eine Abenddosis zu verabreichen, sowie dass sorgfältig Buch darüber geführt wird, über wie lange Zeit die Medikamente verabfolgt worden sind.
Nach drei Wochen soll ein Absetzversuch vorgenommen werden; nach drei Monaten soll die Behandlung unterbrochen werden, wenn nicht *zwingende* Gründe zu ihrer Fortführung bestehen. Häufig ist innerhalb dieser Zeiträume eine Beruhigung der Symptome aufgetreten. Oft ist es außerdem möglich, durch therapeutische Gespräche einen Teil der Problematik aufzuarbeiten, sodass die dringende Indikation schwindet.

ABBILDUNG 8

Fragen zur Abklärung des Tranquilizereinsatz

Vor Behandlungsbeginn
Liegt eine behandlungsbedürftige psychische Störung vor (keine Tranquilizerbehandlung bei Alltagsstress!)?
Gibt es Alternativen zur Medikamentenbehandlung?
Gibt es Anzeichen für eine erhöhte Suchtgefährdung?
Ist ein Tranquilizereinsatz mit Wahrscheinlichkeit Erfolg versprechend?
Ist der Patient über die Nebenwirkungen aufgeklärt?
Über welchen Zeitraum soll die Medikation begrenzt werden?
Nach drei Wochen
Gibt es einen Grund, die Tranquilizergabe nicht zu beenden?
Welche Alternative gibt es bei fortbestehender Notwendigkeit der Medikamentenbehandlung?
Wann soll die Behandlung beendet werden?
Nach mehr als drei Monaten
Gibt es Anhaltspunkte für eine Abhängigkeit bei niedriger Dosierung (»low-dose-dependency«)?
Wenn nicht, gibt es Gründe, die gegen einen Absetzversuch sprechen?
Wenn ja, gibt es Gründe, die gegen einen Entzugsversuch sprechen?

Der vorübergehende zeitlich eng begrenzte Einsatz von Tranquilizern kann für den Patienten ein Segen sein. Jedoch kann dies nur als Überbrückung bis zum Wirkbeginn einer langfristigen Therapiealternative erfolgen. Die Fragen der folgenden Abbildung müssen sich Behandelnde vor der Gabe eines Tranquilizers stellen.

Häufige Medikamente

Tranquilizer sind neben Schmerz-, Schlaf- und Abführmitteln die am häufigsten verwandten Medikamente überhaupt. Es gibt nur noch wenige Erwachsene und nicht viele 14-jährige, die noch nie zum Tranquilizer gegriffen haben. Bei den meisten Familien steht ein solches Medikament verfügbar in der Hausapotheke oder auf dem Nachtschrank. Damit ist dem Missbrauch Tür und Tor geöffnet. Verantwortlich dafür sind auch die Ärzte, für die das Beruhigungsmittelrezept manche Sprechstundenprobleme allzu oberflächlich löst. Bezeichnend ist, dass Tranquilizer in zahlreichen chirurgischen Kliniken die am häufigsten verordneten Medikamente sind, obwohl Patienten diese nur selten wegen Nervosität oder innerer Spannungen aufsuchen. Nur 6 Prozent dieser Medikamentengruppe werden von Psychiatern verordnet. Der Tranquilizer ersetzt das Gespräch und die Auseinandersetzung mit konkreten Problemen. Die Ausweitung des Gebrauchs von Tranquilizern findet ihre Entsprechung in der ebenfalls besorgniserregenden Zunahme des Alkoholgebrauchs in unserer Zeit.
Tatsächlich ist die Breite des Wirkungsspektrums der Tranquilizer eine Versuchung für den Verordner wie für den Verbraucher: beruhigend, schlafanstoßend, angstlösend, spannungslösend, antiaggressiv, muskelentspannend und Krampfanfälle verhindernd. Zugleich eröffnet diese Medikamentengruppe eine Vielzahl von Anwendungsmöglichkeiten. Sie bietet dem von Zeitnot geplagten Arzt und dem auf kurzfristige Erleichterung seiner Beschwerden ausgerichteten Patienten einen kurzschlüssigen Ausweg.

Benzodiazepin-Derivate

Der wichtigste Vertreter dieser Gruppe ist immer noch das DIAZEPAM, das im Organismus zu OXAZEPAM verstoffwechselt wird. Dieses Schicksal der Umwandlung in andere aktiv wirksame Benzodiazepine teilt das DIAZEPAM mit dem CHLORDIAZEPOXID, MEDAZEPAM, PRAZEPAM, CLORAZEPAT, FLUNITRAZEPAM und ALPRAZOLAM. Nicht weiter zu aktiven Substanzen verstoffwechselt werden LORAZEPAM, OXAZEPAM, BROMAZEPAM, CLONAZEPAM und NITRAZEPAM.

Kumulation

Der Umbau der Benzodiazepine im Organismus zu ebenfalls aktiven Substanzen bedingt eine Verlängerung der Wirkungsdauer, sodass es bei wiederholter Einnahme leicht zu einer Kumulation kommen kann, insbesondere bei älteren Menschen. Da die Halbwertzeit der meisten Tranquilizer des Benzodiazepintyps ohnehin mit 24–48 Stunden recht lang ist, bedeutet dies, dass die Medikamente erst einige Tage nach dem Absetzen völlig aus dem Körper verschwunden sind.

Hauptangriffspunkt der Benzodiazepine sind die Benzodiazepinrezeptoren an gabaergen Synapsen. Etwa 30 Prozent aller Synapsen im Gehirn sind gabaerg. GABA (Gamma-Aminobuttersäure) ist einer der wichtigsten Neurotransmitter im Zentralnervensystem. Der zentrale Angriffspunkt der Benzodiazepine ist vor allem in der Formatio reticularis und im limbischen System zu suchen. Es wird angenommen, dass die psychische Befindlichkeit des Menschen im Wesentlichen von dort gesteuert wird. Durch den Einfluss der Tranquilizer wird zugleich die Einflussnahme äußerer Faktoren auf Bewusstsein und Befindlichkeit gefiltert und die enge Verbindung zwischen psychischem Erleben und vegetativem Nervensystem zumindest teilweise entkoppelt.

Unerwünschte Wirkungen und Kontraindikationen

Benzodiazepine

Benzodiazepine gelten als Medikamente mit verhältnismäßig großer therapeutischer Breite. Dennoch sind sie keineswegs harmlos, zumal erhebliche individuelle Unterschiede in der Empfindlichkeit auf Tranquilizer bestehen. Zu beobachten sind: Müdigkeit und Ataxie (vor allem bei Kombination von Alkohol, Tranquilizern oder Beruhigungs- bzw. Schlafmitteln), Appetitsteigerung mit der Folge starker Gewichtszunahme, Obstipation, Schwindel, Libidoverlust, Menstruationsstörungen. In Einzelfällen sind Agranulozytose und Ikterus berichtet worden.

Vor allem zu Beginn der Behandlung mit Medikamenten dieser Gruppe kann es zu Müdigkeit und Konzentrationsstörungen kommen, deshalb ist die Behandlung mit Vorsicht zu beginnen. Die erste Tagesdosis sollte bei ambulanter Behandlung abends, wenn möglich an den Wochenenden verabreicht werden. Die »Lösung« von Angst kann als Konsequenz »Wurstigkeit«, Gleichgültigkeit und Einschränkung der Kritikfähigkeit beinhalten. Die gesamte Persönlichkeit kann eingeengt und die geistige Leistungsfähigkeit beeinträchtigt werden. Die Reaktionsfähigkeit wird verlangsamt, die

Fahrtüchtigkeit beeinträchtigt. Aus diesen Gründen kann schlimmstenfalls auch das Gegenteil von dem erreicht werden, was man mit dem Einsatz von Tranquilizern beabsichtigt hatte: Es kann vorkommen, dass die Prüfungsangst beseitigt wird, der Prüfling aber so »wurstig« geworden ist, dass er in der Prüfungssituation nicht mehr zu leisten vermag, was er eigentlich kann.

Alte Menschen

Ältere Menschen reagieren besonders empfindlich auf Tranquilizer: Länger anhaltende Benommenheit, Sedierung, verschwommenes Sehen, Gangunsicherheit und ataktische Störungen mit Stürzen und Knochenbrüchen können auftreten. Das Reaktions- und Koordinationsvermögen ist meist gestört.

Paradoxe Reaktionen

Bei längerer Behandlung, aber auch unmittelbar nach Behandlungsbeginn kann es zu sogenannten paradoxen Reaktionen mit Erregungszuständen, Wut, Schlaflosigkeit und Agitiertheit kommen. Bei Überdosierung können auftreten: allgemeine Apathie, Appetitlosigkeit, Artikulationsstörungen, Ataxie, dysphorische Verstimmungszustände, Doppelbilder, Kopfschmerzen, Krämpfe, muskuläre Schwäche, Schwindelzustände und Vergesslichkeit. Paradoxe Reaktionen können auch in Form von deliranten Syndromen auftreten.

Die Möglichkeit paradoxer Reaktionen ist zu Beginn der Behandlung, besonders bei der Erstverabreichung an ältere Menschen, zu bedenken. Die Gefahr von paradoxen Reaktionen besteht zudem bei der Kombination mit Alkohol.

Amnestische Zustände

In den vergangenen Jahren sind selten, aber doch immer wieder Situationen bekannt geworden, in denen es nach Einnahme von Tranquilizern zu anterograden Amnesien gekommen ist. Die bekannt gewordenen Zustände dieser Art sind meist aufgetreten, wenn die Betroffenen Tranquilizer als Schlafmittel eingenommen, sich aber dann doch nicht zur Ruhe begeben hatten. Einzelne berichteten später, dass sie, ohne sich daran erinnern zu können, komplexe Handlungsabläufe bewältigt – eine Waschmaschine gefüllt oder einen Kuchen gebacken – haben, andere haben sich auf der Autobahn oder in anderen gefährlichen Situationen wiedergefunden. Solche Zwischenfälle sind eine Besonderheit von Tranquilizern mit raschem Wirkungseintritt und ultrakurzer Halbwertzeit. Bei einer Überempfindlichkeit können sie ausnahmsweise aber auch bei Einnahme anderer Tranquilizer vorkommen.

Abhängigkeit und Suchtgefahr

Das Ausmaß der Suchtgefährdung durch Tranquilizer ist umstritten. Sehr häufig tritt eine psychische Abhängigkeit bei Patienten auf, die längerzeitig mit Tranquilizern behandelt worden sind. Es spricht einiges dafür, dass die Suchtgefährdung bei jenen Tranquilizern höher ist, die rasch absorbiert werden und eine kürzere Halbwertzeit haben. Sicher ist, dass sich die Wirkung von Benzodiazepinderivaten und Alkohol gegenseitig verstärkt. Die Meldungen von gemeinsamem Auftreten von Alkohol und Tranquilizerabhängigkeit häufen sich – insbesondere bei Frauen.

Bei Polytoxikomanie werden regelmäßig auch Tranquilizer missbraucht. Dies ist besonders bei gleichzeitig bestehender Heroinabhängigkeit der Fall. Hier werden Tranquilizer vom Benzodiazepintyp in hoher Dosierung oft auch als Ersatzstoff eingesetzt, wenn die Droge nicht erhältlich ist.

Kontraindikationen

Kontraindiziert ist die Gabe von Tranquilizern bei der Myasthenia gravis.

Bei Leber- und Nierenerkrankungen dürfen die Mittel nur mit großer Vorsicht gegeben werden. Die Kombination mit Alkohol ist gefährlich.

Eine Häufung fetaler Fehlbildungen wurde bei der Verabreichung von Benzodiazepinen und MEPROBAMAT während der ersten sechs Schwangerschaftswochen beobachtet. Aber auch in späteren Schwangerschaftsabschnitten sollten Tranquilizer möglichst nicht gegeben werden, weil sie auf das ungeborene Kind übergehen. Unmittelbar nach der Geburt verfügt das Neugeborene kaum über Möglichkeiten zum Abbau der Benzodiazepine. Da diese auch in die Muttermilch übergehen, ist während der Stillzeit entsprechende Zurückhaltung geboten.

Vergiftungen

Die stattliche Liste von Komplikationsmöglichkeiten und unerwünschten Wirkungen zeigt, dass wir es auch hier keineswegs mit harmlosen Medikamenten zu tun haben. Dennoch ist die Gefahr von Vergiftungen bei Suizidversuchen oder bei Unfällen geringer als bei Schlafmitteln oder älteren antidepressiven Medikamenten. Die therapeutische Breite ist größer. Vergiftungen mit Benzodiazepinen sollen deshalb bisher nicht zu Todesfällen geführt haben. Dennoch sind tödliche Folgen dann nicht auszuschließen, wenn der Vergiftete beispielsweise Kälte ausgesetzt wird. Große Gefahr ist bei der Kombination mit Alkohol oder mit Barbituraten gegeben.

Flumazenil als Antidot

Bei der Behandlung von Vergiftungen hat sich der Benzodiazepinantagonist FLUMAZENIL als hilfreich erwiesen. Er blockiert die zentralen Effekte von Benzodiazepinen durch eine kompetitive Hemmung am Rezeptor und liefert differenzialdiagnostische Hinweise, ob eine Vergiftung mit Benzodiazepinen vorliegt oder nicht. Selbst bei schwerer Überdosierung stellt es die Spontanatmung und das Bewusstsein in kurzer Zeit wieder her. Wegen der kurzen Halbwertzeit von weniger als einer Stunde lässt die Wirkung rasch nach. Die Injektion kann dann wiederholt werden. Eine sorgfältige Überwachung des Patienten ist unabdingbar.

Abhängigkeit bei niedriger Dosierung

»Low-Dose-Dependency«

Wenn die Medikamente bei hoher Dosierung oder bei Überdosierung entzogen werden, kann es wie bei Barbituraten oder beim Entzug nach chronischem Alkoholgebrauch zu Krampfanfällen kommen. Auch bei normaler Dosierung nach kurzfristiger Anwendung kommt es zu Entzugserscheinungen. Innere Unruhe, Schlafstörungen und vegetative Symptome dauern nicht selten über Wochen an. Die Low-Dose-Dependency ist ein Problem, dem bei der Verordnung von Benzodiazepinen Rechnung zu tragen ist. Dem steht auch nicht entgegen, dass bei einzelnen Patienten nach dem Absetzen von Tranquilizern die ursprüngliche Symptomatik zurückkehren mag. Sicher ist, dass es eine Abhängigkeit auch bei niedriger Dosis gibt und dass sie für die Betroffenen erhebliche Probleme aufwerfen kann. Bei plötzlichem Absetzen nach länger andauernder Behandlung muss ein Fünftel der Patienten mit schweren Entzugssymptomen rechnen, die bis zu Krampfanfällen, Verwirrtheitszuständen, Wahrnehmungsverzerrungen, Missempfindungen, verstärkten Geruchs- und akustischen Wahrnehmungen sowie Lichtscheu reichen.

Hinzukommen können psychoseartige Zustände und Depersonalisationserscheinungen. Etwa die Hälfte aller Patientinnen und Patienten verspürt leichtere Symptome wie Schlaflosigkeit, erhöhte Irritabilität, Kopfschmerzen und Muskelverspannungen, Herzjagen, Schwitzen und Zittern sowie vermehrte Angst und innere Unruhe. Störungen der Raum- und Bewegungswahrnehmung werden berichtet. Entzugssymptome treten je nach Halbwertzeit der eingenommenen Medikamente zwischen zwei und zehn Tagen nach Absetzen auf und können über zehn Tage in voller Stärke anhalten. Aber

auch mehr als zwei Wochen nach Absetzen von Benzodiazepinen sind Krampfanfälle beobachtet worden.
Aufgrund dieser Beobachtung muss festgehalten werden, dass das plötzliche Absetzen von Tranquilizern vom Benzodiazepintyp nach längerer Einnahme als Kunstfehler zu betrachten ist. Die Dosis ist über einen Zeitraum von Wochen und Monaten langsam zu reduzieren. Dabei kann man sich am Befinden des Patienten orientieren. Es scheint so zu sein, dass es bei vielen Patienten eine kritische Grenze gibt, die manchmal über Monate nicht unterschritten werden kann. Nach unseren Erfahrungen liegt sie beim LORAZEPAM bei etwa 1 mg täglich.

Alte Menschen

Besondere Vorsicht beim Absetzen ist bei alten Menschen geboten. Bei Klinikaufnahme oder beim Arztwechsel ist oft nicht festzustellen, welche Medikamente diese Patienten vorher eingenommen haben. Da die langzeitige Einnahme von Tranquilizern vom Benzodiazepintyp bei alten Menschen besonders verbreitet ist, muss gezielt danach gefragt werden. Solche Medikamente dürfen keinesfalls zur Klärung der Situation plötzlich abgesetzt werden. Wenn bei älteren Menschen überraschend unklare psychiatrische Zustandsbilder auftreten, muss immer an ein Symptom nach Tranquilizerentzug gedacht werden.

Welches Präparat?

Angesichts der Vielfalt an Benzodiazepinen stellt sich die Frage, ob es wirklich Unterschiede zwischen den Präparaten gibt. Die Antwort: Qualitative Unterschiede in der Wirkung der einzelnen Benzodiazepine bestehen nicht. Unterschiede sind vor allem in der Wirkungsdauer (Halbwertzeit, Verstoffwechslung, Inaktivierung), in der Wirkungsintensität und in der Geschwindigkeit des Wirkungsbeginns zu suchen. Alle Präparate haben sowohl beruhigende und angstlösende als auch schlafanstoßende und muskelrelaxierende Wirkungen. Je nach Marktstrategie werden sie von den Firmen nur mit unterschiedlichen Einsatzfeldern angeboten. Ob ein Tranquilizer müde macht oder nur beruhigt, ist wesentlich eine Frage der Dosis. Zu den unterschiedlichen Wirkungen kommt es jedoch wegen der verschiedenen Ausscheidungs- und Inaktivierungsgeschwindigkeit (Kumulation!).

Achtung bei Alkoholgenuss: Bei Kumulation kann der Additionseffekt von Alkohol und Tranquilizern noch nach Tagen zum Tragen kommen.

Dosierung, Applikationsart und Verabreichungsdauer

Tranquilizer werden in der Praxis nicht nur zu häufig verordnet, sie werden auch zu hoch dosiert und zu lange verabfolgt. Es ist kaum bekannt, dass auch 1 mg DIAZEPAM bei vielen Menschen bereits beruhigend und schlafanstoßend wirken kann. Es wird zu selten bedacht, dass die schematische Verordnung »dreimal täglich« gewohnheitsbildend und suchtfördernd ist, ohne dass sie dem Betroffenen wirklich hilft. Gerade Tranquilizer müssen gezielt eingesetzt werden: bei der akuten Zuspitzung von Angst, bei unerträglicher Spannung, beim unmittelbaren Auftreten unerträglicher Herzsensationen, aber nicht regelmäßig und keinesfalls über längere Zeit.
Grundsätzlichist eine orale Gabe zu bevorzugen. Lediglich als Notfallmedikament kann eine intravenöse Gabe sinnvoll sein. Die dann erfolgende rasche Anflutung des Wirkstoffes kann zu einer Atemlähmung führen. Bei intramuskulärer Gabe sollte beachtet werden, dass die Substanz nur langsam resorbiert wird und die Wirkung nur allmählich einsetzt.

Die schlaffördernde und die sedierende Wirkung lassen bei regelmäßiger Einnahme von Tranquilizern bereits nach wenigen Tagen nach. Selbst die Wirkung gegen Angst ist über einen Zeitraum von vier Monaten hinaus umstritten. Ein so langer Verabreichungszeitraum beinhaltet bereits ein hohes Risiko im Hinblick auf Gewohnheitsbildung und Abhängigkeitsentwicklung.

Medikamentenbehandlung bei Schlafstörungen

Schlafmittel sind keine einheitliche Arzneimittelgruppe. Unter dieser Überschrift werden schlafanstoßende und schlaferzwingende Stoffe zusammengefasst, die biochemisch sehr verschiedener Herkunft sind: Pflanzliche Präparate wie Baldrian stehen neben Alkoholen, Harnstoffderivaten, Benzodiazepinen und Benzodiazepinverwandten. Auch die Antiepileptika und das CLOMETHIAZOL (DISTRANEURIN) können hier eingeordnet werden. Die ambulante Verordnung von DISTRANEURIN ist wegen seines hohen Abhängigkeitsrisikos ein Kunstfehler.

Nutzen-Schaden-Abwägung

Allerdings ist die bloße Einsatzmöglichkeit eines Medikamentes als Schlafmittel kein Grund dafür, dass es auch als solches verwendet werden sollte. Im Gegenteil ist bei der Verordnung von Schlafmitteln der erreichbare Nutzen kritisch gegen den möglichen Schaden abzuwägen. Dabei ist besonders an die Gefahr der Gewohnheitsbildung und der Suchtentwicklung zu denken. Es gibt keine harmlosen Schlafmittel, ebenso wie es keine harmlosen Arzneimittel gibt. Ausgenommen sind möglicherweise jene Pflanzenextrakte und homöopathischen Präparate, deren suggestive Wirkung (Placebo) vor der chemischen Wirkung steht.

Der Schlaf

Schlafgewohnheiten und Schlafbedürfnisse der Menschen sind außerordentlich unterschiedlich. Es ist allgemein bekannt, dass es Früh- und Spätaufsteher, Kurz- und Langschläfer gibt. Während die einen nach fünf bis sechs Stunden Schlaf munter und ausgeruht sind, fühlen sich andere nach neun bis zehn Stunden noch müde und abgespannt und haben Mühe, morgens in Gang zu kommen. Neuere Untersuchungen haben gezeigt, dass beide Gruppen etwa gleich viel Tiefschlaf haben. Die Langschläfer füllen die Zwischenzeit mit oberflächlichem Schlaf, in dem sie besonders viel träumen. Sie sind für Schlafstörungen besonders anfällig.

Die jeweiligen Lebensumstände beeinflussen das Schlafbedürfnis. Unter Belastungen nimmt es zu. Mit steigendem Lebensalter vermindert sich das Schlafbedürfnis. Gleichzeitig ändert sich das Schlafmuster: Perioden oberflächlichen Schlafs nehmen zu und werden häufig als Schlafstörungen erlebt.

Schlafstörungen

Schlafstörungen sind häufig und vielfältig. Sie beeinträchtigen den Betroffenen in seinem Lebensgefühl und in seiner Leistungsfähigkeit. Schlafstörungen können durch körperliche und seelische Krankheiten wie auch durch Umwelt- und situative Einflüsse bedingt sein. Ihre Behandlung setzt eine Untersuchung der Ursachen voraus. Dazu gehört auch die Abklärung, ob überhaupt eine wirkliche Schlafstörung vorliegt oder ob der Schlafmangel nur subjektiv erlebt wird.
Die häufigsten und absurdesten Beispiele für erlebten, aber nicht vorhandenen Schlafmangel tauchen in psychiatrischen Krankenhäusern und in Heimen auf, in denen Patienten um 20 Uhr ins Bett gehen und darüber klagen, dass sie um 4 Uhr morgens nicht mehr schlafen können. Ähnliche Beobachtungen sind bei älteren Menschen zu machen, die abends früh schlafen gehen und morgens entsprechend früh aufwachen.

Natürliche Langschläfer

Auch zahlreiche »natürliche Langschläfer« klagen über nächtliche Schlaflosigkeit, ohne dass es zu wirklichem Schlafmangel kommt. Sie haben häufig das Empfinden, »die ganze Nacht« nicht geschlafen zu haben. Sie klagen darüber, nicht einschlafen zu können, immer wieder aufzuwachen und kaum ein Auge zugetan zu haben. Sie wachen morgens müde und zerschlagen auf und entwickeln die Tendenz, noch früher ins Bett zu gehen und noch später aufzustehen. Richtig ist, dass diese Menschen vor dem Einschlafen vermehrt wach liegen, dass sie nachts häufiger aufwachen, dass sie über längere Perioden oberflächlich schlafen und dass ihr Schlaf subjektiv insgesamt nicht so erholsam ist wie der der natürlichen Kurzschläfer. Falsch ist fast immer die Angabe, sie hätten die ganze Nacht überhaupt nicht geschlafen.
Die neuere Schlafforschung hat gezeigt, dass auch diese Menschen ausreichend lange Tiefschlafphasen haben, um die körperliche und seelische Leistungsfähigkeit zu erhalten. Sie liegen vor dem Einschlafen etwa dreißig Minuten länger wach als die Kurzschläfer. Aber die

Vorstellung, die ganze Nacht kein Auge zugetan zu haben, beruht auf einer Täuschung: Wenn sie nachts vermehrt aufwachen, erinnern sie sich bei jedem erneuten Aufwachen, dass sie vorher schon wach gelegen haben und das Gefühl hatten, nicht einschlafen zu können. Die intensive, besorgte Beschäftigung mit der erlebten Schlafstörung kann sich aber zu einer tatsächlichen Schlafstörung aufschaukeln, wenn man ängstlich auf das Einschlafen und das Wiedereinschlafen wartet und sich mit der *erwarteten* Leistungsunfähigkeit am nächsten Morgen beschäftigt.

Die Behandlung der Schlafstörung hat neben der Analyse der Ursachen auch die Untersuchung des Schlaftyps und die Aufklärung darüber zur Voraussetzung.

Der Langschläfer muss sich damit abfinden, dass er seinen Schlaf nicht so erholsam erlebt wie der natürliche Kurzschläfer. Der ältere Mensch muss sich damit abfinden, dass sein Schlaf nicht mehr so tief und so erholsam ist wie in seiner Jugendzeit. Eine solche Aufklärung kann bewirken, dass der Patient mit der von ihm beklagten Schlafstörung umzugehen lernt und auf Medikamente verzichtet.

Schlafhygiene

Bevor Schlafstörungen mit der Unterstützung von Medikamenten behandelt werden, ist es – neben der bereits erwähnten Aufklärung über Varianten des normalen Schlafs – genauso wichtig, betroffenen Menschen Regeln für einen guten Schlaf zu erläutern. Die Einhaltung dieser Regeln wird häufig auch als »Schlafhygiene« bezeichnet. Mit der Beachtung dieser einfachen Regeln lassen sich viele Schlafstörungen ohne weitere Maßnahmen beheben. Wichtig: Menschen ohne Schlafstörungen können selbstverständlich von diesen Regeln abweichen.

Regeln für einen guten Schlaf

Wer unter nächtlichen Schlafstörungen leidet, sollte sich tagsüber nicht hinlegen, weder auf das Sofa noch auf das Bett. Denn auch wenn nur kurz gedöst wird, beeinträchtigt dies den Nachtschlaf. Schlafgestörte sollten im Bett weder lesen noch fernsehen. In den letzten Stunden vor dem Nachtschlaf sollten sie keine sportlichen Aktivitäten durchführen oder schwer essen. Auch das Planen von Tätigkeiten für den nächsten Arbeitstag – womöglich gleich noch mit Notebook – sollte weder im Schlafzimmer noch im Bett erfolgen.

Wenn es trotz aller Bemühungen zum – physiologisch normalen – nächtlichen Aufwachen kommt und das Einschlafen nicht wieder zügig gelingt, können Betroffene auch aufstehen und sich außerhalb vom Bett zum Beispiel beim Lesen eines Buches erneut entspannen, Müdigkeit entwickeln und sich wenig später wieder hinlegen. Fernsehen sollte man nachts auf keinen Fall, da das helle, flimmernde Licht das Gehirn eher erregt als ermüdet. Außerdem kann durch eine angenehme Gestaltung des Schlafzimmers mit Schaffung einer entspannenden Atmosphäre das Einschlafen erleichtert werden.

Medikamente als Ursache von Schlafstörungen

Medikamente dienen nicht nur der Behandlung von Schlafstörungen, sie sind zunehmend häufig auch deren Ursache. Das gilt für allgemeinmedizinische Medikamente wie Cortisonpräparate und Schilddrüsenhormone, aber auch zahlreiche andere Medikamente (einschließlich Verhütungsmitteln). Immer häufiger werden Schlafstörungen beim Einsatz von Betarezeptorblockern beobachtet. Dass solche Störungen nach Gebrauch und Missbrauch von Psychostimulanzien auftreten und nach der Einnahme von Weckaminen und Appetitzüglern ist bekannt. Aber auch Antidepressiva können zur Ursache von Schlafstörungen werden, wenn ihnen die dämpfende Komponente im Wirkungsspektrum fehlt.

Auch Medikamente, die zum Herbeiführen von Schlaf eingesetzt werden, können bei länger dauernder Anwendung zu Schlafstörungen führen, indem sie den Tag-Nacht-Rhythmus durcheinanderbringen; gelegentlich auch, indem sie paradoxe Reaktionen (siehe unten) hervorrufen.

Schlafmittelentzug als Ursache von Schlafstörungen

Nach dem Absetzen von Schlafmitteln dauert es oft Wochen, bis sich der natürliche Schlafrhythmus wieder hergestellt hat. Selbst bei niedrig dosierter Gabe von Schlafmitteln und Tranquilizern kommt es zu deutlichen, subjektiv außerordentlich unangenehm erlebten Entzugserscheinungen. Diese äußern sich in Unruhe, Angst, Albträumen und Schlafstörungen erheblichen Ausmaßes. Bei längerer

Schlafmittelgabe empfiehlt sich deshalb ein Ausschleichen. Die genannten Symptome müssen jedoch durchgestanden werden. Der Patient muss darüber sorgfältig aufgeklärt werden, sonst ist der Weg zum chronischen Schlafmittelmissbrauch vorgezeichnet.
Diese Entzugssymptome bei normaler Dosierung sind wenig bekannt. Sie sollten ein weiterer Grund für eine zurückhaltende Verordnung von Schlafmitteln sein. Gleichwohl dürfen die Gefahren der Schlafmittel kein Grund für die *diskussionslose* Verweigerung dieser Mittel sein. Eine solche würde die Vertrauensbeziehung zwischen dem Therapeuten und dem Patienten schmälern und würde beim gequälten Patienten zur Selbstmedikation mit freiverkäuflichen Schlafmitteln führen. Diese ist auf die Dauer gewiss gefährlicher als eine kontrollierte, der jeweiligen Ursache der Schlafstörung angepasste Verordnung aus der Hand des kundigen Psychopharmakotherapeuten.

Alkoholmissbrauch als Ursache von Schlafstörungen

Alkoholmissbrauch ist eine häufige, viel zu wenig beachtete Ursache akuter und chronischer Schlafstörungen. Der Genuss von Alkohol in den Abendstunden führt schon bei mittleren Mengen zu einer Unterdrückung der REM-Phasen und damit zu einer Beeinträchtigung des natürlichen Schlafs. Der regelmäßigeAlkoholmissbrauch führt zu einer dauernden Beeinträchtigung der Schlafqualität. Es kommt zum täglichen »Hangover«, zum dauernden Gefühl des Unausgeschlafenseins, zu Gereiztheit und depressiver Verstimmung – alles Symptome, die das Bedürfnis nach erneuter Alkoholzufuhr begünstigen.

Medikamente bei Schlafstörungen

Schlafmittel dürfen nur verordnet werden, wenn die Ursache der Schlafstörung nicht anders beseitigt werden kann. Falls sie gegeben werden, soll die Dauer ihrer Verabreichung von vornherein fest begrenzt werden, etwa auf drei Tage oder zwei Wochen. Hat sich eine längerfristige Verordnung eingeschlichen, muss der Versuch unternommen werden, sie abzusetzen. Für solche Absetzversuche sind Wochenenden besonders geeignet, damit der Patient sich nicht vor Leistungsminderungen während der Woche fürchten muss. Meist ist dann allerdings ein allmähliches Ausschleichen erforderlich. Sollten

Schlafmittel verabfolgt werden, hängt die Wahl des Mittels von der Ursache der Schlafstörung ab.

Schlafanstoßende Medikamente bei psychischen Störungen

Schlafstörungen bei Psychosen aus dem schizophrenen Formenkreis werden durch Ausnutzung der schlafanstoßenden Wirkung vieler Antipsychotika bekämpft.
Dies kann auch dadurch geschehen, dass man die während eines Tages verabfolgten Neuroleptika so verteilt, dass am Abend eine größere Dosis gegeben wird als morgens und mittags.
Bei Depressionen kann in ähnlicher Weise die sedierende (Neben-) Wirkung zahlreicher Antidepressiva ausgenutzt werden.
Wenn Schlafstörungen mit Stressfolgen, mit reaktiven Verstimmungszuständen, Erschöpfung oder psychogener Angst zu tun haben, ist, wenn überhaupt, am ehesten ein Tranquilizer angezeigt (siehe unten). Bei Schlafstörungen von Anfallskranken gelten ähnliche Überlegungen wie bei jenen von depressiven und psychotischen Kranken. Hier gelten sie sogar in besonderem Maße, weil zumindest ältere Antiepileptika meist gleichzeitig auch Schlafmittel sind.

Spezifische Schlafmittel

Hat man sich dazu entschlossen, den Schlaf mit medikamentöser Unterstützung herbeizuführen, sind heutzutage die sogenannten Non-Benzodiazepin-Hypnotika ZALEPLON, ZOLPIDEM und ZOPICLON die Mittel der ersten Wahl. Diese Substanzen gehören strukturchemisch nicht zur Stoffklasse der Benzodiazepine. Sie wirken jedoch ähnlich wie diese und greifen biochemisch an der Benzodiazepin-Bindungsstelle der GABA-A-Rezeptoren an. Non-Benzodiazepin-Hypnotika können Benzodiazepine aus der entsprechenden Bindung verdrängen und werden ihrerseits durch den Benzodiazepinantagonisten FLUMAZENIL (ANEXATE) verdrängt.
Die genannten drei Wirkstoffe sind insbesondere bei Einschlafstörungen geeignet. Sie sollen keine Verminderung des REM- und des Tiefschlafs bewirken. Auch bei medikamentöser Einleitung des Schlafes sollte der Schlafgestörte versuchen, sich vorher zu entspannen und innerlich zur Ruhe zu kommen.
Seltener als bei Benzodiazepin-Hypnotika werden Hangover-Effekte und Rebound-Phänomene beobachtet. Diese äußern sich durch

gelegentliche Anfälle morgendlicher Angst und nächtlicher Albträume und entstehen bei Medikamenten mit extrem kurzer Halbwertzeit, bei rasch abfallenden Medikamentenspiegeln.
Das Risiko von Toleranz- und Abhängigkeitsentwicklungen wird derzeit uneinheitlich wahrgenommen. Es gibt Patienten, die über die Zeit eine Toleranzentwicklung aufweisen, und ebenso welche, die nach Absetzen Entzugsbeschwerden zeigen. Es findet sich aber auch eine große Zahl von Patienten, die diese Substanzen ohne Probleme einnehmen können. Insgesamt scheinen die schädlichen Folgen seltener aufzutreten als beim Gebrauch von Benzodiazepinen. Gleichwohl ist die Indikation streng zu prüfen und das Nutzen-Schaden-Verhältnis stetig zu bewerten.
Kommt es unter diesen Hypnotika zu einem Früherwachen, kann auf ein mittellang wirksames Benodiazepin ausgewichen werden, zum Beispiel TEMAZEPAM. Lang wirksame Benzodiazepine sollten grundsätzlich nicht gegeben werden, da sie häufig zu einem Hangover führen. Die Verwendung von Benzodiazepin-Hypnotika sollte sehr restriktiv erfolgen. Wegen des hohen Abhängigkeitsrisikos, insbesondere bei einem Gebrauch über wenige Tage hinaus, sind andere Hypnotika zu bevorzugen. Benzodiazepine mit ultrakurzer Halbwertzeit (etwa DORMICUM, HALCION) sollten wegen der Gefahr der anterograden Amnesie nicht mehr als Schlafmittel verwendet werden.
Alternativ zu den oben erwähnten Substanzen können Antihistaminika wie DIPHENHYDRAMIN, DOXYLAMIN oder PROMETHAZIN eingesetzt werden, die über eine Blockade zentraler H_1-Rezptoren schlaffördernd wirken. Ebenso können niederpotente Neuroleptika wie DIPIPERON oder MELPERON gegeben werden, jedoch ist der Einsatz dieser Substanzen durch das hohe Interaktions- und Nebenwirkungsrisiko eingeschränkt. Abgesehen davon ist die Wirksamkeit geringer als von Benzodiazepin-Hypnotika.
Auch der Wirkstoff CHLORALHYDRAT, der zu einer verstärkten GABA-Wirkung führt, ist eine Möglichkeit. Jedoch besteht dabei ebenfalls ein Abhängigkeitsrisiko und er hat nur eine geringe therapeutische Breite. Außerdem lässt die Wirksamkeit rasch nach. Für den vorübergehenden Einsatz spricht, dass CHLORALDURAT den Tiefschlaf fördert und sich die REM-Phasen normalisieren.
Können Schlafstörungen im Rahmen der psychiatrischen Grunderkrankung durch ein Antipsychotikum oder ein Antidepressivum mit sedierenden Eigenschaften behandelt werden, sind diese Wirkstoffe gegenüber einem Schlafmittel immer zu bevorzugen.

Liegt vor allem eine Störung des Schlaf-wach-Rhythmus vor, kann auch MELATONIN eingesetzt werden, das zu einer Erhöhung des Melatoninspiegels führt. Es wirkt zwar nicht direkt schlafanstoßend, normalisiert jedoch den Schlaf-wach-Rhythmus. Vor allem bei älteren Menschen gibt es hiermit gute Erfahrungen. Das Antidepressivum AGOMELATIN wirkt zusätzlich agonistisch am Melatoninrezeptor und wirkt ebenso wie MELATONIN positiv auf den Schlaf-wach-Rhythmus.

Alkohol

Alkohol als Schlafmittel ist von zweifelhaftem Wert. Er ist eher Ursache von Schlafstörungen als eine Lösung. Seine hypnotische Wirkung ist unbestritten, sie tritt aber erst in Dosen ein, die zugleich geeignet sind, den natürlichen Schlaf zu stören und die REM-Phasen zu unterdrücken. Es ist wenig dagegen einzuwenden, sich vor dem Schlafengehen bei einem Glas Bier oder einem Glas Wein zu entspannen, aber es spricht vieles dafür, dass dann die *Entspannung* selbst stärker schlaffördernd wirkt (Placebo) als der Alkohol. Individuell ist die erwünschte entspannende Wirkung mit den Risiken des Alkoholkonsums wie Suchtentwicklung und Schädigung von inneren Organen abzuwägen. Bei schwerer Schlafstörung ist die Gefahr der Suchtentwicklung gegeben.

ABBILDUNG 9

Fragen zur Abklärung von Schlafstörungen und Schlafmitteleinsatz

Vor der Verordnung von Schlafmitteln
Liegt überhaupt eine Schlafstörung vor?
Welche Ursachen hat die Schlafstörung?
Sind Medikamente und Alkohol als Ursache bzw. als Teilursache ausgeschlossen?
Liegt eine erhöhte Suchtgefahr vor? Ist der Patient über Risiken einer Gewohnheitsbildung aufgeklärt?
Ist die medikamentöse Behandlung der Schlafstörungen notwendig? Gibt es eine Alternative?
Nach der Verschreibung
Wie lange dauert die Schlafmittelbehandlung schon?
Ist sie noch notwendig? Kann sie jetzt beendet werden?
Wenn nicht, gibt es eine Alternative?
Hat schon eine Gewöhnung stattgefunden?
Sind gegebenenfalls Maßnahmen erforderlich?

Kritisch und bewusst verordnen

Die Anwendung von Schlafmitteln bei hartnäckiger Schlaflosigkeit kann sich segensreich für den Betroffenen auswirken, aber sie kann einen normalen Schlaf nicht ersetzen. Ein Hangover führt bei der chronischen Verwendung von Schlafmitteln nicht selten zu einem andauernden Gefühl des Unausgeschlafenseins.
Sollte eine Befristung des Schlafmittelgebrauchs nicht möglich oder nicht durchzusetzen sein, muss in kurzen Abständen überprüft werden, ob die weitere Gabe noch notwendig ist. Ist eine längere Anwendungsdauer nicht zu umgehen, sollte das Mittel von Zeit zu Zeit gewechselt werden. Dabei ist darauf zu achten, dass das neue Mittel einer anderen chemischen Gruppe entstammt. Bei längerer Gabe von Schlafmitteln muss mit einer Kumulation gerechnet werden.

Missbrauch

Der Missbrauch und die Abhängigkeit von Schlafmitteln gehören zu den häufigsten Suchtstoffabhängigkeiten unserer Zeit. Dabei müssen wir unterscheiden zwischen dem Missbrauch im Sinne einer Gewohnheitsbildung, wenn der Patient jede Nacht ein Schlafmittel in normaler oder erhöhter Dosis braucht, um schlafen zu können, und einer regelrechten Sucht, wenn Schlafmittel paradox wirken, indem sie munter und euphorisch machen.
Die klassische Schlafmittelsucht ist die Barbituratabhängigkeit. Barbiturate können nicht mehr verordnet werden, aber auch alle anderen spezifischen Schlafmittel machen abhängig. Das gilt insbesondere für Benzodiazepine.

Risiko Straßenverkehr

Alle Schlafmittel – auch solche mit kurzer Halbwertzeit – wirken in den nächsten Tag hinein. Ihre Anwendung kann auf diese Weise zu einem Gefährdungsfaktor im Straßenverkehr werden. Das gilt insbesondere bei regelmäßiger Schlafmitteleinnahme und in Verbindung mit Alkohol.
Schlafgewohnheiten und Schlafbedürfnis der Menschen sind außerordentlich unterschiedlich. Die jeweiligen Lebensumstände beeinflussen das Schlafbedürfnis ebenso wie den Schlaf selbst. Schlafstörungen sind deshalb vielfältig. Sie können sowohl durch körperliche und seelische Krankheit als auch durch Umweltbedingungen und situative Einflüsse eintreten. Ihre Behandlung setzt die Untersuchung der Ursachen voraus. Dazu gehört auch die Abklärung, ob überhaupt eine Schlafstörung vorliegt.

Schlafmittel dürfen nur verordnet werden, wenn die Ursache der Schlafstörung nicht anders beseitigt werden kann. Die Dauer ihrer Verabreichung soll von vornherein fest begrenzt sein. Schon nach kurzfristiger Anwendung kommt es zu Entzugserscheinungen. Oft dauert es Wochen voller Unruhe, Angst und Albträumen, bis nach dem Absetzen der Mittel der natürliche Schlaf wiederhergestellt ist. Es gibt keine harmlosen Schlafmittel. Der Einsatz von DISTRANEURIN bei ambulanten Behandlungen ist wegen der hohen Suchtgefährdung ein Kunstfehler.

Medikamente bei Angststörungen

Angst- und Panikerkrankungen

Angst und Panikattacken können bei nahezu allen psychiatrischen Krankheitsbildern vorübergehend oder dauerhaft auftreten. In der Regel verschwinden sie mit der Behandlung der Grunderkrankung und bedürfen allenfalls vorübergehend einer zusätzlichen medikamentösen Unterstützung mit Tranquilizern.
Bei Angst- und Panikerkrankungen im engeren Sinn unterscheiden wir die folgenden Störungen:
Panikstörungen: Plötzlich auftretende starke Angst (Panikattacke), begleitet von somatischer Symptomatik wie stechende Brustschmerzen, Atemnot, Herzrasen, Missempfindungen, Übelkeit, Erbrechen, Schwindel, Schweißausbrüchen, Muskelzittern u. v. a. m. Die Betroffenen leiden häufig unter Todesangst.
Agoraphobie: Dies ist die Angst vor dem Aufsuchen außerhalb des häuslichen Umfelds liegender Situationen oder Räumlichkeiten, da dort das Auftreten peinlicher und hilflos machender Symptomatik befürchtet wird wie Ohnmachten, Schwindel, Inkontinenz, Herzanfälle. Die Betroffenen meiden beispielsweise Menschenmengen, öffentliche Verkehrsmittel, Geschäfte, Aufzüge oder offene Plätze. Die Agoraphobie ist häufig in Kombination mit einer Panikstörung zu beobachten – und umgekehrt.
Generalisierte Angststörung: Das wesentliche Kennzeichen dieser Erkrankung ist eine ins Unrealistische übersteigerte Besorgtheit, eine durchgängig angstgeprägte Erwartungshaltung gegenüber den jeweiligen alltäglichen Lebensumständen.
Soziale Phobie: Ausgeprägte Angst vor einer möglichen prüfenden Bewertung durch andere in sozialen Interaktionen, beim Essen und Trinken oder bei einer öffentlichen Leistungserbringung (eine Rede halten zu müssen).
Spezifische phobische Störungen: Unter spezifischen Phobien versteht man irrationale Ängste und Befürchtungen in Bezug auf bestimmte Objekte, vor bestimmten Handlungen oder Situationen (Spinnenphobie, Spritzenphobie, Klaustrophobie etc.).

Behandlung

Den Schwerpunkt bei der langfristig erfolgreichen Behandlung der oben genannten Angst- und Panikstörungen bilden sicherlich verhaltenstherapeutische Psychotherapieverfahren. Gleichwohl helfen zunächst auch medikamentöse Strategien gegen Angsterkrankungen. Nicht selten kann erst die Kombination beider Behandlungsarten die Betroffenen in die Lage versetzen, die Ängste zu bewältigen.
Zur raschen Linderung einer Panikattacke eignen sich Tranquilizer vom Benzodiazepintyp hervorragend. Kein anderer Wirkstoff löst Angst so zügig auf. Die Anwendung ist jedoch auf akute Einsätze begrenzt. Allenfalls zur anfänglichen Begleitung anderer Wirkstoffe mit verzögertem Wirkbeginn ist eine Ausnahme zu machen. Wegen dieser angstlösenden Wirkung drohen ansonsten eine Gewöhnung und bald eine Abhängigkeit von der Substanz.
Für die Erhaltungstherapie der Panikstörung und der Agoraphobie sind verschiedene Antidepressiva – insbesondere SSRI – bestens geeignet und zugelassen. Es empfiehlt sich bei Patienten mit Angststörungen diese Substanzen vorsichtig einzuschleichen, da häufig zu Beginn in den ersten zwei Wochen der Behandlung vermehrt Panikattacken *ausgelöst* werden. Hierüber müssen die Patienten aufgeklärt werden, sonst kommt es zum frühzeitigen Therapieabbruch. Daher kann es sinnvoll sein, in der ersten Zeit zusätzlich kontrolliert Tranquilizer zu geben.
Die Behandlung einer generalisierten Angststörung erfolgt ebenfalls mit geeigneten Antidepressiva. Daneben ist in Deutschland PREGABALIN in dieser Indikation zugelassen. Es hat auch eine gute Wirkung, jedoch mehren sich die Berichte über ein Missbrauchspotenzial, zumindest bei Patienten mit bestehender Suchtgefahr. Daher empfehlen die Autoren einen vorsichtigen Umgang mit diesem Wirkstoff und eine gründliche Abwägung des Nutzen-Schaden-Verhältnis. Als Antidepressiva sind insbesondere SSRI und SNRI geeignet.
Lavendelöl in pharmakologischer Form kann ebenfalls gegeben werden.

Hilfe zur Selbsthilfe

Nach vielfältigen Erfahrungen muss es das erste Ziel der Behandlung sein, dem Kranken zu helfen, mit der angstbesetzten Krise umzugehen. Wenn die Betroffenen jedes Mal den Notarzt rufen (lassen) müssen, wenn sie sich nicht mehr aus dem Haus begeben können und sie sich ununterbrochen ängstlich selbst beobachten, wird die antizipierende *Angst vor der Angst* zu einer schweren Beeinträchtigung von eigenem Krankheitswert. Hier können die

Betroffenen zum Beispiel lernen, dass ein geeigneter Tranquilizer in der Hand- oder Hosentasche (etwa LORAZEPAM) Schutz vor dieser Angst vor der Angst sein kann. Gleichzeitig müssen die Betroffenen davor geschützt werden, regelmäßig Tranquilizer einzunehmen, um der Abhängigkeit vorzubeugen und die Wirksamkeit dieses »medikamentösen Notnagels« in der akuten Krise zu erhalten.

Medikamente bei Zwangsstörungen

Zwangsgedanken und Zwangshandlungen

Jeder von uns kennt zwanghafte oder ritualisierte Verhaltensweisen. In der Kindheit ist es ein ganz normaler Entwicklungsschritt, nicht auf Pflasterfugen treten oder bestimmte Dinge zählen zu wollen. Auch im Erwachsenenalter kennt jeder plötzlich einschießende Gedanken, ob man die Tür auch wirklich abgeschlossen oder den Herd ausgemacht hat. Bei bestehender Unsicherheit einen Sachverhalt einmal zu kontrollieren ist auch noch keine Krankheit. Ebenso stellen ritualisierte Verhaltensweisen an sich noch keine Krankheit dar, sondern bringen Sicherheit und Ordnung in unser Leben. Jedoch kann sich aus solchen Ritualen oder Kontrollbedürfnissen bei Unsicherheiten nach und nach eine Zwangskrankheit entwickeln.

Wir unterscheiden bei Zwangsstörungen die Zwangsgedanken und die Zwangshandlungen. Neben diesen, die Störung prägenden Symptomen tritt auch noch eine Reihe anderer psychopathologischer Beschwerden auf: Neben formalen Denkstörungen wie Einengung, Grübeln und Weitschweifigkeit) können dies Angst, Verzweiflung, Unruhe sowie motorische Verlangsamung sein.

Zwangsgedanken

Als »Zwangsgedanken« bezeichnen wir sich aufdrängende Impulse, Bilder und Gedanken, die als unsinnig und in der Regel quälend erlebt werden und sich gleichwohl nicht oder nur schwer unterdrücken lassen. Zwangsgedanken können sich auf viele Themen beziehen. Häufige Gedanken betreffen Angst vor Verschmutzung oder Infektion, die Sorge, etwas nicht ordnungsgemäß getan zu haben, Tötungsgedanken oder die Angst vor sexuellen Handlungen in der Öffentlichkeit. Auch magisches Denken ist nicht selten (»Wenn ich eine Pflasterfuge berühre, passiert etwas«, »Die Zahlenkombination x ist schlecht, weil dann …«). Diese Gedanken führen zu Angst, Unsicherheit und Anspannung mit dem Drang, Situationen zu meiden, in denen typischerweise diese Gedanken auftreten. In der Folge entsteht ein Vermeidungsverhalten, das den Lebensalltag der Betroffenen oft erheblich einschränkt.

Zwangshandlungen

In der Folge von Zwangsgedanken treten auch Zwangshandlungen auf. Diese müssen häufig gegen den eigenen Willen ausgeführt werden. Obwohl sie als unsinnig erlebt werden, lassen sie sich kaum unterdrücken. Zunächst dienen Zwangshandlungen dazu, die aus den Zwangsgedanken herrührende Anspannung und Angst zu vermindern. Im weiteren Verlauf entkoppeln sich Zwangsgedanken und -handlungen allerdings. Dann steigt bereits bei Nichtausführen einer Zwangshandlung die Angst an.

Häufige Zwangshandlungen sind Waschzwänge (Zwangsgedanke der Verschmutzung oder Infektion) und Kontrollzwänge (Zwangsgedanke, einen Fehler gemacht zu haben).

Die Häufigkeit von Zwangsstörungen in der Bevölkerung liegt bei 2–3 Prozent. Beide Geschlechter sind gleich häufig betroffen. Die Zeit vom Auftreten erster Symptome bis zum Beginn einer Behandlung liegt bei etwa sieben Jahren.

Behandlung

Die psychotherapeutische Behandlung von Zwangsstörungen ist sehr etabliert. Insbesondere die kognitive Verhaltenstherapie bietet hierzu gut evaluierte Therapieverfahren an. Da Zwangsstörungen ähnlich wie Angsterkrankungen sehr zäh sein können, gelingt selten eine komplette Heilung, häufig jedoch eine gute Symptomreduktion. Bei schweren Fällen ist eine alleinige Psychotherapie nicht wirksam, dann wird eine Kombination aus einer medikamentösen Behandlung und einer Psychotherapie empfohlen.

Medikamentöse Behandlung

Bei einer medikamentösen Therapie sind die Mittel der ersten Wahl SSRI. Laut der S3-Leitlinie sollen CITALOPRAM, ESCITALOPRAM, FLUOXETIN, PAROXETIN oder SERTRALIN angeboten werden, auch wenn für CITALOPRAM in Deutschland für diese Indikation keine Zulassung besteht (DGPPN 2013, S. 6 ff.). Die Wahl einer bestimmten Substanz richtet sich nach der individuellen Verträglichkeit. Mit höheren Dosen ist bei Zwangserkrankungen mit einer besseren therapeutischen Wirkung zu rechnen, daher sollte – immer die Verträglichkeit vorausgesetzt – die zugelassene Höchstdosis angestrebt werden. Bei Unwirksamkeit kann auch – ebenfalls Aufklärung und Verträglichkeit vorausgesetzt – über die Höchstdosis hinausgegangen werden. Die Medikation sollte für mindestens drei Monate erfolgen, vorher kann der Therapieerfolg nicht beurteilt werden.

Bei guter Wirksamkeit wird die Prophylaxe für ein bis zwei Jahre empfohlen.

Als Mittel der zweiten Wahl wird CLOMIPRAMIN empfohlen. Dieses hat zwar auch eine gute Wirksamkeit, wird wegen der schlechteren Verträglichkeit jedoch nur eingeschränkt empfohlen. Andere Antidepressiva sowie Anxiolytika und Benzodiazepine sind nicht wirksam.

Bei einem unzureichenden Therapieerfolg – auch nach Wechsel von einem SSRI auf ein anderes oder auf CLOMIPRAMIN – können die Antipsychotika RISPERIDON, HALOPERIDOL oder QUETIAPIN zusätzlich gegeben werden. Diese Medikation ist bei Unwirksamkeit auf sechs Wochen zu begrenzen. Eine alleinige Medikation mit einem Antipsychotikum ist nicht wirksam.

Die Behandlung einer Zwangsstörung erfordert einen langfristigen Gesamtbehandlungsplan, der gemeinsam von den Betroffenen und den Therapeuten – einschließlich eines erreichbaren und realistischen Ziels – vereinbart werden sollte. Für die langfristige Erreichung des Ziels sind sowohl bei den Patienten als auch bei den Therapeuten viel Geduld und das Aushalten von Rückschlägen nötig.

V PSYCHOPHARMAKA BEI SUCHTERKRANKUNGEN, DEMENZEN UND ADHS

Medikamente bei Suchterkrankungen

Einleitung

Suchterkrankungen sind verbreitet, allen voran eine Abhängigkeit bei Alkoholmissbrauch. Manche Süchte sind gesellschaftlich mehr oder weniger akzeptiert, andere nicht. Dem umgangssprachlichen Begriff der Sucht entspricht fachlich am ehesten der Begriff der »Abhängigkeit«, der auch in den Diagnosesystemen verwendet wird.
Der Begriff der Abhängigkeit sollte allerdings sehr weit gefasst werden. Von vielen psychoaktiven, also auf das Zentralnervensystem wirkenden Substanzen, sowohl Drogen als auch Medikamenten, kann eine Abhängigkeit ausgehen. Ebenso gibt es sogenannte nicht stoffgebundene Süchte oder Abhängigkeiten wie die Spielsucht oder die Internetsucht. In diesem Kapitel werden vor allem Medikamente zur Behandlung stoffgebundener Abhängigkeiten behandelt.
Neben der Abhängigkeit gibt es den Begriff des »schädlichen Gebrauchs« oder Missbrauchs von Substanzen. Er liegt vor, wenn eine gesundheitliche Schädigung durch die Droge vorliegt, sei sie somatisch (wie eine Leberzirrhose beim Alkoholmissbrauch, eine HIV-Infektion bei regelmäßigen Heroininjektionen) oder psychisch (wie eine Depression durch den regelmäßigen Alkoholkonsum oder eine Psychose nach dem Gebrauch von Amphetaminen).

Kriterien der Abhängigkeit

Die Abhängigkeit, für die in der ICD-10 klare Kriterien wie Suchtverlangen, verminderte Kontrollfähigkeit gegenüber der Substanz, körperliches Entzugssyndrom, Toleranzentwicklung, Vernachlässigung sozialer Kontakte oder Interessen und Fortführung des Konsums trotz bestehender negativer Folgen vorliegen müssen (siehe Abbildung 10), wurde früher in die *körperliche* Abhängigkeit und die *psychische* Abhängigkeit unterteilt. Diese Unterteilung ist mittlerweile überholt. Die körperliche Abhängigkeit ist vor allem durch das Entzugssyndrom bei Absetzen der Substanz charakterisiert mit Symptomen, die zu den Wirkungen der Substanz gegensätzlich sind. Mit der psychischen Abhängigkeit wurde das Verlangen nach der Droge bezeichnet, das auch von Umgebungsfaktoren (»Setting«) abhängt. Bei der körperlichen und der psychischen Abhängigkeit ist das Belohnungssystem im Gehirn des Menschen involviert, das vor allem vom Dopamin abhängt. Hier setzen verschiedene Drogen mit ihrer Wirkung an.

ABBILDUNG 10

Kriterien für Abhängigkeit nach ICD-10

Die Diagnose Abhängigkeit soll nur gestellt werden, wenn irgendwann während des letzten Jahres drei oder mehr der folgenden Kriterien vorhanden waren:
Ein starker Wunsch oder Zwang, Substanzen oder Alkohol zu konsumieren
Verminderte Kontrollfähigkeit bezüglich des Beginns, der Beendigung und der Menge des Substanz- oder Alkoholkonsums
Ein körperliches Entzugssyndrom
Nachweis einer Toleranz. Um die ursprünglich durch niedrigere Dosen erreichten Wirkungen der Substanz hervorzurufen, sind zunehmend höhere Dosen erforderlich
Fortschreitende Vernachlässigung anderer Vergnügungen und Interessen zugunsten des Substanzkonsums
Anhaltende Substanzkonsum trotz Nachweis eindeutiger schädlicher Folgen körperlicher, sozialer oder psychischer Art

Der Prozess der Gewöhnung an eine psychotrope Substanz ist entscheidend für das Verständnis der Abhängigkeit. Das Gehirn passt sich an immer größere Mengen der Droge an – sodass Opiate, Benzodiazepine, Alkohol in größeren Mengen eingenommen werden müssen, um denselben Effekt hervorzurufen. Wird die Substanz nicht mehr zugeführt, reguliert das Gehirn gegen.

Entzug

Von den Entzugssymptomen, die immer unangenehm sind, sind Absetzeffekte (»Rebound Symptoms«) zu unterscheiden. Wenn Substanzen im Rahmen ihrer psychotropen Wirkung einen Rezeptor blockieren, wird dieser empfindlicher für die Substanz. Wenn dann die Substanz weggelassen wird, werden die Rezeptoren mit der körpereigenen Überträgersubstanz überschüttet. Dies tritt beispielsweise auf, wenn man Betablocker oder anticholinerge Substanzen plötzlich absetzt. Bei der körperlichen Abhängigkeit tritt ebenfalls eine heftige Gegenreaktion beim Weglassen der schon zuvor wegen der Toleranzentwicklung gesteigerten Substanz auf. Das Delirium tremens beim Alkoholentzug gehört sicherlich zu den gefährlichsten und immer noch teilweise tödlichen Entzugssyndromen. Der Opiatentzug hingegen ist fast nie medizinisch gefährlich, aber dennoch sehr unangenehm. Nicht zuletzt deswegen, aber auch wegen anderer Gründe, sollte eine Entzugsbehandlung medikamentengestützt und nicht »kalt« erfolgen.

Es hat sich herausgestellt, dass »kalte Entzüge«, von denen man früher gedacht hat, dass sie einen besseren Lerneffekt haben, nicht mit einer geringeren Rückfallquote verbunden sind.

Bei der Entwicklung von Entzugssymptomen sind vor allem das für die Vitalfunktionen wie Atmung, Herzschlag und Aufmerksamkeit zuständige noradrenerge System in der Pons und der Medulla oblongata, die in das Großhirn projizieren und das komplementäre Raphé-System, das Serotonin nutzt, verantwortlich. Das Adrenalinsystem bewirkt Wachheit und lenkt Aufmerksamkeit auf die Dinge um uns, Serotonin beruhigt. Die Wechselwirkung dieser Systeme ist für einen Großteil der Entzugssymptome verantwortlich: bei Opiaten, Alkohol, Barbituraten und Benzodiazepinen.
Die Entwicklung einer Toleranz ist nicht zwingend mit dem Vorliegen von Entzugssymptomen beim Absetzen verbunden. So gibt es bei Kokain und LSD Toleranzentwicklungen, aber keine Entzugssymptome. Toleranz ist immer auch mit Lerneffekten verbunden. Das Setting, in dem eine Substanz eingenommen wird, spielt eine große Rolle – zusätzlich zu den direkt veränderten Rezeptoren oder Enzymen.

Alkoholbedingte Störungen

In Deutschland gibt es anderthalb bis zwei Millionen alkoholabhängige Menschen. Rund 3 Prozent der Notfallbehandlungen gehen auf Alkoholintoxikationen, Alkoholentzüge oder andere Alkoholfolgeerkrankungen zurück (BAUNE u.a. 2005).

Vor allem für die Alkoholabhängigkeit gibt es familiäre Häufungen und damit familiär weitergegebene Verhaltens- und Problembewältigungsmuster (etwa das Verhalten der Eltern). Biologische Faktoren wie insbesondere die Enzymausstattung und Veränderungen in Neurotransmittersystemen wie bei Dopamin sind ebenfalls bekannt und können das Risiko einer Alkohol- oder Drogenabhängigkeit und damit von Kontrollverlust gegenüber der betreffenden Substanz erhöhen. Es ist wichtig, sich dessen bewusst zu sein, um Menschen mit einer Abhängigkeit nicht einfach als lediglich »willensschwach« anzusehen.

Alkohol wird aus unterschiedlichen Gründen getrunken. Er führt meist zunächst dosisabhängig zur Erregung und Enthemmung, dann bei größerer Menge zur Dämpfung und schließlich zur Bewusstlosigkeit. Unter 1 Promille Blutalkoholkonzentration dominieren meist Euphorie, Gleichgewichts- und Konzentrationsstörung, bei 1–2 Promille Enthemmung, Sprachstörungen und eine fortgeschrittene Gangstörung, bei 2–3 Promille Bewusstseinseintrübung und Störung des Erinnerungsvermögens sowie bei 3–4 Promille fortgeschrittene Bewusstseinsstörung und potenzielle Lebensgefahr. Bei über 4 Promille Blutalkohol kann ein tiefes Koma und absolute Lebensgefahr vorliegen. Die Symptome hängen aber von der Schwere der Abhängigkeit und der Regelmäßigkeit der Einnahme ab.

Komplikationen im Entzug

Beim Vorliegen einer Alkoholabhängigkeit entwickeln sich bei erwünschtem oder unabsichtlichem Sistieren des Konsums vegetative Entzugssymptome wie Zittern, rasche Atmung, Durchfälle und Brechreiz, Herzrasen und Bluthochdruck, Schwitzen, Schlafstörungen bis hin zu Sprechstörungen, Unruhe, dysphore oder depressive Verstimmung, Krampfanfälle, Halluzinationen und Wahrnehmungsstörungen. Dies nennt man Prädelir. Es dauert meist 3–7 Tage. Das Delirium tremens beinhaltet stark ausgeprägte vegetative Symptome mit zusätzlichen Orientierungsstörungen, Bewusstseinsminderung und optischen Halluzinationen (manchmal sind es tatsächlich die berühmten »weißen Mäuse«). In etwa 50 Prozent der Fälle tritt hier ein zerebraler Krampfanfall auf.

Behandlung von Intoxikationen

Bei leichten Alkohol- und Medikamentenintoxikationen ist die Ausnüchterung durch Ausschlafen unter Kontrolle von Blutdruck,

Puls, Atmung und Temperatur indiziert. In jedem Fall muss der Patient körperlich sorgfältig untersucht werden, um andere Erkrankungen oder Verletzungen, insbesondere Schädelhirntraumen, auszuschließen. Stürze sind nicht immer bekannt oder berichtet worden, Schmerzsignale des Patienten oft nicht verlässlich.

Bei mittelschweren Intoxikationen (1–2 Promille) und vor allem solchen mit Bewusstseinstrübung im Stadium der Somnolenz ist eine intensive Überwachung notwendig. Eine Magenspülung kann erwogen werden – die Indikation stellt allerdings der Notfallmediziner oder Internist; hierbei ist durch eine Intubation das Aspirationsrisiko auszuschalten. Es empfiehlt sich die parenterale Gabe von Flüssigkeit und Elektrolyten sowie zwanzigprozentiger Lävulose bei Alkoholintoxikationen.

Früher sprach man von einem »pathologischen Rausch«, wenn durch vergleichsweise niedrige Alkoholmengen Dämmerzustände oder persönlichkeitsfremde Verhaltensauffälligkeiten, Orientierungs- und Bewusstseinsstörungen auftraten. Dieser Begriff wird allerdings nicht mehr verwendet.

Bei schweren Intoxikationen mit Bewusstlosigkeit ist die Behandlung auf einer Intensivstation notwendig. Der Blutalkoholspiegel sollte bestimmt werden. Im Übrigen erfolgt die Behandlung nach intensivmedizinischen Kriterien mit parenteraler Flüssigkeits- und Elektrolytzufuhr, Pneumonieprophylaxe, in schweren Fällen mit drohendem Kreislaufversagen Volumenersatz, Einsatz von Kreislaufmitteln vom Noradrenalin- bzw. Dopamintyp, assistierte Beatmung. Bei Hypnotika-Intoxikationen muss eine forcierte Diurese durchgeführt werden, gegebenenfalls in schwersten Fällen Hämodialyse (Blutwäsche).

Alkoholhalluzinose

Ein immer wieder anzutreffendes Krankheitsbild ist die Alkoholhalluzinose (durch direkten Alkoholeinfluss), die äußerlich manchmal nur schwer vom Delirium tremens (das durch den Entzug ausgelöst wird) zu unterscheiden ist. In der Alkoholhalluzinose treten meist akustische Halluzinationen, Angstgefühle und psychomotorische Erregungszustände auf, während das Delirium tremens im Rahmen des Entzugsdelirs eher mit optischen Halluzinationen (kleine Tiere wie Mäuse), einem zerebralen Krampfanfall und Orientierungsstörungen verbunden ist. Die Alkoholhalluzinose wird mit HALOPERIDOL (5–10 mg) oder einem anderen hochpotenten Antipsychotikum behandelt.

Behandlung beim Alkoholentzug

Die Entzugsbehandlung (Entgiftung) wird nicht nur auf Suchtstationen in psychiatrischen Kliniken, sondern auch in der Inneren Medizin, auf Notfallstationen und in der Neurologie durchgeführt. Wenn möglich, sollte ein »qualifizierter Entzug« stattfinden, in dem neben einer ausführlichen medizinischen und psychiatrischen Diagnostik (mit der Frage nach komorbiden Erkrankungen) eine Förderung von Krankheitseinsicht und Motivation zur weitergehenden Behandlung, zum Beispiel durch das sogenannte »Motivational Interviewing« erfolgt. Der qualifizierte Entzug dauert drei bis sechs Wochen.
Prädelirien und Delirien im Alkoholentzug sind *psychiatrische Notfälle*. Eine umgehende differenzialdiagnostische Abklärung durch eine internistische, neurologische und psychiatrische Untersuchung ist erforderlich. Es ist zu klären, ob dem akuten Krankheitsbild unerkannte internistische oder neurologische Erkrankungen zugrundeliegen, die eine grundlegend andere Therapie zur Folge haben würden. Bei chronischen Alkoholikern kann jede andere schwere Erkrankung ein Delir auslösen; umgekehrt können viele schwere Allgemeinerkrankungen mit einer deliranten Symptomatik einhergehen. Derartige Situationen müssen vor Einleitung der Behandlung erkannt werden. So können zum Beispiel versteckte Schädelhirntraumen leicht übersehen werden. Die Behandlung mit sedierenden Substanzen erschwert die Erhebung neurologischer Befunde und überdeckt das psychopathologische Bild. Die Patientinnen und Patienten können sich durch die Sedierung zu Beschwerden oft nicht adäquat äußern.
Nach der diagnostischen Abklärung ist zu entscheiden, wann und mit welchen Medikamenten in welcher Dosierung die Behandlung von Entzugssymptomen begonnen werden soll. Oft ist festzulegen, wann ein akut unter Alkoholeinfluss stehender Patient, der bereits prädelirante Symptome zeigt, sedierende Medikamente erhalten soll. Die Verhinderung von generalisierten Krampfanfällen im Entzug sowie der Entwicklung eines Delirs sind das Behandlungsziel.
Ein wichtiger Behandlungsschritt ist der Ausgleich von Flüssigkeitsdefiziten und Elektrolytstörungen – eine Hypokaliämie ist die Regel. Die Elektrolyt- und Flüssigkeitssubstitution senkt die Häufigkeit von generalisierten Krampfanfällen und Delirien. Am einfachsten ist die orale Flüssigkeitszufuhr; zweckmäßig ist ein geeignetes Mineralwasser, ergänzt durch ein Kaliumpräparat. Gegebenenfalls muss zum Trinken aufgefordert und das Trinken aktiv unterstützt

werden. Die erforderlichen Flüssigkeitsmengen sind hoch. Die Patienten sind einerseits an große Trinkmengen gewöhnt, haben allerdings andererseits häufig aus äußeren Gründen vor der Einweisung lange nicht mehr trinken können. Hinzu kommen ein Wasser- und Elektrolytverlust durch Erbrechen, Durchfall und Schwitzen. Die parenterale Flüssigkeitssubstitution erfordert dagegen einen höheren Aufwand und beansprucht mehr Zeit. Außerdem werden durch die Infusion die psychomotorisch unruhigen Patienten immobilisiert und eingeengt.

Medikamente beim Alkoholentzug

Mittel der Wahl in der stationären Entzugsbehandlung ist seit Jahren in Deutschland das CLOMETHIAZOL (DISTRANEURIN). Die Letalität des Alkoholdelirs ist unter der DISTRANEURIN-Therapie von durchschnittlich 20 Prozent auf 0–4 Prozent zurückgegangen. Allerdings müssen unerwünschte Wirkungen beachtet werden. Das DISTRANEURIN ist ein hochwirksames und zuverlässiges Medikament; die Anwendung in oraler Form als Tabletten, Mixtur oder Kapseln im Alkoholentzug ist meist problemlos. Am häufigsten werden Kapseln verwendet.

Ein Nachteil des CLOMETHIAZOL ist das hohe substanzeigene Suchtpotenzial. Auch ist die Speichelproduktion erhöht. Manchmal sinkt der Blutdruck zu stark, sodass die Dosis angepasst werden muss. Auch Ausschläge und Ödeme kommen in Einzelfällen vor. Die gefürchtetste Nebenwirkung ist die Atemdepression, daher sollte das Medikament nur stationär und bei regelmäßig überwachten Patienten gegeben werden. Das Medikament hat jedoch eine gute Wirkung gegen Entzugskrampfanfälle. Die antidelirante Wirkung ist ebenfalls gut, allerdings oft nicht ausreichend im schweren Delir, das eine zusätzliche Haloperidolgabe erfordert.

Anfangs (bei einer Blutakoholkonzentration unter 1 Promille) werden 2–4 Kapseln oder 10–15 ml Mixtur (eine Kapsel enthält 192 mg) CLOMETHIAZOL gegeben, in der Folge alle 2–4 Stunden zwei weitere Kapseln. Eine Höchstdosis von 24 Kapseln pro Tage sollte nicht überschritten werden. Die Dosierung erfolgt flexibel je nach vegetativem Entzugssyndrom, das sinnvollerweise standardisiert, am besten mit einem Bogen (zum Beispiel dem AESB-Bogen) erhoben werden sollte. Erfasst werden Blutdruck, Puls, Ausmaß des Tremors, Schwitzen, Übelkeit, Ängstlichkeit, psychomotorische Unruhe und Orientierungsstörungen. Nach drei Tagen sollte dann

Distraneurin schrittweise reduziert und innerhalb von 7–10 Tagen abgesetzt werden.
Bei starken vegetativen Entzugssymptomen, vor allem Puls- und Blutdruckerhöhungen, kann CLONIDIN (CATAPRESAN) hinzugegeben werden. Es ist ein zentral wirksames Antihypertonikum, das alpha-2-antagonistisch wirkt und nicht antikonvulsiv oder delirverhütend ist.
In vielen Ländern außerhalb Deutschlands wird die Entzugsbehandlung primär benzodiazepingestützt vorgenommen. Prinzipiell lassen sich alle Benzodiazepine zur Therapie des Alkoholentzugssyndroms verwenden; am häufigsten werden DIAZEPAM, LORAZEPAM und OXAZEPAM eingesetzt. DIAZEPAM hat eine lange Halbwertszeit. Die Wirkung bleibt nach einer raschen Aufsättigung über Tage erhalten, sodass oft, sofern keine Komplikationen vorliegen, keine weiteren Medikamente gegeben werden müssen. Es besteht jedoch die Gefahr einer Übersedierung und unnötiger Bettlägerigkeit (mit Gefahr der Venenthrombose oder Pneumonie). Wegen der kürzeren Halbwertszeit genügt bei LORAZEPAM und OXAZEPAM die einmalige Aufsättigung nicht, sodass sie wiederholt verabreicht werden müssen: Zu Beginn erhält der Patient so viel LORAZEPAM (etwa viermal 2,5 mg/Tag) oder OXAZEPAM (bis zu viermal 60 mg/Tag), bis er genügend sediert ist und die vegetativen Entzugssymptome behandelt sind. Diese individuelle Anfangsdosis wird dann täglich um etwa ein Viertel reduziert, wobei die Einzeldosis verkleinert und nicht das Dosierungsintervall verlängert werden sollte. Damit werden starke Blutspiegelschwankungen vermieden, die immer wieder Entzugssymptome provozieren könnten.
Bei Patientinnen und Patienten mit hohem Risiko oder einer Vorgeschichte von Entzugsanfällen sollte über ein paar Tage eine zusätzliche Anfallsprophylaxe mit CARBAMAZEPIN oder OXCARBAZEPIN erfolgen, das dann gegen Ende des Entzugs wieder ausgeschlichen wird.
Im Entzug sollten parallel immer auch B-Vitamine substituiert werden. Da viele Alkoholkranke fehlernährt sind, ist auf eine angemessene Ernährung zu achten. Die nichtmedikamentöse Behandlung ist von entscheidender Bedeutung für den langfristigen Therapieerfolg. Daher spricht man auch von einem qualifizierten Entzug, wenn die Zeit des Entzugs und der Kontakt zum Versorgungssystem genutzt werden, um eine ausreichende Motivation zur langfristigen Abstinenz oder zum kontrollierten Trinken zu schaffen, Informationen zu übermitteln, den Austausch mit anderen Betroffenen zu fördern

(sofern diese auch einer Behandlung gegenüber offen sind) und die Weiterbehandlung zu planen. Die beste Wirksamkeit haben gruppentherapeutische Programme (STETTER & MANN 1997; SINGER & TEYSSEN 1999).

Wernicke-Korsakow-Syndrom

Sowohl die sogenannte Wernicke-Enzephalopathie als auch das Korsakow-Syndrom gehen auf den Mangel anThiamin (Vitamin B1) zurück und werden heute als »amnestisches Syndrom« zusammengefasst. Die Wernicke-Enzephalopathie entwickelt sich in 5–10 Prozent der chronisch Alkoholabhängigen und ist mit Bewusstseinstrübung, Augenmuskelstörung (Blicklähmungen, schnelle Augenbewegungen), Ataxie mit Gangstörungen und teils Magen-Darm-Störungen verbunden. Es muss sofort beim Verdacht Thiamin als Infusion oder intramuskulär gegeben werden, am besten 100 mg ein- bis dreimal täglich über mehrere Tage. Für das amnestische Syndrom typisch sind Gedächtnisstörungen (mit Auffüllen der Gedächtnislücken über Konfabulationen), Konzentrations- und Orientierungsstörungen, eine Polyneuropathie und oft auch eine Beeinträchtigung der Urteilsfähigkeit mit Bagatellisierung und Rigidität im Denken. Auch hier muss eine Thiamingabe zunächst über Infusion oder intramuskulär in der Folge dann über Tabletten erfolgen.

Langzeitentwöhnung

Die Langzeit-Entwöhnung vom Alkohol nach der Entgiftung ist eine wichtige und von Psycho- und Soziotherapie dominierte Maßnahme, die sowohl stationär als auch ambulant erfolgt und einige Wochen bis mehrere Monate dauern kann. In ausgewählten Fällen kommen zur Verminderung des Suchtdrucks und damit zur »Rückfallprophylaxe« sogenannte Anti-Craving-Substanzen zum Einsatz, die das Verlangen nach Alkohol vermindern sollen (wie ACAMPROSAT und NALTREXON) oder eine unangenehme Körperreaktion auf Alkohol bei erneutem Konsum hervorrufen, was über Lerneffekte die Einnahme von Alkohol unangenehm machen und damit verhindern soll (»Aversionstherapie«).

Medikamente bei anderen Suchterkrankungen

Unter den früher als »weiche Drogen« bezeichneten Suchtmitteln nimmt weiterhin Cannabis (THC) den ersten Platz ein. Etwa ein Drittel der Männer und Frauen in Deutschland hat Erfahrungen mit Cannabiskonsum. Unter den »harten Drogen« steht zwar weiterhin Heroin an erster Stelle, Kokain, Amphetamine und Designerdrogen werden allerdings ebenfalls häufig konsumiert (KIENAST u.a. 2011).

Bei Cannabis entwickelt sich in aller Regel keine typische körperliche Abhängigkeit – allerdings sind beim Absetzen langjährigen Cannabiskonsums nicht selten Reizbarkeit, Stimmungsprobleme, Ängstlichkeit, Schwitzen, Übelkeit, Schlafstörungen, Tremor etc. beschrieben, sodass wir heute bei langjährigem Konsum, Gewöhnung, sozialen Folgeproblemen und Auftreten von Entzugssymptomen auch von »THC-Abhängigkeit« sprechen. Eine spezifische medikamentöse Therapie ist in der Regel nicht notwendig.

Opiatintoxikation

Sowohl hinsichtlich der Intoxikationen als auch der Langzeittherapie spielen die Opiate im Hinblick auf die medikamentöse Behandlung eine besondere Rolle.

Eine Opiatintoxikation ist meist durch eine Überdosis Heroin hervorgerufen. Charakteristisch sind die Miosis (enge Pupillen), zunehmende Bewusstlosigkeit und die Atemdepression. Bei einer Opiatintoxikation besteht die Behandlung in der IV-Injektion des Opiatantagonisten NALOXON. Zu Beginn empfiehlt sich die intravenöse Injektion von zunächst 0,1 mg NALOXON. Dann wartet man, ob eine Wirkung eintritt, während der Patient beatmet wird. Die Verabreichung von 0,2 bis 2 mg NALOXON kann, falls erforderlich, alle zwei bis fünf Minuten wiederholt werden. Die Substanz kann auch intramuskulär oder subkutan injiziert werden.

NALOXON verdrängt die Opiate von den Rezeptoren und führt zu sofortiger Besserung der Intoxikationssymptome. Es ruft keine Atemdepression hervor. Folgendes ist unbedingt zu beachten: Wegen der kurzen Halbwertzeit von NALOXON ist eine lückenlose Überwachung über mindestens 24 Stunden mit entsprechenden Nachinjektionen zwingend. Bei mangelhafter Überwachung und bei Abhängigen, die sich nach der Erstinjektion aus der ärztlichen Obhut entfernt haben, sind Todesfälle beschrieben worden, die auf jeden Fall vermeidbar gewesen wären.

Opiatentzug

Bei kurz wirksamen Opiaten wir Heroin treten Entzugssymptome innerhalb von 6–26 Stunden nach der letzten Gabe auf und dauern etwa eine Woche an. Sie sind äußert unangenehm und bestehen oft in Stimmungsschwankungen, Dysphorie, Übelkeit und Erbrechen, Muskelschmerzen, Tränen- und Nasenfluss, Schwitzen, Durchfall, Gähnen, Fieber und Schlaflosigkeit.

Zum Entzug von Opiaten, der nicht »kalt«, also ohne medikamentöse Unterstützung erfolgen sollte, wird oft als symptomatische Behandlung ein Benzodiazepin wie DIAZEPAM gegen Angst, Unruhe und Substanzverlangen, ein Mittel zur Schlafinduktion wie ZOPICLON oder ZOLPIDEM, ein an der glatten Muskulatur krampflösendes Mittel (in der Regel Butylscopolaminbromid) gegen Bauchkrämpfe sowie LOPERAMID gegen Diarrhoe eingesetzt. Sogenannte Alpha-2-Sympathomimetika mildern die Beschwerden bei Opiatentzug zusätzlich, wobei LOFEXIDIN eine geringere blutdrucksenkende Wirkung als CLONIDIN (CATAPRESAN) aufweist. CLONIDIN und LOFEXIDIN wirken auf das noradrenerge System und einige Entzugssymptome werden durch dessen Überaktivierung verursacht. Vor allem sind dies eine rinnende Nase und rinnende Augen, Schwitzen, Schüttelfrost und Gänsehaut sowie Durchfall.

In den USA und zunehmend auch in Deutschland und der Schweiz wird oft ein methadongestützter Opiatentzug durchgeführt. Dieser dauert 1–3 Wochen und besteht in der Gabe einer dem bisherigen Opiat vergleichbaren Menge an METHADON und der schrittweisen Dosisreduktion.

Opiatsubstitution

Für viele Opiatabhängige ist die drogenfreie Therapie oder die schrittweise Reduktion des Opiates keine Option. Sie müssen über lange Zeit substituiert werden. Substituiert werden kann mit METHADON, einem μ-Rezeptoragonist (der Kombination aus linksdrehendem LEVOMETHADON und rechtdrehendem D-Methadon), dem reinen LEVOMETHADON, das doppelt so wirksam ist wie das METHADON, oder BUPRENORPHIN (SUBUTEX), einem Noradrenalin- und Dopamin-Wiederaufnahmehemmer. METHADON hat eine Halbwertszeit von 24–28 Stunden und damit länger als Heroin. Es muss für jeden Patienten individuell dosiert werden. Bei unbekannter Menge an eingenommenem Heroin (oder bei Verdacht auf Übertreibung durch den Abhängigen) beginnt man mit einer Dosis von 40 mg METHADON (in Tablettenform oder entsprechend 4 ml einer 10 mg/ml-Lösung) und dosiert gegebenenfalls in 10 mg-Schritten pro Tag höher, bis das Opiatverlangen unterdrückt ist. Nach einigen Tagen wird die Tagesdosis einmal pro Tag verabreicht.

Eine langfristige Methadonsubstitution ist vor allem zu erwägen bei schwer Abhängigen oder für solche Patientinnen und Patienten, bei denen eine drogenfreie Therapie wegen schwieriger psychosozialer Belastungen (wie sie häufig vorliegen), psychischer Labilität und Komorbidität, Vorliegen von mehreren Versuchen der Entgiftung etc. in absehbarer Zeit kaum möglich ist. Auch die ärztlich überwachte Heroingabe im Rahmen spezieller Programme ist eine Option für Schwerstabhängige.

Medikamentenbehandlung bei Demenzerkrankungen

Einleitung

Noch vor wenigen Jahren mussten diejenigen, die sich für Früh- und Risikodiagnostik von Demenzerkrankungen einsetzten, mit Ablehnung und Widerstand rechnen. Frühzeitige Diagnosen seien angesichts der ungünstigen Prognose der Alzheimer-Erkrankung sinnlos, ja schädlich. Wer wolle mit sechzig Jahren schon wissen, dass sein Risiko, mit siebzig an Alzheimer zu erkranken, erhöht sei; und welcher Patient mit einer leichten kognitiven Störung wolle schon wissen, dass er in einigen Jahren mit Wahrscheinlichkeit an einer Volldemenz erkranken werde. Eine fatale Fehleinschätzung!

Zwar ist es richtig, dass Demenzen vom Alzheimertyp nach dem derzeitigen Stand der Medizin nicht geheilt werden können, aber das gilt für die meisten schweren chronischen Krankheiten. Heilbarkeit und Behandelbarkeit sind allerdings zwei verschiedene Dinge. Demenzerkrankungen *sind* behandelbar. Und die Chancen der Behandlung sind umso besser, je früher man damit beginnt. Diese Erkenntnis hat sich erst allmählich durchgesetzt. Gegenüber der allseitigen Mutlosigkeit ist das nicht weniger als ein Perspektivenwechsel in der Demenzmedizin. Er ist möglich geworden, als man begriff, dass die enttäuschende Wirksamkeit der Anti-Alzheimer-Medikamente nicht das Ende aller Hoffnung sein muss.

Mit präventiven, allgemeinmedizinischen und sozialtherapeutischen Maßnahmen ist es möglich, den Krankheitsbeginn weit hinauszuschieben, eventuell sogar ihn ganz zu vermeiden. Außerdem ist es möglich, bei der beginnenden Demenz den Krankheitsprozess zu verlangsamen oder gar zu stoppen. Wenn das nicht gelingt, sollen und können die Maßnahmen dazu beitragen, den Betroffenen zu helfen, mit den sich allmählich entwickelnden krankheitsbedingten Handicaps möglichst gut zu leben. Außerdem geht es darum, die häusliche und soziale Umgebung der Kranken so zu gestalten, dass diese möglichst lange ein selbstbestimmtes Leben bei möglichst hoher Lebensqualität führen können.

Die Ansätze zur Hilfe gibt es zwar schon länger, sie sind aber in der Hoffnung auf Heilungsmöglichkeiten durch Medikamente lange Zeit sträflich vernachlässigt worden. Außerdem ist ihre Wirksamkeit unterschätzt worden. In der Demenztherapie herrschte die Überzeugung vor, man könne ohnehin nichts tun. Also hat man nichts getan, ja, man hat es nicht einmal versucht. Fürsorge und Sicherheit waren das Ziel der Pflege Demenzkranker. Selbstbestimmung und Lebensqualität mit den damit verbundenen Risiken traten dagegen in den Hintergrund. Das hat sich jetzt geändert, die Interventionsmöglichkeiten sind:

Frühinterventionsmaßnahmen

- bewusste Gestaltung der Lebensführung,
- allgemeinmedizinische Maßnahmen,
- Training und Hilfen bei der Gestaltung des Lebens mit der beginnenden und der fortschreitenden Erkrankung,
- Veränderung des sozialen Milieus in der Umgebung der Kranken sowie des gesellschaftlichen Empfangsraums im Sinne von Vorurteils- und Stigmabekämpfung.

Gestaltung des Lebensstils

Was Betroffene zur Prävention und zur Verlangsamung des Krankheitsprozesses beitragen können, mag trivial erscheinen, es sind jedoch wichtige Schritte zur Führung eines gesunden Lebens:

- Ausgeglichene, gesunde Ernährung mit viel Obst und Gemüse,
- Vermeidung von Übergewicht, jedoch auch Vermeidung eines Untergewichts,
- Reduktion des Alkoholgebrauchs,
- soziale Aktivitäten und Anregungen,
- viel körperliche Bewegung.

Dabei sollten die gesunde Ernährung und reichlich Bewegung im Vordergrund stehen.

Allgemeinmedizinische Maßnahmen

Auch die empfohlenen allgemeinmedizinischen Maßnahmen verstehen sich fast von selbst. Das bedeutet aber nicht, dass sie auch immer wirklich durchgeführt bzw. eingehalten werden:

- konsequente Behandlung eines erhöhten Blutdrucks,
- konsequente Behandlung eines Diabetes,
- regelmäßige Kontrolle der Blutfette,
- Gewichtsreduktion bei Übergewicht,
- Beachtung des Risikos psychoorganischer Ausfälle vor und bei größeren orthopädischen Eingriffen sowie bei Operationen am Herzen mit der Gefahr der Auslösung von Demenzerkrankungen.

Soziotherapeutische Maßnahmen

Maßnahmen im Rahmen der Soziotherapie bestehen vor allem aus dem Training des Umgangs mit kankheitsbedingten Schwierigkeiten und Defiziten. Sie sollen bei Krankheitsbeginn so früh wie möglich ihren Platz finden. Dazu gehört auch die Gewährleistung der Fortführung der gesunden Lebensführung sowie der notwendigen allgemeinmedizinischen Behandlung. Auch bei der beginnenden Demenz ist all dies zunächst die Domäne der Betroffenen selbst. Erst wenn die Selbsthilfe nicht mehr ausreicht, benötigen sie dabei Hilfe. Grundprinzip der soziotherapeutischen Interventionen ist es, dass die Kranken ihr Leben selbst gestalten – solange und soweit das möglich ist – und dass symptombedingte Handicaps nur ausgeglichen werden, wenn und soweit dies notwendig ist.

Dies sind alles nur Hinweise, aber sie können helfen. Eine einfache hilfreiche Maßnahme ist beispielsweise die Bereitstellung einer digitalen Uhr. Beim üblichen langsamen Verlauf der Demenzerkrankungen bedeutet dies, dass die Kranken zu Beginn der Störung – und über längere Zeit – fast alles selbstständig tun können. Hilfen in Form von soziotherapeutischem Training sind anfangs nur bei störenden Symptomen angebracht. Auch mit fortschreitender Krankheit können die Betroffenen lernen, unter Nutzung der verbliebenen gesundheitlichen Kräfte krankheitsbedingte Einschränkungen zu bewältigen und mit ihnen leben zu lernen.

Die meisten dieser Interventionen und Maßnahmen setzen eine möglichst frühe Diagnosestellung voraus. Leider ist der Stand der Diagnostik von Demenzerkrankungen eher skandalös als mangelhaft. Nur 10 Prozent der Erkrankten werden nach den derzeit gültigen Standards ausreichend diagnostisch abgeklärt (neuropsychologische Untersuchung, Liquoruntersuchung, MRT). Etwa die Hälfte der Kranken lebt zu Hause, ohne dass jemals eine Diagnose gestellt wird. Die andere Hälfte wird – oft mit unzureichender Diagnose – in Institutionen gepflegt. Dieser Zustand ist unerträglich. Er lässt sich derzeit aber auch beim besten Willen nicht ändern. Abhilfe könnte nur ein einfacher Serumtest bringen, an dem eine Reihe von Arbeitsgruppen in den Vereinigten Staaten, England, Israel und Deutschland derzeit fieberhaft arbeiten. Sie sind relativ weit fortgeschritten. Alle diese Gruppen versprechen – fast reißerisch – hundertprozentige Gewissheit zu 10 Prozent der Kosten. Die deutsche Gruppe kündigt die Einsatzbereitschaft ihrer Methode für spätestens 2018 an (Finzen 2016).

Demenzformen

Von einer Demenz sprechen wir, wenn eine voranschreitende Störung bisher vorhandener kognitiver Fähigkeiten ohne Bewusstseinstrübung auftritt. Wir unterscheiden unabhängig von der Ursache nach dem klinischen Bild drei Formen:

- die kortikale Demenz, die bei erhaltener Persönlichkeit durch Störungen des Gedächtnisses, des Lernens, der Sprache, visuellräumlicher Fähigkeiten und eine Apraxie geprägt ist,
- die frontale Demenz, die sich durch eine ausgeprägte Veränderung der Persönlichkeit, des Sozialverhaltens und planerischer Fähigkeiten bei allenfalls geringen Veränderungen im Bereich des Gedächtnisses sowie der Orientierungsfähigkeit bemerkbar macht,
- die subkortikale Demenz, die durch eine allgemeine Verlangsamung der Denkabläufe auffällt.

Alzheimer-Erkrankung

Die Alzheimer-Erkrankung ist mit Abstand die häufigste Ursache einer Demenz. Mit zunehmendem Alter steigt das Risiko, daran zu erkranken, stetig an. Unabhängig vom Alter nimmt das Risiko auch bei betroffenen Verwandten ersten Grades und Trägern eines bestimmten Allels des Gens für Apolipoprotein E zu. Durch Ablagerungen von Amyloid in sogenannten Plaques und des Tau-Proteins innerhalb der Nervenzellen werden diese mit der Zeit zerstört. Dieser Prozess beginnt Jahre vor dem Auftreten erster Auffälligkeiten.
Da insbesondere Neurone untergehen, die den Botenstoff Acetylcholin ausschütten, setzt das Wirkprinzip einiger Antidementiva auf eine Steigerung der cholinergen Aktivität des Gehirns.

Gefäßerkrankungen des Gehirns

Durch Infarkte (Absterben von Gehirngewebe aufgrund mangelnder Durchblutung) kleinerer oder größerer Art können unterschiedliche klinische Demenzformen resultieren. Die bekannteste Form ist die Binswanger-Erkrankung, bei der eine Unzahl kleinerer Schäden in den Nervenfasergebieten um die inneren Hirnwasserräume herum auftritt. Hierdurch werden die Verbindungen zwischen den Nervenzellen erheblich gestört, was zu der Demenz führt. Es gibt keine Therapie bereits aufgetretener Schäden, jedoch kann durch ein Absenken der bekannten Risiken für Gefäßerkrankungen das Auftreten weiterer Infarkte vermindert werden.

Demenz bei frontotemporaler Degeneration

Diese Demenz wird hervorgerufen durch einen Verlust von Gewebe im Stirn- und Scheitelanteil des Gehirns. Sie ist insgesamt eher selten. Die bekannteste Form ist die Pick-Krankheit, bei der es innerhalb der Zellen zu charakteristischen Einschlusskörpern kommt. Klinisch fallen vor allem eine Sprachstörung, Probleme des planerischen Denkens, abnehmende Flexibilität des Verhaltens sowie Perseveration auf.

Lewy-Körperchen-Erkrankung

Bei dieser Demenz werden Teile des Zellskeletts in den Nervenzellen in Form von Lewy-Körperchen abgelagert und führen zu deren Absterben. Diese Demenz kann auftreten:

- bei einer Parkinson-Erkrankung,
- als reine Lewy-Körperchen-Krankheit mit kortikaler Ausprägung und ohne die Pathologie einer Alzheimer-Erkrankung,
- als eine sogenannte diffuse Lewy-Körperchen-Erkrankung kombiniert mit einer Alzheimer-Pathologie.

Andere, seltenere Demenzformen werden an dieser Stelle nicht vorgestellt.

Medikamentenbehandlung bei Demenzen

Mit der Einführung neuer Wirksubstanzen in den Neunzigerjahren war die Medikamentenbehandlung demenzieller Erkrankungen mit großen Hoffnungen verbunden. Inzwischen hat eine Ernüchterung eingesetzt, denn es hat sich herausgestellt, dass eine nur begrenzte Wirksamkeit der Medikamente über einen *überschaubaren* Zeitraum dazu geeignet sein kann, den Verlauf der Krankheit zu verlangsamen oder *vorübergehend* aufzuhalten. In späteren Stadien voll ausgeprägter Demenzerkrankungen sind sie hingegen nutzlos. Im Übrigen hat sich herausgestellt, dass die nachgewiesene, grundsätzlich vorhandene Wirksamkeit nur zu überschaubaren Verbesserungen führt. Angesichts des voranschreitenden Krankheitsverlaufs ist dies zwar ein Vorteil, aber alles andere als ein Sieg über die Erkrankung.
Ungeachtet aller Enttäuschungen haben die Medikamente eines bewirkt: Sie haben die Demenzkranken von der Nichtbeachtung durch die Medizin befreit und erhebliche Forschungsanstrengungen angestoßen. Historisch ähneln sie in ihrer Wirkung der Insulinbehandlung der psychotischen Erkrankungen, die, ungeachtet ihrer später nachgewiesenen Unwirksamkeit, die schwer psychisch Kranken vom Status als bloße Insassen von Institutionen befreite und ihnen die volle klinische Aufmerksamkeit zukommen ließ.
Bei der medikamentösen Behandlung von Demenzen müssen wir sowohl verschiedene Demenzformen als auch unterschiedliche Zielsymptome getrennt betrachten. Bei den unten genannten demenziellen Erkrankungen sind unabhängig der zugrunde liegenden

Neuropathologie die kognitiven Störungen und die gestörte Alltagsfunktionalität die Zielpunkte der Antidementiva. Darüber hinaus entwickeln die meisten betroffenen Patientinnen und Patienten im Verlauf ihrer Demenz zusätzlich andere psychiatrische Beschwerden und teilweise erhebliche Verhaltensauffälligkeiten, die den Umgang mit ihnen deutlich erschweren und häufig eine stationäre Behandlung erforderlich machen.
Grundsätzlich sind die derzeit zur Verfügung stehenden Pharmaka in der Lage, den Verlauf bestimmter Demenzen zu verzögern, den geistigen und körperlichen Abbau zumindest vorübergehend zu verlangsamen und so für den betroffenen Patienten wertvolle Lebenszeit zu gewinnen. Eine Heilung ist jedoch weiterhin nicht möglich. Daher müssen die erhofften Vorteile einer Therapie immer mit den möglichen Nachteilen besonders gleich zu Beginn und im Verlauf einer Therapie ständig abgewogen werden.

Medikamente bei typischen Demenzsymptomen

Zur Behandlung von Alzheimerdemenzen liegen zwei verschiedene Wirkprinzipien vor: Zum einen die Gruppe von Acetylcholinesterase-Hemmern mit den Wirkstoffen DONEPEZIL, GALANTAMIN und RIVASTIGMIN und zum anderen der nichtkompetitive NMDA-Antagonist MEMANTIN. Die Acetylcholinesterase-Hemmer erreichen über eine Blockierung des Abbaus des Botenstoffs Acetylcholin eine erhöhte Konzentration dieses für die Gedächtnisleistungen essenziellen Vermittlers.
Zur Beurteilung der Demenzschwere und möglicher Therapieerfolge wird unter anderem der einfache Mini-Mental-Status-Test (MMST) eingesetzt. Die Untersuchungspersonen können zwischen 0 (alle kognitiven Bereiche gestört) und 30 Punkten (alle kognitiven Bereiche funktionieren normal) erreichen. Oberhalb von 26 Punkten ist das Ergebnis als normal einzustufen, zwischen 20 und 26 Punkten als leichte, zwischen 10–19 Punkten als mittelschwere und unterhalb von 10 Punkte als schwere Demenz.

Acetylcholinesterase-Hemmer

Alle drei oben genannten Acetylcholinesterase-Hemmer verbessern bei leichten bis mittelgradigen Demenzen (MMST: 10–26 Punkte) die kognitiven Fähigkeiten oder führen zumindest zu einer Verlangsamung der weiteren Verschlechterung. Außerdem verbessern sie die Alltagsfunktionalität, gemessen an den Aktivitäten des täglichen Lebens. Laut der S3-Leitlinie »Demenzen« (DGPPN 2015, S. 53) wird ein Einsatz mit der höchsten verträglichen Dosierung empfohlen. Die Auswahl eines spezifischen Wirkstoffs sollte sich nach dem Neben- und Wechselwirkungsprofil richten.

Insgesamt ist die Verträglichkeit gut, häufig treten allerdings Erbrechen, Übelkeit, Schwindel, Appetitlosigkeit, Durchfall und Kopfschmerzen auf. In der Regel sind diese Nebenwirkungen vorübergehend und können mit einer Einnahme beim Essen oder durch eine langsame Aufdosierung vermieden werden.

Bei allen Substanzen sollte ihr Einsatz bei Herzrhythmusstörungen und bei Asthma kritisch begleitet werden. Bei GALANTAMIN ist bei Leber- und Nierenfunktionsstörungen die Dosierung zu beachten.

Derzeit ist noch unentschieden, wie lange eine Behandlung erfolgen sollte. Es gibt jedoch erste Hinweise, dass auch nach langer Einnahme ein Absetzen zu einer klinischen Verschlechterung führen könnte. Daher kann diese Entscheidung nur im Einzelfall unter Berücksichtigung der Verträglichkeit und des bisherigen Nutzens erfolgen.

Memantin

Mit dem Wirkstoff MEMANTIN wird therapeutisch eine andere Strategie verfolgt. Allgemein wird angenommen, dass die eigentliche Schädigung der Nervenzellen erst durch eine Überfrachtung der Zellen mit Calcium erfolgt. Diese wiederum wird über eine zu hohe Aktivität der NMDA-Rezeptoren vermittelt. Durch eine Gegenwirkung an diesem Rezeptor soll MEMANTIN diesen Prozess aufhalten.

Bei mittelschwerer bis schwerer Alzheimer-Demenz (MMST: </= 19 Punkte) verbessert MEMANTIN die kognitiven Fähigkeiten, die Alltagsfunktionalität und den klinischen Gesamteindruck. Hingegen konnte eine Wirksamkeit bei leichtgradigen Demenzformen (MMST: 20–26 Punkten) nicht belegt werden.

Häufige Nebenwirkungen sind vorübergehend Schwindel, Kopfschmerz, Verstopfung, erhöhter Blutdruck und Schläfrigkeit.

Eine Kombinationsbehandlung eines Acetylcholinesterase-Hemmers mit MEMANTIN führt nach derzeitiger Studienlage nicht zu einem zusätzlichen Vorteil für den Patienten. Daher ist immer eine Behandlung mit nur einem Wirkstoff zu empfehlen.

Neben diesen Wirkstoffen kann auch die Behandlung mit GINKGO BILOBA bei leichter bis mittelschwerer Alzheimer-Demenz erwogen werden. Jedoch ist der Wirksamkeitsnachweis deutlich schwächer.

Insbesondere ist der häufig beobachtete Einsatz bei ersten kognitiven Auffälligkeiten nicht sinnvoll. Andere Wirkprinzipien wie der Einsatz von Vitamin E, nichtsteroidalen Entzündungshemmern oder eine Hormonersatztherapie können nicht empfohlen werden.

Vaskuläre Demenz

Bei der Behandlung einer vaskulären Demenz ist neben der Behandlung der individuellen mit Gefäßerkrankungen assoziierten Risikofaktoren ein Einsatz von Antidementiva ebenfalls nicht sinnvoll.

Eine gemischte Demenz ist meistens eine Alzheimer-Demenz, bei der zusätzlich Beschwerden einer vaskulären Demenz auftreten. Zur Behandlung der gemischten Demenz werden die oben beschriebenen Antidementiva eingesetzt. Zusätzlich sollten bestehende Risikofaktoren für Gefäßerkrankungen behandelt werden.

Frontotemporale Demenz

Es gibt keine ausreichend belastbaren Studien zur Behandlung einer frontotemporalen Demenz, insbesondere keine zur Behandlung der kognitiven Beschwerden. Es gibt jedoch Hinweise, dass Substanzen, die zu einer Stärkung des Serotoninsystems führen, auftretende Verhaltensauffälligkeiten vermindern können und dass zum Beispiel SSRI gut vertragen werden.

Morbus Parkinson

Der Wirkstoff RIVASTIGMIN hat die Zulassung zur Behandlung dieser Demenzform. Die kognitiven Fähigkeiten verbesserten sich unter einer Behandlung jedoch nur wenig. Andere psychische Beschwerden besserten sich gar nicht.

Lewy-Körperchen-Demenz

Eine Lewy-Körperchen-Demenz kann mit Acetylcholinesterase-Hemmern behandelt werden, auch wenn hierzu keine Zulassung vorliegt. Sie scheinen eine positive Wirkung sowohl auf die kognitiven Einschränkungen als auch auf andere psychische Beschwerden zu haben. Diese Wirkung erstreckt sich auch auf die bei dieser Demenzform häufig auftretenden psychotischen Symptome. Reicht deren Wirkung nicht mehr aus, ist häufig zusätzlich die Gabe von Antipsychotika erforderlich. Vor einem Einsatz von Antipsychotika sollte jedoch unbedingt die medikamentöse Therapie der Parkinson-Beschwerden optimiert werden. Wenn Antipsychotika gegeben werden müssen, sollten die Wirkstoffe QUETIAPIN oder CLOZAPIN gewählt werden. Insbesondere Antipsychotika der ersten Generation müssen wegen der deutlich erhöhten Neigung, extrapyramidalmotorische Nebenwirkungen zu entwickeln, vermieden werden. Wegen der erhöhten Sturzgefahr bei dieser Demenzform sollte auf sedierende Medikamente verzichtet werden. Der Einsatz der beiden oben beschriebenen Antipsychotika sollte daher in der geringsten notwendigen Dosis erfolgen.

Andere psychische Beschwerden und Verhaltensauffälligkeiten

Neben den demenziellen Kernsymptomen leiden viele Demenzpatienten auch unter anderen psychischen Beschwerden und Verhaltensauffälligkeiten, die insbesondere im weiteren Verlauf der Demenz in den Vordergrund rücken und häufig der Grund für stationäre Aufnahmen sind. Vor einer medikamentösen Behandlung dieser Beschwerden ist immer zu prüfen, ob nicht durch andere Maßnahmen wie Tagesstrukturierung, psychosoziale Interventionen und Verbesserung der Versorgungs- und Betreuungssituation in der gewohnten Umgebung schon eine Verbesserung der Verhaltensauffälligkeiten erzielt werden kann. Außerdem ist zu prüfen, ob bereits eine Behandlung mit Antidementiva versucht wurde, denn auch diese können Verhaltensauffälligkeiten vermindern.

Sollte dennoch eine gleichzeitige, zusätzliche Medikation mit anderen Psychopharmaka erforderlich sein, ist zu beachten, dass Wirkstoffe mit anticholinerger Wirkung vermieden werden, da sie die kognitiven Fähigkeiten zusätzlich verschlechtern und zudem ein Delir verursachen können. Außerdem sollten möglichst keine Substanzen mit sedierender Wirkung verabreicht werden, da auch sie die Gedächtnisleistungen verringern können und die Sturzgefahr deutlich erhöhen.

Antipsychotika

Insbesondere ist der Einsatz von Antipsychotika besonders zu prüfen, da bei älteren Menschen mit Demenz für alle Antipsychotika ein erhöhtes Risiko für Gefäßerkrankungen an Herz und Gehirn (Schlaganfall und Herzinfarkt) besteht. Gleichwohl können Antipsychotika unter Abwägung der Vor- und Nachteile eingesetzt werden. In besonders schweren Fällen ist zumindest vorübergehend die Reduktion von Verhaltensauffälligkeiten nicht anders zu erreichen.

Depressive Beschwerden im Rahmen einer Demenz sollten auch mit Antidepressiva behandelt werden. Es gibt keine belastbaren Daten, um bei dieser speziellen Konstellation einzelne Wirkstoffe besonders zu empfehlen. SSRI werden allgemein gut vertragen. Wirkstoffe mit anticholinerger Wirkung sind zu vermeiden.

Zur Behandlung von Agitation und aggressivem Verhalten können RISPERIDON oder alternativ ARIPIPRAZOL verabreicht werden.

Nach klinischer Erfahrung können zur Behandlung einer psychomotorischen Unruhe die Wirkstoffe MELPERON oder PIPAMPERON gegeben werden. Bei Unwirksamkeit dieser Substanzen oder schwerer

Unruhe wird eine zeitlich befristete Behandlung mit RISPERIDON, zur Behandlung psychotischer Symptome wie Wahn und Halluzinationen wird ebenfalls RISPERIDON in einer geringen Dosierung empfohlen.
Nach klinischer Erfahrung können zur Behandlung von Schlafstörungen im Rahmen einer Demenz die Wirkstoffe MELPERON, PIPAMPERON und MIRTAZAPIN gegeben werden.
Grundsätzlich sollten BENZODIAZEPINE wegen einer möglichen Verstärkung der kognitiven Defizite und der Erhöhung des Sturzrisikos mit entsprechender Frakturgefahr bei Demenzen vermieden werden.

Medikamentenbehandlung bei ADHS

Nur wenige Diagnosen in der Psychiatrie sind so umstritten wie die Aufmerksamkeitsdefizit-Hyperaktivitätsstörung (ADHS), auch wenn diese Störung in der Kinder- und Jugendpsychiatrie inzwischen etabliert ist. Die weltweite Prävalenz im Erwachsenenalter schwankt zwischen 3 und 4 Prozent (Fayyad u.a. 2007; Kessler u.a. 2006). Untersuchungen von Krankenkassen haben ergeben, dass die Häufigkeit der Diagnose in Deutschland zwischen verschiedenen Landkreisen sehr unterschiedlich ausfällt. Diese Beobachtung wird von Kritikern als Argument gegen das grundsätzliche Existieren der Erkrankung ADHS benutzt, da die unterschiedliche Häufigkeit nur auf Fehldiagnosen beruhen könne.

Diese Einschätzung beruht jedoch auf mindestens zwei Irrtümern: Erstens werden auch andere Erkrankungen wie Alkoholabhängigkeit oder Depressionen lokal ausgeprägt unterschiedlich häufig diagnostiziert und niemand zweifelt deshalb das grundsätzliche Vorkommen dieser Störungen an. Zweitens gibt es immer noch zu wenige Fachärzte, insbesondere für erwachsene Patienten, die sich ausreichend gut mit dem Krankheitsbild auskennen. Wenn in einer Region keine oder nur wenige erfahrene Fachärzte praktizieren, werden eben weniger Diagnosen gestellt, als wenn eine Region besser versorgt ist.

Die meisten Kritiker bezweifeln nicht das grundsätzliche Vorkommen dieser Diagnose, deren Einzelsymptome oft nur unscharf von noch normalem Verhalten getrennt werden können. Das gleichzeitige Auftreten mehrerer Symptome aus den Clustern »Störung der Aufmerksamkeit«, »Hyperaktivität« und »Impulsivität« führt jedoch zu einer sicheren Diagnosestellung. Gleichwohl wird die Diagnose im Kindes- und Jugendalter nach klinischer Erfahrung insbesondere von medizinischen Laien oder nicht ausreichend erfahrenen Ärzten zu häufig gestellt. Differenzialdiagnostisch werden nicht immer auch andere Ursachen für Verhaltensauffälligkeiten gesucht, sodass vorschnell ADHS diagnostiziert wird.

Lange Zeit glaubte die Fachwelt, dass mit dem Heranreifen des Gehirns spätestens mit dem Erwachsenenalter eine ADHS ausgeheilt sein müsse. Inzwischen haben wir durch Beobachtung des Langzeitverlaufs die Erfahrung gemacht, dass eine ADHS in 30–50 Prozent der Fälle über das 18. Lebensjahr hinaus fortbesteht. Mit der Zeit ändert sich jedoch die Symptomausprägung in Schwere und Art, sodass trotz vorliegender Symptomatik nicht immer auch eine Behandlungsbedürftigkeit besteht.

Modediagnose

Kritiker stellen immer wieder die Frage, wieso diese Krankheit vor vierzig Jahren aus dem Nichts auftauchte und vorher nie beobachtet worden war. In der Tat ist es erstaunlich, dass die entsprechenden Beschwerden früher nicht erkannt oder anderen Diagnosen zugerechnet wurden. Dieses Schicksal betrifft jedoch nicht nur die Diagnose ADHS, sondern gilt für eine Reihe von Diagnosen, die sich erst mit wachsender psychiatrischer Erkenntnis klar herausgebildet haben (Posttraumatische Belastungsstörung, Borderlinestörung u. a.).

Außerdem wissen wir heute, nach intensiver Recherche älterer Literatur, dass Beschreibungen von ADHS bei Erwachsenen schon vor zweihundert Jahren veröffentlicht, aber von der Fachwelt vergessen wurden (Weickard 1790; Crichton 1798).

Warum erstmals vor zweihundert Jahren entsprechende Schilderungen auftauchten, mag eine Theorie des Amerikaners Hartmann erklären (Hartmann 2004), der die Hypothese aufstellte, dass die typischen Eigenschaften von Menschen mit ADHS über viele Jahrtausende lang der Gesellschaft insgesamt Vorteile gebracht haben. So konnte es zu Zeiten von Jägern und Sammlern vorteilhaft sein, wenn Stammesmitglieder die Fähigkeit hatten, vieles gleichzeitig wahrzunehmen, im Bedarfsfall rasch Kräfte zu mobilisieren oder auf ein Ziel hyperfokussieren zu können. Auch in späteren Zeiten nach der Gründung erster Siedlungen waren die Eigenschaften noch nicht nachteilig. Bei den bis vor ca. 250 Jahren überwiegend bäuerlich geprägten Gesellschaften waren Pünktlichkeit, Genauigkeit und hohe Strukturierung nicht wichtig. Erst mit der Industrialisierung und später Einführung der Stechuhr erlangten Werte wie Pünktlichkeit, Genauigkeit, Konzentrationsfähigkeit, Absprachefähigkeit größere Bedeutung. Dadurch waren Menschen mit ADHS erstmals benachteiligt.

Diesem Gedankengang folgend ist ADHS eine Störung, die erst mit den veränderten gesellschaftlichen Rahmenbedingungen aufgetaucht ist. Möglicherweise wird über diesen Weg auch die heutige Präsenz erklärt, denn die seit Jahren zunehmende Arbeitsverdichtung in einer immer komplexeren Lebenswelt hat den Störungscharakter dieser Eigenschaften erhöht.

Wenn wir heute Patienten mit chronifizierten Depressionen oder Angststörungen auf ADHS untersuchen, stellen wir häufig als Komorbidität eine ADHS fest. Erst nach Behandlung dieser Grunderkrankung kann dann auch die Depression langfristig erfolgreich behandelt werden.

Bevor jedoch eine vermeintliche ADHS behandelt werden kann, ist eine genaue Diagnosestellung erforderlich. Ist bei einem erwachsenen Patienten bereits in der Kindheit eine ADHS festgestellt worden, ist nur noch zu prüfen, ob die Symptomatik bis ins Erwachsenenalter persistiert und weiterhin ein bedeutsames Leiden verursacht.

Wenn sich Erwachsene erstmalig zur Diagnostik vorstellen, wird es schwieriger, da eine ADHS immer in der Kindheit oder Jugendzeit beginnt, weshalb das Vorliegen in dieser Alterspanne nachträglich nachgewiesen werden muss. Wie häufig in der Psychiatrie, so gibt es hierfür keinen objektiv erfassbaren klinischen Wert, sondern nur die Interpretation einer Befunderhebung. Diese kann durch strukturierte Fragebogen unterstützt werden. Auch Schulzeugnisse oder Befragen der Eltern können sehr hilfreich sein. Nicht immer gelingt jedoch eine sichere Diagnosestellung für die zurückliegende Zeit.

Diagnostik

Für die Diagnostik im Erwachsenenalter hat sich einerseits die HASE-Testbatterie bewährt. Diese ist evaluiert und berücksichtigt verschiedene klinisch wichtige Aspekte einer ADHS (Rösler u. a. 2008) Alternativ liegt inzwischen mit dem Test IDA eine Art Kurzversion vor (Retz u. a.). Mit diesen beiden Instrumenten kann durch erfahrene Untersucher eine relativ sichere Diagnose gestellt werden.

Eine Aufmerksamkeitsdefizit-Hyperaktivitätsstörung beginnt also überwiegend in der Kindheit und nach neueren Erkenntnissen auch gelegentlich verzögert im Jugendalter. Da bei etwa einem Drittel bis der Hälfte aller Betroffenen Beeinträchtigungen durch die ADHS bis in das Erwachsenenalter bestehen bleiben, ist in vielen Fällen die Fortsetzung der Behandlung, gegebenenfalls auch der medikamentösen, erforderlich. Bei einer nicht unerheblichen Anzahl der Betroffenen wird die Diagnose sogar erst im Erwachsenenalter gestellt, da in manchen Fällen die Symptome erst in unstrukturierteren Settings wie Universität oder Beruf zu einem ausgeprägten Leiden führen.

Gleichwohl sind nicht alle betroffenen Erwachsene medikamentös behandlungsbedürftig. Um eine medikamentöse Behandlung zu rechtfertigen, sollten mehrere Lebensbereiche (beruflich, privat, sozial) beeinträchtigt sein und ein *erhebliches* Leiden verursachen. Dieses kann durch deutliche Schwierigkeiten in der Ausbildung oder im Arbeitsleben hervorgerufen werden, aber ebenso durch bedeutsame, andauernde zwischenmenschliche Belastungen, die durch das ADHS-bedingte Verhalten erst ausgelöst werden. Unabhängig davon können gleichzeitig bestehende andere psychische Störungen wie Depressionen, Substanzabhängigkeiten oder Angststörungen oft nur dann erfolgreich behandelt werden, wenn die »Grunderkrankung« ADHS gemildert wurde.

Durch Psychoedukation und Coaching (D'Amelio u.a. 2009) können viele der durch ADHS bedingten Alltagsprobleme bewältigt werden. Dennoch ist bei einigen erwachsenen Patienten mit ADHS eine medikamentöse Behandlung die notwendige Voraussetzung, um überhaupt sinnvoll an solchen Therapien teilnehmen zu können.

Medikamentöse Behandlung mit Stimulanzien

Eine der ältesten bekannten Wirkungsweisen in der Geschichte der Psychopharmaka ist die Wirkung von Stimulanzien auf ADHS. Bereits in den Dreißigerjahren des vergangenen Jahrhunderts wurde die aufmerksamkeitssteigernde und hyperaktivitätsreduzierende Wirkung von Stimulanzien bei Patienten mit einer ADHS beobachtet. Wegen dieser Wirkung bei den Betroffenen, die sich von der »aufputschenden« Wirkung dieser Substanzen bei gesunden Menschen unterscheidet, nennt man dies auch die »paradoxe Wirkung« der Stimulanzien bei ADHS.

Alle Stimulanzien führen zu einer erhöhten Konzentration der Botenstoffe Dopamin und Noradrenalin im synaptischen Spalt. Jedoch ist die Wirkungsweise zu diesem gewünschten Effekt sehr unterschiedlich. Diese Unterschiede prägen auch das Risiko einer Abhängigkeit und die Verträglichkeit. So fluten Kokain und zum Beispiel Crystal Meth deutlich schneller am Zielort an und können so einen euphorischen Kick auslösen, der das Suchtpotenzial erhöht. Daher haben sich diese beiden Substanzen als Therapeutika nicht durchgesetzt.

Methylphenidat

Der Wirkstoff METHYLPHENIDAT blockiert die Wiederaufnahme von Dopamin und Noradrenalin und führt so zu einer erhöhten

Konzentration dieser Botenstoffe bei der Signalübertragung zwischen den Nervenzellen. Diese funktioniert dann besser und lindert die ADHS-Beschwerden. Das Mittel der ersten Wahl im Erwachsenenalter ist METHYLPHENIDAT. Mehrere Studien zeigten gute Effektstärken dieser Behandlung, wenngleich sie etwas geringer sind als bei der Behandlung von Kindern und Jugendlichen.

Für die Behandlung von Erwachsenen sind nur zwei Präparate zugelassen, beide jeweils ausschließlich in der Retardversion und nicht als kurzwirksame Tablette. Da die Zulassung nur für die spezifischen Produkte gilt und nicht für den Wirkstoff werden an dieser Stelle die beiden Originalformulierungen genannt: MEDIKINET ADULT und RITALIN ADULT. Beide sind in unterschiedlichen Dosierungen zu erhalten.

Die individuell nötige Dosierung zum Erreichen einer ausreichenden Wirkung ist sehr verschieden und kann nur durch allmähliches Hochtitrieren herausgefunden werden. Hierbei ist zu beachten, dass die Beziehung zwischen präfrontaler Dopaminkonzentration und Aufmerksamkeit einer umgekehrten U-Funktion folgt. Wenn beispielsweise vor einer Behandlung eine geringe Dopaminkonzentration eine niedrige Aufmerksamkeit verursachte, steigt unter der Behandlung mit ansteigender Dopaminkonzentration auch die Aufmerksamkeit an, um nach Erreichen eines Optimums mit weiter steigender Dopaminkonzentration wieder schlechter zu werden. Für die Klinik kann das bedeuten, dass bei weiterer Dosissteigerung von METHYLPHENIDAT die zuvor erzielte Wirkung nachlässt und ADHS-Beschwerden erneut zunehmen. Auf diesen Umstand müssen die Patientinnen und Patienten vorbereitet werden, sonst sind sie schnell von der ganzen Therapie enttäuscht und bringen nicht die erforderliche Geduld auf, um das Erreichen der für sie optimalen Dosis abzuwarten. Als häufige Nebenwirkungen können Kopfschmerzen, Schwindel, Schlafstörungen, Reizbarkeit, Nervosität, Appetitlosigkeit und Magenbeschwerden auftreten.

METHYLPHENIDAT ist BTM-pflichtig. Grundsätzlich besteht ein Missbrauchs- und Abhängigkeitsrisiko, das sich jedoch klinisch nicht als Problem herausgestellt hat. Insbesondere die Verordnung von Retardpräparaten minimiert dieses Risiko, allerdings gibt es immer wieder Missbrauchsversuche als Neuroenhancer, wobei die Wirkung vor allem auf einer subjektiven Konzentrationssteigerung und nicht auf einer realen Leistungsverbesserung beruht. Trotzdem sollte vor der Verordnung die Indikation ADHS auch wirklich gesichert sein.

Amphetamine

Der Wirkstoff AMPHETAMIN kann auch zur Behandlung einer ADHS eingesetzt werden und gehört in den USA zu den am meisten bei dieser Indikation verschriebenen Substanzen. In Deutschland ist AMPHETAMIN jedoch nur als Mittel der dritten Wahl bei Kindern und Jugendlichen zugelassen. Für erwachsenen Patienten besteht keine Zulassung. In den USA wird vor allem das D-Isomer verwendet, das hauptsächlich die Dopaminkonzentration erhöht. D-AMPHETAMIN ist als Fertigarznei in Deutschland erhältlich (ATTENTIN).
Für Kinder und Jugendliche ist ein weiteres amphetaminhaltiges Präparat erhältlich. Dieses beinhaltet das inaktive LISDEXAMPHETAMIN, das als Prodrug eingenommen wird und im Körper zu D-AMPHETAMIN umgewandelt wird. Auch dieses Präparat (ELVANSE) ist nur für Kinder und Jugendliche zugelassen und ist bei diesen das Mittel der zweiten Wahl. Nach klinischen Erfahrungen wirkt es auch bei Erwachsenen gut und wird von allen bekannten Therapeutika am besten vertragen. Wegen der fehlenden Zulassung muss man jedoch vor einer Verschreibung bei den Kostenträgern einen Antrag stellen, dem häufig entsprochen wird. Der Wirkstoff AMPHETAMIN weist grundsätzlich ein Missbrauchs- und Abhängigkeitsrisiko auf. In der retardierten Verordnung hat sich dieses Risiko im klinischen Alltag bislang noch nicht gezeigt.

Medikamentöse Behandlung mit anderen Substanzen

Atomoxetin

Der Wirkstoff ATOMOXETIN blockiert die Noradrenalin-Wiederaufnahme und erhöht so dessen Konzentration. Jedoch beginnt diese Wirkung nicht innerhalb von wenigen Minuten, sondern erst nach Wochen. Ähnlich wie bei Antidepressiva ist daher erst eine längere Einnahmezeit von mehreren Wochen abzuwarten, bevor eine Wirkung dieser Substanz beurteilt werden kann. Die hierfür nötige Geduld bringt nicht jeder Patient auf. Als sehr häufige Nebenwirkungen können Schlaflosigkeit, Übelkeit, Appetitminderung und ein trockener Mund auftreten. Daneben gibt es eine lange Reihe anderer häufiger – in der Regel vorübergehender – Nebenwirkungen (Kopfschmerzen, Müdigkeit, Zittern, schneller Herzschlag, vermehrtes Schwitzen und Harnverhalt). Wenn die Aufdosierung langsam erfolgt, ist die Verträglichkeit besser. Selten zwingen die Nebenwirkungen zum Absetzen. Die Vorteile der Substanz sind,

dass erstens zur Verschreibung kein BTM-Rezept erforderlich ist und zweitens eine einmalig vergessene Einnahme nicht gleich zu einem Wirkverlust an dem jeweiligen Tag führt. Insgesamt ist es ein Alternativpräparat zu den Stimulanzien und sollte insbesondere bei Patienten mit komorbiden Suchterkrankungen das Mittel der ersten Wahl sein.
Werden sowohl die Stimulanzien als auch ATOMOXETIN nicht vertragen oder haben keine ausreichende Wirkung, dann gibt es klinisch gute Erfahrungen mit noradrenerg wirkenden Antidepressiva. Insbesondere DULOXETIN und BUPROPION können neben den häufig komorbid auftretenden depressiven Beschwerden auch die ADHS-Beschwerden verbessern. Allerdings besteht für die Behandlung einer ADHS keine Zulassung dieser Wirkstoffe.

Abhängigkeitsrisiken

Vor Beginn einer Behandlung mit Stimulanzien taucht immer wieder die Frage auf, ob diese Substanzen nicht auch eine Abhängigkeit auslösen können. Immerhin unterliegen sie ja der Betäubungsmittelverordnung und wirken pharmakologisch teilweise ähnlich wie KOKAIN. Da es ein Missbrauchsrisiko für AMPHETAMIN (»Speed«) gibt und zudem andere Amphetaminderivate als Appetitzügler Verwendung fanden, wurden in den Siebzigerjahren alle Stimulanzien der Betäubungsmittelverordnung unterstellt, auch wenn sich die einzelnen Substanzen pharmakodynamisch und pharmakologisch unterscheiden. So tritt zum Beispiel die Wirkung von METHYLPHENIDAT sehr viel langsamer ein als die von KOKAIN oder AMPHETAMIN. Daher bleibt der euphorische »Kick« aus und die Grundlage für eine Abhängigkeitsentwicklung fehlt.
Gleichwohl wurde in Studien bei einigen Probanden eine stimulierende Wirkung beobachtet, die – insbesondere bei denen mit einem »Sensation Seeking«-Verhalten – zu einem Missbrauch führen kann (HEIL u. a. 2002; KELLY u. a. 2006). Allerdings liegt eine Fülle an Untersuchungen vor, die dieses Risiko nicht bestätigen konnten. Im Gegenteil, eine Metaanalyse konnte zeigen, dass mit Stimulanzien behandelte Kinder ein 1,9-fach geringeres Risiko hatten, später eine Alkohol- oder Substanzabhängigkeit zu entwickeln (WILENS u. a. 2003).

Gesunde Menschen, bei denen keine ADHS vorliegt, können mit der Einnahme von Stimulanzien – zumindest subjektiv – ein erhöhtes Leistungsvermögen verzeichnen. Daher besteht ein Risiko, dass diese Substanzen zur Verbesserung schulischer oder universitärer Leistungen missbraucht werden. Nur durch eine sorgfältige Diagnosestellung und Verordnung kann dieser Missbrauch verhindert werden.

Langzeitbehandlung

Die Anwendung in der Langzeitbehandlung ist als sicher einzustufen, wenngleich bei wenigen Betroffenen mit der Dauer der Einnahme der Blutdruck steigt. Durch regelmäßige Kontrollen wird dies rechtzeitig erkannt. Selten sind die Werte so stark gestiegen, dass die Behandlung abgesetzt werden muss.

Die Zulassung für erwachsene Patienten sieht regelmäßige Absetzversuche einmal jährlich vor. Da bei einem Teil der Betroffenen die nötige Dosis der Medikamente im Laufe der Behandlung reduziert und in seltenen Fällen die Medikation sogar abgesetzt werden kann, ist dies auch sinnvoll. Jedoch sollte man bei den schwergradig-erkrankten Patienten die Zeit so kurz wie nötig halten und bei erneuter klinischer Bestätigung sofort die medikamentöse Behandlung fortsetzen.

VI SPEZIELLE ASPEKTE DER PSYCHOPHARMAKOTHERAPIE

Psychische Krankheit, Psychopharmaka und Sexualität

Einleitung

»Sexualität« ist in der Psychiatrie kein einfaches Thema. Ein wirklich offener Umgang damit ist eher die Ausnahme. Dabei sind sexuelle Funktionsstörungen häufig belastend und führen gerade dann zu Problemen im Verlauf und während der psychiatrischen Behandlung, wenn sie verdrängt und nicht angesprochen werden – weil der Patient sich schämt oder der Therapeut sich ebenfalls schwertut, offen über dieses Thema zu reden.

Die Beeinträchtigung der Sexualität ist für viele Menschen mit psychischen Erkrankungen über die Krankheit hinaus eine zusätzliche, schwer zu bewältigende Belastung. Diese Vernachlässigung eines für den Kranken zentralen Problems in der Praxis und durch die Wissenschaft hat möglicherweise ihren Grund in einer weit verbreiteten Fehleinschätzung des Stellenwertes der Sexualität für die psychisch kranken Personen. Sexualität stößt im psychiatrischen Kontext oft an Grenzen, provoziert Verbote oder hat einfach nicht stattzufinden.

»In der Literatur findet sich häufig die Erwartung, psychiatrische Patienten seien durch ihre Erkrankung ohnehin in ihrer Sexualität extrem eingeschränkt, was deren Stellenwert erheblich reduziere. Die wenigen Studien allerdings, die über eine rein quantitative Beschreibung der Sexualität psychisch Kranker hinausgehen, verdeutlichen, daß sexuelles Verhalten für den Patienten eine wichtige, stabilisierende Funktion besitzen kann. Es wurde gezeigt, daß die Sexualität häufig einer der wenigen noch ›funktionierenden‹ Lebensbereiche darstellt oder aber, wenn auch in Quantität und Qualität verändert, einen bedeutsamen Ausdrucksgehalt für die Vitalität und Beziehungsfähigkeit des Kranken besitzt, der für die Erkrankung selbst und deren Behandlung von Wichtigkeit sein mag. Aspekte sexuellen Verhaltens scheinen aber selten, entgegen dem Wunsch der Patienten, in die psychiatrische Anamnese und Behandlung miteinbezogen zu werden. Vor diesem Hintergrund ist verständlich,

daß bisher wenige Berichte über die Auswirkungen, die eine psychopharmakologische Behandlung auf die Sexualität des Patienten besitzen kann, vorliegen, obwohl aufgrund dieser Behandlung oft massive Auswirkungen und Beeinträchtigungen zu erwarten sind« (Strauss & Gross 1984).
Sexualität ist bei psychisch Kranken grundsätzlich den gleichen Einflussfaktoren unterworfen wie bei allen anderen Menschen. Wegen der psychischen Symptomatik und der Gestaltung und Struktur der Behandlungsinstitutionen wird die gelebte Sexualität oft entweder stärker verdrängt oder aber transparenter und »problematischer« als im normalen Alltag. Die Behandlung der psychischen Erkrankung steht im Vordergrund – die Interaktionen mit dem Lebens- und Bedürfnisfeld Sexualität vor allem auch durch die psychopharmakologische Behandlung wird wenig thematisiert. Eher selten ist Sexualität ein Kriterium für die Entscheidung für oder gegen eine Medikation oder für die Auswahl und Dosis des Medikamentes.

Typen sexueller Funktionsstörungen

Im Prinzip gibt es drei Themenkomplexe, mit denen wir in der Psychiatrie zu tun haben:

1. die eigentlichen sexuellen Funktionsstörungen (Impotenz, Ejakulations-, Orgasmus- und Libidostörungen) von Mann und Frau, bei denen psychische Faktoren eine Rolle spielen (können) oder die Auswirkungen auf psychische Funktionen haben (Ängste produzieren, zu Depressionen führen können etc.);
2. Veränderungen des sexuellen Erlebens und Verhaltens als Folge primär psychischer Erkrankungen wie Depression (Verlust des Interesses an Sexualität u. Ä.) oder Manie (etwa Hypersexualität);
3. Sexuelle Funktionsstörungen als Nebenwirkungen einer Therapie mit Psychopharmaka.

Störungen der sexuellen Präferenz (Paraphilien) und Geschlechtsidentitätsstörungen werden hier nicht behandelt, können aber auch gelegentlich eine Therapie mit Medikamenten (etwa Hormonpräparaten) erfordern.
Bezüglich der *Art* der sexuellen Funktionsstörung sollten verschiedene, wichtige Typen unterschieden werden:

1. Störungen der Appetenz bzw. der Libido, ein Mangel an sexuellem Verlangen oder aber auch aversive Reaktionen und Ängste;

2. Erregungsstörungen, zu denen Probleme der sexuellen Stimulation wie Erektionsstörungen oder auch Schmerzen bei der Erregung oder beim Geschlechtsverkehr gehören;
3. Ejakulations- und Orgasmusstörungen wie Anorgasmie bei Frauen und Männern, fehlende oder zu frühe oder retrograde (in die Harnblase erfolgende) Ejakulation.

Primäre sexuelle Funktionsstörungen werden mittels Paartherapie und/oder einzelpsychotherapeutisch behandelt. Gelegentlich kommen vasoaktive Substanzen wie das SILDENAFIL (VIAGRA) und andere Phosphodiesterasehemmer zum Einsatz. Im psychiatrischen Alltag spielen sie nur eine geringe Rolle.

Bis zu 70 Prozent aller Patienten mit Depressionen leiden an Störungen der sexuellen Funktion. Auch Psychosen führen häufig zu sexueller Dysfunktion. Nicht immer einfach zu entscheiden ist die Frage, ob Medikamente oder die psychische Erkrankung selbst die Ursache für die sexuellen Probleme darstellen (WEIG 2003).

Sexuelle Funktionsstörungen bei medikamentöser Therapie

Wir sind oft so stark mit der Psychopathologie und der Verbesserung von Symptomen beschäftigt, dass wir den Lebensbereich Sexualität manchmal als sekundär oder gar als lästig ansehen. Dabei sind die unerwünschten Wirkungen von Psychopharmaka auf sexuelles Empfinden und Verhalten im Prinzip bekannt. Sie vermindern häufig das sexuelle Interesse. Sie beeinträchtigen das Empfinden und stören die sexuellen Funktionen. Die Patienten wissen oft nicht, was die Krankheit und was die Medikamente bewirken. Sie wissen nicht, ob es sich um eine vorübergehende Erscheinung oder um eine dauernde Veränderung handelt; und sie trauen sich oft nicht zu fragen.

Sexuelle Funktionsstörungen als Nebenwirkungen

Es genügt nicht, bei der Banalität zu verharren, dass Psychopharmaka sexuelle Aktivität und sexuelle Erlebensfähigkeit dämpfen. Damit wird man den vielfältigen Wechselbeziehungen zwischen psychischer Krankheit, zwischenmenschlichem Verhalten und der Beeinflussung beider durch die Medikamente nicht gerecht! Die Wirkungen von Tranquilizern und Schlafmitteln aller Art mögen als simples Beispiel dafür dienen. Man kann überall lesen und hören, dass sie die sexuelle Aktivität dämpfen. Aber das ist nur die halbe Wahrheit. In Wirklichkeit wirken diese Mittel in mancher Hinsicht ähnlich wie Alkohol. Ihre Wirkung auf das Erleben, das Empfinden und das zwischenmenschliche Verhalten hängt ebenso von der Dosis ab wie von der individuellen Persönlichkeit desjenigen, der sie einnimmt: Der eine wird schon bei geringer Dosis müde und inaktiv. Der andere kommt dann erst richtig aus sich heraus, überwindet seine Hemmungen, wird aktiv und kontaktfreudig. Erst bei höherer Dosierung erreicht die sedierende Wirkung alle, die sie einnehmen. Missbrauch und langzeitige Einnahme von Tranquilizern, Schlafmitteln und Alkohol sind verhältnismäßig häufige – oft übersehene – zwingende Ursachen oder Teilursachen mangelnder Erlebensfähigkeit und Impotenz. Psychopharmaka wirken durch ihren Eingriff in die Balance der Neurotransmitter in mancher Hinsicht unmittelbar auf die Sexualfunktionen ein, da die Sexualfunktionen neben den Hormonen auch von dem Zusammenspiel verschiedener Neurotransmitter abhängen.

ABBILDUNG 11

Überblick über Typen von sexuellen Funktionsstörungen nach Substanzgruppe (nach Sadock & Sadock 2007)

Auswirkungen von Psychopharmarmaka auf Sexualfunktionen		
Substanz(-gruppe)	**Störung**	**Mechanismus**
Antipsychotika / Neuroleptika	Verringerung der Libido, Erektionsstörungen, retrograde Ejakulation	Blockade von Dopaminrezeptoren
Bromocriptin	Verstärkte Libido und Erektion	Dopamin-Agonismus
Trazodon	Priapismus	Alpha1-Rezeptor-Blockade
Betablocker	Erektionsstörungen, Impotenz	Blockade von beta-adrenergen Rezeptoren
Trizyklische Antidepressiva, Monoaminoxidasehemmer, Thioradizin	Beeinträchtigte Ejakulation	Alph-a1-Blockade
Serotonerge Medikamente (z. B. SSRI)	Gehemmter Orgasmus	5HT-(Serotonin-)Agonismus
Alkohol	Beeinträchtigte Erektion und Ejakulation	–

Wichtige Gründe für auftretende Nebenwirkungen psychopharmakologischer Substanzen auf die Sexualität sind noradrenerge, serotonerge und dopaminerge Wirkungen (siehe auch Abbildung 11).

Noradrenerge Wirkungen

Vor und während sexueller Aktivität erhöht sich die Durchblutung der Sexualorgane. Diese werden auch feuchter als Reaktion auf sexuelle Stimuli. Dieser Prozess wird vor allem vom sympathoadrenergen System gesteuert; sowohl im Penis als auch in der Vagina sind eine Reihe von Rezeptoren vorhanden, an denen Noradrenalin wirkt. Alle Substanzen mit noradrenergen Wirkungen können daher zu sexuellen Funktionsveränderungen führen. So können trizyklische Antidepressiva (AMITRIPTYLIN), der Noradrenalin-Wiederaufnahmehemmer REBOXETIN und eine Reihe von Antipsychotika (etwa THIORIDAZIN) Erektionsprobleme verursachen, die kürzer oder länger andauern. Die Befeuchtung der Schleimhäute kann abnehmen, was zu schmerzhaftem Geschlechtsverkehr führt. Das Antidepressivum TRAZODON hingegen kann wegen der Blockade von Alpha-1-adrenergen Rezeptoren zu Priapismus (Dauererektion) führen. Auch Acetylcholin scheint für die Potenz eine Bedeutung zu haben, weswegen anticholinerge Medikamente die Potenz reduzieren können.

Serotonerge Effekte

Das dopaminerge und das serotonerge System haben eine wichtige Bedeutung für Orgasmus und Ejakulation. Serotonin scheint orgasmische Funktionen zu hemmen, was dazu führt, dass Serotonin-1-Agonisten wie BUSPIRON und Serotonin-2-Antagonisten YOHIMBIN Orgasmen fördern und Serotonin-Wiederaufnahmehemmer (SSRI) und Serotonin-1-Agonisten wie LSD ihn verzögern.

Dopaminerge Wirkungen

Für den Sexualtrieb (Libido) scheint Dopamin eine große Bedeutung zu haben – vermutlich über den Mechanismus des D-Dopamin-Rezeptors (ZION u. a. 2006). Psychostimulanzien wie Kokain, aber auch Apomorphin, L-DOPA, Amantadin und Bromocriptin, welche die dopaminerge Übertragung erhöhen, können die Libido steigern. Antipsychotika, die Dopaminrezeptoren blockieren, vermindern die Libido, sodass über die Hälfte aller Patienten und Patientinnen, die Antipsychotika einnehmen, diese Funktionsstörung haben. Die Wirkungen sind dosisabhängig. Ein weiterer Mechanismus von Antipsychotika auf die Libido ist die Prolaktinerhöhung mit der gleichzeitigen Folge von Milchfluss, Gynäkomastie und Libidoverlust.

Wirkungen einzelner Substanzen und Substanzgruppen

Depression und Antidepressiva

Die Auswirkungen von Depressivität auf das soziale Leben und das sexuelle Verhalten können sehr unterschiedlich sein. Neben dem Verlust des sexuellen Interesses kommt es nicht ganz selten in der depressiven Verstimmung oder auf dem Weg in die Depression zu veränderten, oft reduzierten, aber teilweise auch zu gesteigerten Formen der sexuellen Aktivität. Diese können Ausdruck depressionsbedingter Verunsicherung oder depressiver Verzweiflung sein. Gelegentlich wird in der Literatur auch vom Durchbruch sonst verdrängter gleichgeschlechtlicher oder pädophiler Neigungen berichtet.

Ein depressiver Mensch kann für den Außenstehenden unverständliche, fast wahllose Partnerschaften knüpfen, die er schon wegen der depressiven Verstimmtheit nicht aufrechterhalten kann. In der Literatur werden solche Verhaltensänderungen als »Vergröberung der sexuellen Verhaltensstruktur« bezeichnet. Dazu gehört auch die Veränderung des Verhaltens in der vertrauten Partnerschaft: Zärtlichkeit und Rücksichtnahme werden in für den Partner befremdender, ängstigender oder erschreckender Weise außer Acht gelassen. Der bloße sexuelle Akt tritt ganz in den Vordergrund.

Überwiegend wird die Auffassung vertreten, der Depressive, der sich in einer Selbstwertkrise befinde, verändere sein Verhalten bei der fast zwanghaften Suche nach Selbstbestätigung. Viel eher sind die Veränderungen der Sexualität Ausdruck der Verunsicherung und des Versuchs, sich aus der Versteinerung zu befreien. Die Patientinnen und Patienten versuchen sich auch klarzumachen, dass sie durch die Krankheit noch nicht alle Gefühle verloren haben.

Mit der Überwindung der depressiven Symptome im Gefolge der Behandlung kehrt der Depressive zu seinen gewohnten und vertrauten Erlebensformen und Verhaltensweisen im zwischenmenschlichen Bereich zurück. Er kann auch seine sexuellen Empfindungen und Bedürfnisse wieder ordnen und bei entsprechender Aufklärung auch lernen, mit den dämpfenden Wirkungen der Antidepressiva auf seine Sexualität umzugehen.

Die erfolgreiche Behandlung führt im Idealfall zu einem Erleben, das der Patient für sich selbst als »normaler« erlebt als jenes in der Zeit der depressiven Phase. Medikamentöse Nebenwirkungen können allerdings erneut verunsichern.

Wegen der serotonergen, anticholinergen und antiadrenergen Wirkkomponenten sind trizyklische Antidepressiva in der Lage, alle drei Phasen des Sexualzyklus (Libido, Erregbarkeit und Orgasmusfähigkeit) negativ zu beeinflussen. Bis zu 25 Prozent der behandelten Patienten haben eine dieser sexuellen Nebenwirkungen, vor allem sind sexuelle Dysfunktionen unter einer Therapie mit CLOMIPRAMIN in der Behandlung der Zwangserkrankung nicht selten.
Für MIRTAZAPIN sind eher weniger sexuelle Dysfunktionen beschrieben worden, was ebenfalls auf die Serotonin-2-Rezeptorblockade, die Alpha-2-Blockade und die weniger potente serotonerge Wirkung zurückzuführen sein dürfte (ASSEM-HILGER & KASPER 2005).
Die SSRI und VENLAFAXIN haben wegen der erhöhten Serotoninspiegel am häufigsten sexuelle Nebenwirkungen im Sinne von Libidoverlust oder Orgasmusschwierigkeiten. MAO-Hemmer können zu Erektionsstörungen, verminderter oder retrograder Ejakulation, zu trockenen Schleimhäuten und verhinderten Orgasmen bei Frauen führen.
Die Gabe von antihistaminergen oder antiserotonergen Substanzen wie METHYLPHENIDAT zur Behandlung dieser Nebenwirkungen hat meist keinen Sinn. Viel eher sollte, wenn die Nebenwirkungen belastend sind, auf ein anderes Mittel gewechselt oder eine medikamentöse Behandlung hinterfragt werden. Ein Gespräch darüber mit dem Kranken oder noch besser mit beiden Partnern ist von großer Bedeutung. Das vermindert auch die Schwierigkeiten bei der Wiederaufnahme und Neugestaltung einer durch die Krankheit oder Behandlung zeitweilig unterbrochenen sexuellen Beziehung.
LITHIUM kann Sexualität und Hypersexualität dämpfen, möglicherweise über einen Dopaminantagonismus.
Benzodiazepin-Anxiolytika wirken auf GABA-Rezeptoren. Sie erniedrigen die Plasma-Noradrenalinkonzentration, vermindern Angst und können so bei ängstlichen Personen dadurch hervorgerufene sexuelle Funktionsstörungen verbessern.

Psychosen und Antipsychotika

Die negativen Begleitwirkungen der Antipsychotika auf Sexualverhalten und sexuelles Empfinden sind seit Langem bekannt. Sie liegen im Übrigen schon wegen ihrer Eingriffe in den Hormonstoffwechsel mit Erhöhung des Prolaktinspiegels nahe. Auch die sedierende Wirkung der Antipsychotika trägt zur Dämpfung sexueller Aktivität bei. Libido und Potenz bei Männern und Libido und Orgasmusfähigkeit bei Frauen werden beeinträchtigt.
Solche sexuellen Störungen werden von den Patientinnen und Patienten sehr selten spontan geäußert. Sie scheinen dennoch häufig zu

sein. Man sollte danach fragen, denn sie werden von den Betroffenen oft als belastend, gelegentlich als ängstigend erlebt. Partnerschaften, die durch die Krankheit ohnehin bedroht sind, geraten gelegentlich durch die Änderung der sexuellen Beziehungen in zusätzliche Schwierigkeiten.

Antipsychotikawirkungen

Sexuelle Dysfunktionen als Folge einer antipsychotischen Medikation finden sich bei mindestens der Hälfte aller Patientinnen und Patienten mit der Diagnose einer Schizophrenie (DEMYTTENAERE u.a. 1998).

Klassische Antipsychotika wie HALOPERIDOL blockieren stärker D_2-Rezeptoren und führen öfter zur Libidominderung, die durch die zusätzlich induzierte Hyperprolaktinämie noch verstärkt wird. Auch Erektions- und Ejakulationsstörungen sind häufig. Substanzen, die zusätzlich eine starke blockierende Wirkung an sympathischen Alpha-1-Rezeptoren aufweisen (CHLORPROMAZIN, THIORIDAZIN), können in seltenen Fällen einen Priapismus zur Folge haben. Neuere Antipsychotika der zweiten Generation (AMISULPRID, CLOZAPIN, OLANZAPIN, QUETIAPIN, RISPERIDON, ZIPRASIDON, ZOTEPIN) haben ein bezüglich Sexualität etwas vorteilhafteres Nutzen-Schaden-Profil. Für einige sind jedoch ebenfalls Sexualstörungen in Form von Libidominderung und Ejakulationsstörungen beschrieben worden.

Therapieempfehlungen beim Vorliegen dieser Nebenwirkungen sind schwierig. Eine Dosisverminderung kann, wenn sie vertretbar ist, hilfreich sein. Ein Wechsel des Medikaments kann versucht werden. In jüngster Zeit wurde berichtet, dass Patienten bei dem Wechsel auf CLOZAPIN mit der Rückkehr verstärkter sexueller Empfindungen reagierten. Dabei handelt es sich jedoch um Einzelbeobachtungen.

Wichtig ist das Gespräch mit den Betroffenen und gegebenenfalls mit den Partnern. Oft wirkt schon der Hinweis entlastend, dass es sich um eine medikamentenbedingte, vorübergehende Erscheinung handelt. Der vorsorgliche Hinweis wie auch das aufklärende Gespräch sind geeignet, die Compliance bei der Medikamenteneinnahme zu erhöhen. Es gibt Hinweise darauf, dass unausgesprochene Ängste und Sorgen anlässlich psychopharmakabedingter sexueller Funktions- und Erlebnisstörungen zwei der häufigsten Gründe für den Behandlungsabbruch oder die Verweigerung der Compliance bei psychisch Kranken sind.

Fehlende Lebenserfahrung

Jenseits dieser allgemeinen Feststellungen ist daran zu denken, dass zahlreiche jugendliche Psychosekranke nicht über die Lebenserfahrungen verfügen, um die Veränderungen zu begreifen und zu

differenzieren, welche die Krankheit und ihre Behandlung für ihr sexuelles Empfinden und Erleben zur Folge haben. Dieses Nichtverstehen führt nicht selten zu einem die Krankheitsphase überdauernden sexuellen Vermeidungsverhalten, das auch im Gefolge körperlicher Erkrankungen bekannt ist. Psychotherapeutische Begleitung und Beratung sind in solchen Fällen notwendig.
Es ist nicht immer ganz leicht, zwischen Medikamentenwirkungen und Krankheitssymptomen zu unterscheiden. Die Psychose kann in ähnlicher Weise wie die Medikamente auf die sexuellen Empfindungen wirken. Eine genaue Erhebung der Vorgeschichte im Hinblick auf die Krankheit, die Medikamentenbehandlung und das sexuelle Verhalten kann hier weiterhelfen.

Psychopharmaka in Akutsituationen und bei Suizidgefährdung

Einleitung

In der psychiatrischen Behandlung, aber auch in der somatischen Medizin und damit der Konsiliarpsychiatrie kommen nicht selten Akutsituationen vor, die rasche Entscheidungen erfordern. In den meisten Fällen geht es nicht zuletzt um die Gabe von Psychopharmaka. Typische Akutsituationen und damit teilweise auch »Notfälle« sind:

- Suizidalität – also Impulse und Versuche, sich das Leben zu nehmen,
- psychomotorische Erregung und Gewalttätigkeit im Rahmen einer psychischen Erkrankung sowie
- verschiedene Formen des Delirs.

Andere Notfälle sind zum Beispiel krankheitsbedingte katatone Symptome im Rahmen einer Psychose, Drogennotfälle mit Überdosierung und Nebenwirkungen von Psychopharmaka bzw. Überdosierung von Psychopharmaka (iatrogen, also durch ärztliche Entscheidungen hervorgerufen, oder in suizidaler Absicht).

Bei Notfällen ist oft die Einwilligungsfähigkeit nicht in gleichem Maße gegeben wie bei der regulären psychiatrischen Behandlung; daher muss gelegentlich von einer *mutmaßlichen* Einwilligung des Patienten ausgegangen werden, wenn man annehmen kann, dass dieser bei angemessener Aufklärung einverstanden gewesen wäre. Grundsätzlich sollte aber auch bei Notfällen eine Einwilligung angestrebt und der Patient aufgeklärt werden.

Erregungszustände, Aggression und Gewalttätigkeit

Gewalt bei psychischen Erkrankungen

Seit Jahrzehnten existiert eine teils kontrovers geführte und durch mehr und mehr wissenschaftliche Untersuchungen gefütterte Diskussion, ob das Bestehen einer psychiatrischen Erkrankung mit einer höheren Wahrscheinlichkeit gewalttätigen Verhaltens verbunden ist (Stuart 2003). Wenngleich Menschen mit einer psychischen Erkrankung vor allem ein höheres Risiko haben, selbst Opfer von Gewalttaten zu werden (Finzen 2014; Steinert & Traub 2016), und auch wenn Gewalttaten psychisch Kranker durch die mediale Berichterstattung oft übertrieben werden, gibt es doch Verbindungen zwischen psychischer Erkrankung und Gewalttaten. Dies trifft vor allem zu für psychotische Erkrankungen, vor allem bei komorbidem Substanzmissbrauch, also Alkohol und anderen Süchten, für Suchterkrankungen im Allgemeinen, für antisoziale Persönlichkeitsstörungen und auch für andere psychische Erkrankungen, die mit hoher Impulsivität einhergehen (etwa bei der Borderline-Persönlichkeitsstörung). Man muss das Thema daher differenzierter betrachten und sollte nicht pauschal von *den* psychisch Kranken sprechen.
Menschen mit einer Psychose sind zwar nur für einen kleinen Teil aller Gewalttaten (Nielssen u.a. 2011), immerhin aber nach neuesten Studien für etwa 5–6 Prozent verantwortlich. Psychotisches Erleben, vor allem Halluzinationen und Wahn, sind mit einem Risiko von Gewalttätigkeit verbunden (Honings u.a. 2016).

Ursachen für Fremdaggressivität

Es wurden insbesondere bei Psychosen verschiedene Faktoren vorgeschlagen, welche Hinweise auf mögliche Ursachen von gewalttätigem Verhalten geben sollen:

- Positivsymptome wie Wahn und Halluzinationen,
- Störungen, die mit impulsivem Verhalten einhergehen, was vor allem durch Drogen gefördert wird,
- eine komorbide Persönlichkeitsstörung.

Am häufigsten ist Aggressivität insgesamt eine Reaktion auf Frustrationen jeglicher Art. Der Kontext spielt eine entscheidende Rolle. Seelisch Kranke haben allerdings oft nicht dieselben Motive für gewalttätiges Verhalten wie Nichterkrankte. Bei Letzteren dominieren zum Beispiel Habgier, Kränkungen, sexuelle Frustrationen etc. Bei Personen mit einer psychischen Erkrankung sind es vor allem Taten im Rahmen sozialer Beziehungen und Reaktionen auf subjektiv unerträgliche Spannungszustände. Opfer sind besonders jene Menschen, die ihnen nahestehen oder sie betreuen. Im Grunde handelt es sich daher eher um Notwehrmaßnahmen in (subjektiv erlebter) Bedrohung als um aggressive Absichten im eigentlichen Sinne.

Prävention von Gewalt

Gewaltakte durch, aber auch Zwangsmaßnahmen gegen psychiatrische Patientinnen und Patienten schwanken erheblich zwischen verschiedenen Ländern, Regionen und einzelnen psychiatrischen Kliniken (teilweise um bis zum Hundertfachen). Dies ist ein Hinweis auf krankheitsunabhängige Faktoren. Von großer Bedeutung sind daher neben der akuten Behandlung von Erregungszuständen die Prävention und Früherkennung. Insbesondere sollten Ankündigungen eines Patienten, dass irgendjemand getötet werde (meist ein Familienangehöriger), sehr ernst genommen werden.
Viele Gewalttaten können verhindert werden, wenn die psychische Erkrankung bei gefährdeten Menschen rechtzeitig und gründlich behandelt wird. Auch die Vermeidung unangenehmer Nebenwirkungen ist gewaltpräventiv, ebenso Rahmenbedingungen wie bauliche Strukturen, Behandlungstraditionen und Teamvariablen. Sie haben neben der Diagnose und der Vorgeschichte von Gewalt bei Patienten, die in psychiatrischen Kliniken und Ambulanzen behandelt werden, eine große Bedeutung. Immer sollte versucht werden, aggressionsförderliche Faktoren zu erkennen und auszuschalten (Walter & Lang 2016).

Vorgehen bei psychomotorischen Erregungszuständen

Bei erregten Patienten, die zur Krankenhausaufnahme kommen oder zum Arzt gebracht werden, ist nicht selten schon *zuvor* eine Eskalation hin zur Gewalt abgelaufen. In dieser Situation ist nicht nur die Überlegung geboten, was zweckmäßig ist, sondern auch, was ohne weitere Gewalt möglich ist. Bei der Behandlung des Erregungszustandes steht das Medikament deshalb nicht an erster Stelle. Zunächst ist die Situation zu klären und – wenn irgend möglich – der Patient zu beruhigen: Erst zuhören, dann selbst reden und anschließend – sofern erforderlich – handeln. Wichtig ist es, vom erregten Patienten so viel Abstand zu halten, dass er nicht den Eindruck bekommt, man trete ihm zu nahe, man bedrohe ihn. Wichtig ist es ebenfalls, dass nicht zu viele Menschen um ihn herumstehen: Arzt und Pfleger und Sanitäter und Polizisten.

»Talking down«

Mancher erregte Alkohol- oder Medikamentenintoxikierte lässt sich beruhigen, wenn man Abstand von ihm hält und ihm sein Bett zeigt. Mancher Kranke in einem Erregungszustand lässt sich aus dieser Krise geradezu »herausreden« (»Talking down«), wenn man ihm ruhig, bestimmt und ohne Angst entgegentritt und wenn man ausreichend Geduld aufbringt, um ihm zuzuhören. Auch Menschen mit psychotischem Erregungszustand, sogar beim Maniker, trägt die Vermittlung einer ruhigen Atmosphäre viel zur Entspannung bei. Am wenigsten erfolgreich sind solche Maßnahmen beim epileptischen Dämmerzustand, beim deliranten und beim verwirrten Erregten.

Die beste Therapie ist die Behandlung oder Ausschaltung der Ursachen des Erregungszustandes. Eine medizinische Erkrankung muss berücksichtigt und gegebenenfalls behandelt werden. Der Betroffene sollte so weit als möglich in die Maßnahmen einbezogen bzw. ihm diese erläutert werden. Eventuell lassen sich Missverständnisse klären. Sollten Medikamente notwendig sein, ist die Therapie akuter Erregungszuständen mit sedierender Psychopharmakotherapie am wirksamsten. Studien liegen allerdings wegen der Schwierigkeit, sie bei dieser Patientengruppe kontrolliert durchzuführen, nur begrenzt vor. Das Ziel muss jedenfalls die Beruhigung des Patienten sein, nicht die Schlafinduktion. Maßnahmen zur Überwachung von Kreislauf und Atmung sind erforderlich. Ein Krankenpfleger sollte sich beim Patienten aufhalten, ein Arzt muss sich in Abrufbereitschaft befinden.

Verhältnismäßigkeit der Maßnahmen

Die schonende Behandlung des erregten Patienten stellt hohe menschliche und therapeutische Anforderungen an den behandelnden Arzt und sein Stationsteam. Es muss deutlich ausgesprochen werden, dass die Alternative zur gelungenen Beruhigung nicht selten Gewalt, Fesselung und Isolierung sind. Bei heftigen psychomotorischen Erregungszuständen sollte die Notwendigkeit personeller Unterstützung geprüft und eine solche auch geholt werden. Gefährliche Gegenstände sollten beseitigt werden.

Es soll auch nicht verschwiegen werden, dass es Akutsituationen gibt, in denen der Einsatz von Gewalt gegen den Patienten nicht zu vermeiden ist. Jeder, der in der Akutpsychiatrie arbeitet, muss damit leben. Auch ist es manchmal notwendig, bei Erregungszuständen und psychotisch bedingter Gewalttätigkeit zu Zwangsmaßnahmen einschließlich Zwangsmedikation zu greifen. Alle

Zwangsmaßnahmen müssen aber *verhältnismäßig* sein und sollten später mit dem Patienten gründlich nachbesprochen werden. Zwangsmaßnahmen dürfen nur angewendet werden, wenn die Gewalt auf eine psychische Erkrankung zurückgeht, welche die freie Willensbildung aufhebt, wenn die Fremdgefährdung eine kausale Folge der Erkrankung darstellt und wenn keine andere Maßnahme erfolgversprechend ist, um Schaden abzuwenden. Bei Eskalationen (Medikamenteneinnahme unter Personalpräsenz, Isolation, intramuskuläre Gabe eines Medikamentes unter Festhalten, Fixierung) sollten verbleibende Entscheidungsmöglichkeiten angeboten werden und, wenn möglich, Information und Aufklärung erfolgen.

Medikamentöse Therapie bei Erregungszuständen

Insgesamt kommt man in der Notfallpsychiatrie mit ein bis zwei Antipsychotika, ein bis zwei Antidepressiva, einem Benzodiazepinderivat, einem Antikonvulsivum, einem Antiparkinsonmittel und CLOMETHIAZOL aus. Das am besten untersuchte Antipsychotikum ist HALOPERIDOL. Es wirkt schnell und ist relativ sicher. Wie bei der regulären Behandlung sind Dosierungsrichtlinien bei Erregungszuständen besonders problematisch, da die individuelle Varianz (die Wirkung im Akutfall und die Verträglichkeit) sehr groß ist.

Bei psychotischen Erregungszuständen sollte LORAZEPAM (etwa 1–2 mg) oder ein anderes rasch wirkendes Benzodiazepin und eines der folgenden Antipsychotika gemeinsam gegeben werden: HALOPERIDOL (etwa 2,5–5 mg) oder OLANZAPIN (etwa 5–10 mg) oder ZIPRASIDON. Alle diese Medikamente können in Tablettenform oder intramuskulär gegeben werden. CLOZAPIN sollte wegen der Kreislaufrisiken als Erstmedikation vermieden werden.

Nach Überprüfung der Wirkung kann im Intervall zwischen 15 Minuten und zwei Stunden dieselbe Dosis erneut gegeben werden. Eine Überdosierung sollte vermieden werden; vor allem muss bei den Antipsychotika das Risiko extrapyramidaler Nebenwirkung berücksichtigt werden. Gegebenenfalls muss man sich auch von Anfang an zu einer höheren Dosierung entschließen. Auch sind manchmal intravenöse oder intramuskuläre Injektionen mit einer Kombination von Benzodiazepin und Antipsychotikum notwendig, um Schaden zu vermeiden oder quälende Zustände beim Betroffenen zu beenden.

Wer es vorzieht, statt HALOPERIDOL niederpotente Antipsychotika zu verabreichen, muss die Kreislaufrisiken beachten. Das gilt insbesondere, wenn Intoxikationen vorliegen oder möglich sind. Eine entsprechende Überwachung ist dann unabdingbar (keine Isolierung!).

Bei manischen Erregungszuständen kann ähnlich wie bei psychotischen vorgegangen werden; alternativ kann die Gabe von VALPROINSÄURE 300 mg mit rascher Steigerung auf 1500 mg innerhalb von 24 Stunden erfolgen.

Bei agitierten Depressionen sollte ein Benzodiazepin (LORAZEPAM, etwa 1–2,5 mg) zusammen mit einem Antidepressivum (etwa MIRTAZAPIN 15–30 mg) oder AMITRIPTYLIN 25–50 mg gegeben werden.

Bei hirnorganisch bedingten Erregungszuständen und solchen bei Demenzen im Alter ist die Gabe von RISPERIDON, zum Beispiel 0,5–1 mg, und eine niedrige Dosis von HALOPERIDOL (etwa 1–2,5 mg) gut belegt. Substanzen mit anticholinerger oder zentral atemdämpfender Wirkung (trizyklische Antidepressiva, CHLORPROMAZIN, THIORIDAZIN, CLOZAPIN, OLANZAPIN, DIAZEPAM) sollten nicht gegeben werden. Von den niedrigpotenten Antipsychotika mit sedierenden Eigenschaften ist die Gabe von MELPERON, etwa 25–100 mg, oder PIPAMPERON, beispielsweise 40–80 mg, möglich.

Therapie beim Delir

Ein Delirium ist ein akutes, schweres und meist reversibles, organisch bedingtes Psychosyndrom. Charakteristisch ist die Bewusstseinsstörung. Daneben besteht meist eine Störung der Aufmerksamkeit, der Wahrnehmung, des Denkens, der Kognition, des Gedächtnisses, der Psychomotorik und der Stimmung. Der Patient ist leicht ablenkbar, das Denken ist oft ungerichtet, desorganisiert und inkohärent. Es besteht zuerst eine zeitliche Desorientierung, später auch eine örtliche und schließlich sogar eine zur eigenen Person. Fehlinterpretationen können zu Trugwahrnehmungen und -interpretationen führen. Es kann zu visuellen und/oder auditiven Halluzinationen kommen. Wahninhalte sind flüchtig und meist vorübergehender Natur. Der Tag-Nacht-Rhythmus ist gestört, Angst, Furcht, Depression, Reizbarkeit, Wut, Euphorie und Apathie können auftreten. Die Symptome schwanken tageszeitlich. Das akute Delir hat entweder eine organische Ursache oder entsteht aufgrund der Einwirkung von Drogen, Medikamenten oder im Drogen- oder Medikamentenentzug.

Verschiedene Delirtypen

In der Notfallmedizin unterscheidet man das hypoaktive und das hyperaktive Delir. Das hypoaktive Delir tritt beim älteren Menschen häufiger auf und wird oft mit einer Depression verwechselt. Jedoch ist bei einer Depression das Bewusstsein nicht gestört und es besteht kein ausgeprägtes kognitives Defizit. Die Motorik ist beim Delir herabgesetzt und zeigt sich in verlangsamten, verzögerten Bewegungen und in Spracharmut. Es imponiert eine Apathie und wenig affektive Reaktionen, obwohl die Patienten leiden können.

Beim hyperaktiven Delir besteht eine wenig zweckgerichtete, unangebrachte Überaktivität, die zum Umherwandern, Suchen, Nesteln und zu verbal und physisch aggressiven Ausbrüchen führen kann. Die Patienten sind oft in einem vegetativen Erregungszustand.

Beim Delir muss die zugrundeliegende Ursache (Dehydratation, Infekte, Medikation, Magen-Darm- oder Harnwegsdysfunktion) beseitigt werden. Der Patient braucht Orientierung, Sicherheit und Beruhigung, wobei die Anwesenheit von Bezugspersonen hilfreich sein kann. Sollte der Patient Schwierigkeiten haben, eigene Bedürfnisse auszudrücken (Schmerzen, Durst, Stuhl- oder Harndrang), müssen wichtige Körperfunktionen überprüft werden.

Alkoholentzugsdelir

Beim Alkoholentzugsdelir wird mit Benzodiazepinen oder CLOMETHIAZOL und nur bei ausgeprägter Symptomatik und bei Halluzinationen mit niedrigdosiertem HALOPERIDOL oder einem neueren Antipsychotikum (RISPERIDON, QUETIAPIN) behandelt.

Bei vielen Delirien aufgrund körperlicher Erkrankung können nur eine rasche ursächliche Therapie und eine stationäre intensivmedizinische Behandlung weiterhelfen, denn das Delir wird durch die Verabreichung von beruhigenden Medikamenten oft nur von einer hyperaktiven in eine hypoaktive Form umgewandelt. Wichtig ist, dass es eine Reihe von Medikamenten gibt (auch Psychopharmaka), die ein Delir hervorrufen können, insbesondere bei älteren Menschen. Diese müssen abgesetzt werden.

Suizidalität

Vorkommen und Risikofaktoren

»Suizidalität ist die Summe aller Denk-, Erlebens- und Verhaltensweisen von Menschen, die in Gedanken, durch aktives Handeln oder passives Unterlassen oder durch Handelnlassen den eigenen Tod anstreben oder als mögliches Ergebnis einer Handlung in Kauf nehmen« (Wolfersdorf 1995, S. 1–16). Diese etwas sperrig klingende Definition zeigt, wie schwierig es ist, sich dem Begriff »Suizidalität« zu nähern. Weltweit sterben jährlich etwa 800.000 Menschen an Suiziden, die meisten in Ländern mit niedrigem oder mittlerem Einkommen. In Deutschland werden pro 100.000 Einwohnern etwa 100 Suizidversuche pro Jahr unternommen. Die Suizidrate liegt etwa bei 10 pro 100.000 Einwohnern in Deutschland und ist deutlich höher bei Männern als bei Frauen. Im Jahr 2014 suizidierten sich 10.201 Menschen, davon 2.577 Frauen (Statistisches Bundesamt 2014). Die größte Gruppe derjenigen mit Suizidversuchen sind alte Menschen. Bei etwa einem Drittel der psychiatrischen Notfälle im Rettungsdienst spielt Suizidalität eine Rolle. Sie kann bei fast allen psychischen Erkrankungen auftreten, ist aber am häufigsten bei depressiver Symptomatik, bei Suchterkrankungen und bei Psychosen zu beobachten (Wolfersdorf 2000).

Risikofaktoren

Psychologische Autopsien haben ergeben, dass von 100 Menschen, die sich selbst getötet haben, 44 Prozent eine affektive Störung hatten, 19,2 Prozent ein Alkoholproblem und 7,5 Prozent eine Schizophrenie (Bertolote 2004). Die größten Risikogruppen sind Menschen mit schwerer Depression, junge psychotisch kranke Männer mit hohem Bildungsniveau, einer Suizidvorgeschichte in der Familie und komorbidem Drogenproblem.

Die Abschätzung des Risikos von Suizidalität ist oft nicht einfach. Hierzu wurden Checklisten und Skalen entwickelt, die bedingt weiterhelfen und neben den drei genannten Diagnosen eine Vorgeschichte von Suizidalität, das Alter, vorige Suizidäußerungen, körperliche Erkrankungen, Suizide in der Familie, psychosoziale Belastungen und Konflikte als Prädiktoren mit einbeziehen. Diese Skalen können allerdings eine gründliche klinische Einschätzung nicht ersetzen.

Vorgehen bei Suizidalität

Die beste psychiatrische Suizidprophylaxe ist nicht die detaillierte Einschätzung der Suizidalität, sondern die effektive Behandlung der zugrundeliegenden Erkrankung (FINZEN 1997). Suizidprävention in der Psychiatrie, aber vor allem im Lebensalltag, greift insbesondere im jüngeren Lebensalter.

Es gibt keine Medikamente gegen Suizidalität. Aber es gibt Medikamente gegen Angst und innere Unruhe, gegen quälende Überwachheit und Schlaflosigkeit und welche zur Behandlung einer Reihe von psychischen Krankheiten, die mit Suizidalität einhergehen. Diese Medikamente mögen nur symptomatisch wirken, aber die Unterdrückung quälender Symptome kann für den Verzweifelten eine Frage von Leben und Tod sein und die suizidale Krise überbrücken helfen. Die Behandlung von Suizidalität ist allerdings nicht primär eine pharmakologische.

Therapeutische Bindung

Wichtig sind der verbindliche Kontakt zum Patienten, die intensive Betreuung und die therapeutische Bindung. Unsicherheit und Überreaktionen (rasche Verlegungen auf geschlossene Stationen) sind nicht förderlich, da sie zu Beziehungsabbrüchen, Katastrophisierungen und nicht immer zur Intensivierung therapeutischer Kontakte führen. Auch kann eine Verlegung zur Stigmatisierung und Hoffnungslosigkeit führen. Offenheit und Präsenz der Therapeuten sind gefordert, ebenso die Einbeziehung des Umfelds und wichtiger Beziehungspersonen des Betroffenen sowie die Verbreitung von Hoffnung. Wenn Patienten hören, dass sich schwer erträgliche Zustände auch wieder verbessern lassen und vorübergehen, wenn auf vergangene erfolgreiche Bewältigungsstrategien verwiesen wird, wenn die Betroffenen erfahren, wie andere Menschen Suizidalität bewältigt haben, dann ist dies alles immens hilfreich.

Medikamentöse Therapie bei Suizidalität

Bei depressiven Patientinnen und Patienten ist häufig die innere Unruhe während einer suizidalen Krise sehr quälend. Medikamentös sollte in diesen Fällen eine effektive antidepressive Therapie mit einem bewährten Antidepressivum und die Gabe eines Benzodiazepins, zum Beispiel LORAZEPAM, erfolgen. Letztere helfen zur Überbrückung und sind angstlösend. Teilweise muss die Gabe vorübergehend hochdosiert erfolgen. Bei schweren Depressionen gehören MIRTAZAPIN und VENLAFAXIN zu den wirksamsten Mitteln.

Schlafregulierung

Auch die Schlafregulierung ist wichtig. Diese kann mit Benzodiazepinen erreicht werden. Einige Therapeuten bevorzugen die Gabe von OLANZAPIN oder QUETIAPIN zur Schlafinduktion. Diese beiden Substanzen sind jedoch Antipsychotika und sollten bei Nichtvorliegen psychotischer Symptome äußerst zurückhaltend eingesetzt werden, auch wenn sie eine antisuizidale Wirkung haben. Im ungünstigsten Fall rufen sie beim Absetzen Supersensitivitätspsychosen hervor oder belasten die Patienten unnötig mit Nebenwirkungen.

Bei schwerer oder chronischer Suizidalität kann die Gabe von LITHIUM wegen seiner antisuizidalen Wirkung erwogen werden – sowohl bei unipolarer als auch bei bipolarer Depression.

Von einiger Bedeutung ist, dass Antidepressiva auch Suizidalität hervorrufen können – insbesondere bei Kindern und jüngeren Patienten. Beim Auftreten von Suizidgedanken unter laufender Therapie (vor allem SSRI) muss an diese unerwünschte Wirkung gedacht werden und gegebenenfalls das Medikament geändert oder ein Benzodiazepin dazugegeben werden, bis die Depression sich bessert.

Psychosen

Suizidalität beim Psychosekranken wird am ehesten durch quälende psychotische Symptome (paranoide Ängste, unangenehmes Stimmenhören oder imperative Stimmen, die zum Suizid auffordern) und deren unzureichende Behandlung oder durch depressive Symptome und im Rahmen der Lebensbilanzierung beobachtet. Letztere tritt oft gerade bei einer Besserung der Symptome auf, wenn der Patient Aspekte seiner Krankheit und deren Auswirkungen auf sein Leben klarer realisiert und seine Hoffnung auf eine positive Bewältigung sinkt.

Wenn die Patienten ernst genommen werden und auf die Belastungen eingegangen wird, können Suizide verhindert werden. Medikamentös sollten quälende psychotische Symptome effektiv mit einem Antipsychotikum behandelt werden. Einen besonderen, nachgewiesenen antisuizidalen Affekt hat CLOZAPIN. Dieses Medikament sollte bei vorangegangenen Suizidversuchen und vor allem dann gegeben werden, sofern zwei Behandlungsversuche mit anderen Antipsychotika nicht erfolgreich waren.

Suchterkrankungen

Wenn Suizidalität bei Menschen mit Suchterkrankungen auftritt, gelten in der Regel die gleichen Überlegungen und Strategien wie bei depressiven Personen ohne Suchtdiagnose. Bei Menschen mit Persönlichkeitsstörungen spielen Kränkungen oft eine Rolle. Geäußerte Suizidalität kann einen Wunsch nach Zuwendung ausdrücken. In solchen Fällen und vor allem bei Menschen mit einer Borderlinestörung sollten »Erpressungsversuchen« mit Suiziddrohungen nicht nachgegeben, gleichwohl die Patientinnen und Patienten nicht durch Überreaktionen entmündigt werden. Hier gilt es, ihnen die Vorstellung zu nehmen, ohne Suizidäußerungen keinen ausreichenden Kontakt zu bekommen, und die dysfunktionale Kommunikation aufzulösen. Vorübergehend kann eine sedierende Medikation oder auch eine antidepressive Medikation sinnvoll sein, ohne dass gute Evidenz irgendeiner Medikation hinsichtlich Suizidalität bei Menschen mit Borderline vorliegt. Am wichtigsten ist, wie auch bei anderen psychischen Erkrankungen, die therapeutische Kontinuität.

Medikamentenbehandlung bei psychischen Begleiterscheinungen körperlicher Erkrankungen

Einleitung

Psychische Symptome sind nicht selten Anlass, vorstellig zu werden bei nicht psychiatrisch oder psychotherapeutisch tätigen Ärzten, in Krankenhäusern und Praxen für Innere Medizin, Allgemeinmedizin, Chirurgie oder Neurologie. Viele schwere körperliche Erkrankungen zeigen psychische Begleiterscheinungen. Dies gilt in besonderer Weise für alte Menschen. Nicht wenige Kranke bedürfen über die Grundkrankheit hinaus der psychiatrisch-psychotherapeutischen Behandlung und Begleitung.

Körperliche Erkrankungen können das Risiko für eine psychische Erkrankung erhöhen. Beispiele sind Stimmungserkrankungen bei chronischen Schmerzsyndromen, nicht substanzbedingte Delire, Depressionen bei Tumorerkrankungen oder schweren Herz-Kreislauf-Störungen.

Eine indirekte Beziehung zwischen Körper und Psyche besteht, wenn körperliche Erkrankungen mit einer Beeinträchtigung von Alltagsaktivitäten verknüpft sind, was das Auftreten psychischer Störungen begünstigt (etwa Beeinträchtigungen der sozialen Rollenfunktionen oder der Bewegungsfähigkeit bei Herzkrankheiten mit der Folge einer Depression). Ebenso kann es zu Belastungsreaktionen infolge einer schweren körperlichen Erkrankung kommen, zum Beispiel bei einer chronischen Lungenerkrankung. Schließlich können körperliche und psychische Erkrankungen Hinweise auf eine gemeinsame Krankheitsursache sein: Eine koronare Herzerkrankung in Verbindung mit einer vaskulären Demenz weist auf eine Arteriosklerose als gemeinsame Grunderkrankung und diese wiederum auf etwas erhöhten Bluthochdruck hin.

Von besonderer Bedeutung sind psychische Durchgangssyndrome nach Hirnverletzungen oder größeren chirurgischen Eingriffen oder Traumen im Herz- oder Lungenbereich. Aber auch nach Augen- und Ohroperationen mit Beeinträchtigung der Seh- bzw. Hörfähigkeit können akute psychotische Episoden auftreten.

Psychische Störungen wiederum können das Risiko für körperliche Erkrankungen und damit verbundener Mortalität erhöhen. Es sei an die vielfältigen Folgeerkrankungen der Alkoholabhängigkeit erinnert oder an gesundheitsschädliches Verhalten bei schweren psychotischen Erkrankungen, aber auch an die Nebenwirkungen antipsychotischer Medikation, die weiter zu Bewegungsmangel, Blutzuckerregulationsstörungen, Übergewicht und Herz-Kreislauf-Störungen führen können. Auch fehlende medikamentöse Einnahmetreue hinsichtlich notwendiger internistischer Medikation wie Antidiabetika kann zu körperlichen Folgeschäden beitragen – ebenso wie selbstschädigendes Verhalten mit seiner Extremform, dem Münchhausen-Syndrom, bei dem körperliche Erkrankungen erfunden und präsentiert und medizinische Leistungen eingefordert werden.

Konsiliar- und Liaisonpsychiatrie

Erfreulicherweise sind konsiliarische Aufgaben für die Psychiatrie in den vergangenen Jahren verstärkt in den Blickpunkt geraten. Zur Veranlassung eines Konsils gehört aber, dass der behandelnde Arzt die vorhandene psychiatrische Symptomatik als umschriebenes psychisches Syndrom erkannt und seine gesonderte Behandlungsbedürftigkeit erfasst hat. Dies ist wahrscheinlich nur bei bestimmten Erkrankungen und bei einer bestimmten ausgeprägten Symptomatik der Fall.

Psychischer Erkrankungen in der Allgemeinmedizin

Stationäre Patientinnen und Patienten mit körperlich bedingten (chronischen) Erkrankungen haben im Vergleich zu Gesunden (der Allgemeinbevölkerung) ein 1,5- bis 2-fach erhöhtes Risiko, eine psychische Erkrankung zu entwickeln. Am häufigsten sind Stimmungserkrankungen (16–23 Prozent), Angststörungen (19–27 Prozent), somatoforme Störungen (9–19 Prozent) und Suchterkrankungen (5–10 Prozent) (Wolf u.a. 2013). Studien aus dem angloamerikanischen Sprachraum haben depressive Syndrome bei 10–30 Prozent internistischer Krankenhauspatienten festgestellt. In ähnlicher Größenordnung bewegen sich psychoorganische Störungen oder Abhängigkeitserkrankungen. Im deutschsprachigen Raum ergaben sich Schwankungsbreiten psychischer Störungen auf internistischen und chirurgischen Stationen zwischen 5 und über 60 Prozent (Arolt 1997).

In seiner umfangreichen Erhebung der Punktprävalenz psychischer Störungen bei internistischen und chirurgischen Krankenhauspatienten fand Volker Arolt bei den internistischen Patienten in 46 Prozent der Fälle eine psychiatrische Diagnose, darunter bei 16 Prozent organische Psychosyndrome (demenzielle Syndrome und akute organische Psychosyndrome zusammengenommen) (Arolt 1997). Bei den chirurgischen Patienten zeigten sich in ähnlicher Häufigkeit, nämlich zu 47 Prozent, psychiatrische Diagnosen: zu 17 Prozent organische Psychosyndrome. Bei 3 Prozent aus der Gruppe der internistischen Patienten und 56 Prozent der chirurgischen Patienten wurde die Beiziehung eines psychiatrischen Konsiliarius für sinnvoll erachtet. 56 Prozent der Menschen über 70 Jahre haben eine psychische Störung nach den gegenwärtigen Diagnosekriterien. Dabei stehen Demenzen und affektive Störungen sowie bei Männern der Alkoholmissbrauch im Vordergrund.

Konsiliararbeit

Der Psychiater im Konsiliarmodell bietet dem somatisch tätigen Kollegen seine Expertise an, wenn dieser den Eindruck hat, dass bei Patienten psychiatrische, psychologische oder psychosoziale Faktoren eine wesentliche Rolle spielen. Das Konsil kann patientenorientiert, krisenzentriert oder nur auf eine besondere Situation bezogen sein. Die ärztliche Verantwortung bleibt beim somatisch tätigen Kollegen.

Liaisonarbeit

In der Liaisonpsychiatrie geht es hingegen um regelmäßige Kontakte des Psychiaters oder Psychosomatikers mit einer bestimmten somatisch-medizinischen Station mit Teilnahme an Visiten, gemeinsamen Besprechungen etc. Diese Liaisontätigkeit zielt daher auf die Sensibilisierung gegenüber psychiatrischen, psychosozialen und psychosomatischen Aspekten körperlich kranker Patientinnen und Patienten und hat auch eine präventive Funktion. Der Psychiater wartet nicht darauf, dass diese ihm erst vom Stationsarzt zugewiesen werden, und erarbeitet gemeinsam mit dem medizinischen Team Behandlungspläne und Trainings.

Medikamentenbehandlung bei körperlich kranken und alten Menschen

Allgemein gilt für körperlich Kranke wie für ältere Menschen, dass Arzneimittelinteraktionen wesentlich häufiger als sonst zu erwarten sind. Deshalb sind folgende Behandlungsprinzipien zur berücksichtigen:

- niedrige Anfangsdosierung und allmähliche Dosissteigerung,
- in der Regel niedrigere Erhaltungsdosis,
- größere Pausen beim Umstellen der Medikation,
- möglichst Polypharmazie vermeiden und soweit wie möglich einschränken.

Depressive Syndrome

Viele schwere körperliche Erkrankungen gehen – zumindest zeitweise – mit einem depressiven Syndrom einher. Dies kann aber eine Anpassungsstörung sein. Depressive Syndrome treten auch unter der Behandlung mit Medikamenten auf, zum Beispiel bei Antibiotika oder Zytostatika. Ausgeprägte depressive Syndrome sind bekannt bei:

- Diabetes mellitus,
- Hyperthyreose,
- Hyper- und Hypoparathyreodismus,
- Cushing-Syndrom,
- Morbus Addison,
- Morbus Parkinson,
- Multiple Sklerose,
- Myasthenia gravis,
- Chorea Huntington,
- Schlaganfälle,
- Hirntumoren,
- demenzielle Syndrome,
- kardiopulmonale Insuffizienz aus verschiedenen Ursachen,
- HIV/AIDS,
- alle schweren Infektionen, insbesondere Hepatitis und Enzephalitis,
- Pneumonie,
- Neoplasmen, insbesondere Pankreaskarzinom,
- metabolische Störungen, insbesondere Hypernatriämie, Hypo- oder Hyperkaliämie, Hyper- und Hypokalzämie,
- systemischer Lupus erythematodes,
- rheumatoide Arthritis,
- Ernährungsmangel.

Oft ist die Frage nicht einfach zu beantworten, ob es sich bei den körperlichen Symptomen um solche im Rahmen einer Depression oder um eine der somatischen Grunderkrankung zugehörige Beschwerde handelt. Apathie, Erschöpfbarkeit, psychomotorische Einschränkungen, Vitalstörungen sind bei körperlich Erkrankten meist nicht als depressionsspezifische Krankheitsmerkmale zu werten. Viel eher ist das Auftreten von kognitiven Symptomen, Schuld- und Versagensgedanken, Selbstvorwürfen und gegebenenfalls von Suizidalität richtungsweisend für die Depression.

Depressive Symptomatik

Grundlegend bei einer depressiven Symptomatik ist die Behandlung der somatischen Erkrankung. Wichtig sind dabei die Mobilisierung bestehender Ressourcen und die Aktivierung von Coping-Strategien, so dass Medikamente nur unterstützend wirksam sein können. Bei jedem länger andauernden, mittelschweren oder schwer ausgeprägten depressiven Syndrom kann ergänzend zur psychotherapeutischen Herangehensweise eine Therapie mit Antidepressiva erwogen werden. Oft genügt es nicht, einfach zu warten, dass die Depression mit der Behandlung der körperlichen Erkrankung – oder nach Beendigung der somatischen Therapie – von selbst abklingt.

Die Wahl des Antidepressivums muss individuell abgestimmt werden. Entscheidend sind Interaktionen mit bereits verordneten Medikamenten sowie die Berücksichtigung von eventuell bestehenden Herz-Kreislauf-Erkrankungen. Alle trizyklischen Antidepressiva verlängern die Überleitungsgeschwindigkeit am Herzen. Die zusätzliche Gabe von Trizyklika kann zu Arrhythmien führen und im Ausnahmefall zum plötzlichen Herztod. Die kreislaufsenkende Wirkung muss berücksichtigt werden.

Die neueren Antidepressiva – vor allem die SSRI, aber auch duale Substanzen wie VENLAFAXIN – machen sich durch Nebenwirkungen wie Akathisie, Übelkeit, Appetitreduktion und bei Vorschädigung durch erhöhte Blutungsneigung und Vasospasmen bemerkbar. Die SSRI CITALOPRAM, SERTRALIN oder aber das Antidepressivum MIRTAZAPIN sind wegen der relativ guten Verträglichkeit und dem eher geringen Interaktionspotenzial zu empfehlen. Allerdings sind auch hier somatische Vorerkrankungen wie erhöhte Blutungsneigung zu berücksichtigen.

Angst und Unruhe

Angstsyndrome sind ebenfalls weit verbreitet, die meisten schweren körperlichen Erkrankungen gehen mit ihnen einher. Schwierig wird es, wenn sich zur Angst die Unruhe gesellt. Bekannt sind Syndrome von Angst und Unruhe bei Herzkrankheiten wie Herzinfarkten und Tachykardien, bei Stoffwechsel- und Hormonerkrankungen, Lungenembolien, chronischen Lungenerkrankungen, Multipler Sklerose, Intoxikation mit Koffein, Kokain, Amphetaminen, beim Entzugssyndrom bei Abhängigkeit von Benzodiazepinen und Alkohol und bei Hypoxie (etwa im Rahmen eines Asthma bronchiale).

Entscheidend für die Wahl der Psychopharmakagruppe ist die geplante Dauer der Behandlung: Handelt es sich um eine Störung, die voraussichtlich in wenigen Tagen bis wenigen Wochen abgeklungen sein wird, aber belastend ist und mit psychosozialen Interventionen nicht besser wird, ist das erste Mittel der Wahl die Therapie mit einem Benzodiazepin. Bei der Vielfalt der Erkrankungen gibt es keine allgemeingültigen Empfehlungen. In Abstimmung mit der Grunderkrankung, den beteiligten Organsystemen und den bereits verordneten Pharmaka muss entschieden werden, ob sich eher ein Benzodiazepin mit einer langen Halbwertszeit (und Metaboliten) empfiehlt (wie etwa DIAZEPAM) oder eines mit einer kurzen Halbwertszeit (und ohne Metaboliten), zum Beispiel LORAZEPAM oder OXAZEPAM.

Auch die Dosierung spielt eine entscheidende Rolle: Insbesondere bei alten Menschen und bei vorgeschädigtem Gehirn jeglicher Genese ist eine vorsichtige Dosierung indiziert, das heißt deutlich niedrigere Mengen als im Normalfall, um nicht eine paradoxe Reaktion oder ausgeprägte Herz-Kreislauf-Beeinträchtigungen hervorzurufen (etwa 2–5 mg) DIAZEPAM oder 0,5–1 mg LORAZEPAM). Bei lang dauernder Ängstlichkeit kann das Eindosieren einer antidepressiven Medikation sinnvoll sein. Eine supportive psychologische Beratung oder Psychotherapie kann indiziert sein.

Bei einer länger dauernden Angsterkrankung (Panikstörung oder generalisierte Angsterkrankung) kann das Eindosieren eines SSRI zusätzlich zur Verhaltenstherapie sinnvoll sein.

Psychotische Syndrome

Psychotische Syndrome treten gehäuft nach Schädel-Hirn-Traumata, bei Hirntumoren und nach Gehirnoperationen jeglicher Art auf, aber auch nach größeren sonstigen Operationen, insbesondere am offenen Herzen oder bei Augenoperationen. Außerdem sind sie bekannt bei:

- Hörverlust,
- Hyperparathyreoidismus,
- akuter intermittierender Porphyrie,
- Nierenversagen,
- Hyper- und Hypothyreose,
- HIV/AIDS,
- allen Enzephalitiden und Meningitiden,
- alle schweren generalisierten Infekten,
- Cushing-Syndrom,
- Morbus Addison,
- partialen Anfällen,
- systemischen Lupus erythematodes,
- Wernicke-Enzephalopathie,
- Nikotinamid- und Vitamin-B12-Mangel,
- Lues.

Aufgrund ihrer deutlichen Beeinträchtigung der Herz-Kreislauf-Funktionen sind niederpotente Antipsychotika in aller Regel kontraindiziert (mit Ausnahme des PIPAMPERON). Zu empfehlen ist hingegen HALOPERIDOL, da es in einer großen therapeutischen Breite keine wesentlichen Herz-Kreislauf-Beeinträchtigungen hervorruft. Auch senkt es deutlich weniger die Krampfschwelle als andere Neuroleptika. Zu beachten ist, dass HALOPERIDOL in wesentlich niedrigerer Dosierung, insbesondere bei alten Menschen und beim vorgeschädigten Gehirn, verordnet werden muss, da es sonst zu ausgeprägten extrapyramidalmotorischen Nebenwirkungen führt. Therapieempfehlungen bewegen sich zwischen 0,5 und 5 mg pro Tag und nur in Ausnahmefällen darüber.

Die neueren Antipsychotika wie RISPERIDON und OLANZAPIN sind eine Alternative, führen aber eher zu kreislaufdepressiven Wirkungen. Über ihren Einsatz bei körperlich schwer Erkrankten mit psychotischen Syndromen ist bisher noch wenig bekannt. Neuere Antipsychotika werden bei körperlich Schwerkranken und alten Menschen zunehmend häufiger eingesetzt, erhöhen aber ebenso wie andere Antipsychotika die Mortalität langfristig. Von einem breiten Einsatz ohne Vorliegen psychotischer Symptome ist abzuraten. Nach Besserung der psychotischen Symptomatik sind sie langsam abzusetzen.

Akute organisch bedingte Störungen und Delir

Die Symptome organischer Störungen sind vielfältig und können delirante Symptome, affektive Störungen, Amnesien, wahnhafte Störungen, Halluzinosen und kognitive Auffälligkeiten umfassen. Ein Delir tritt insbesondere nach Schädel-Hirn-Traumen, zerebralen Insulten, aber auch bei Infektionskrankheiten, Hypoxien, Anämien und Substanzmissbrauch auf, außerdem als Ausdruck einer Arzneimittelinteraktion oder wegen zu hoher Dosierung vielfältiger Substanzen. Die Abbildung 12 gibt eine Übersicht über die häufigsten Erkrankungen, die mit deliranten Syndromen einhergehen.

Delirante Syndrome als Nebenwirkung der Pharmakotherapie sind nicht selten bei anticholinerg wirksame Substanzen wie trizyklische Antidepressiva und Antipsychotika, Antiparkinsonmedikamenten, Benzodiazepinen, Digoxin, Diuretika, Betarezeptorenblockern, Levodopa, Bromocriptin, Antiepileptika wie Phenytoin, Carbamazepin und Valproinsäure, Antibiotika wie Penicillin, Sulfonamiden, Cephalosporinen und Isoniazid, aber auch bei Lithium, Antidiabetika, Kortikoiden, Analgetika und organischen Lösungsmitteln.

Immer sollte geprüft werden, welche Medikamente – sowohl internistische Medikamente als auch Psychopharmaka – wirkungslos sind und abgesetzt werden können. Zu bedenken ist die Tatsache, dass viele alte Menschen regelmäßig Medikamente einnehmen, die meist nicht abrupt abgesetzt werden dürfen – seien es ärztlich verordnete Benzodiazepine mit der Folge einer deliranten Symptomatik oder selbst verordnete Abführmittel mit der Folge eines Ileus.

Bei allen organischen Störungen muss der Schwerpunkt auf der Behandlung der Grunderkrankung und möglichst auf der Beseitigung der Ursache der psychischen Störung liegen. Psychopharmaka kommen dabei zur symptomatischen Therapie zum Einsatz, vor allem sedierende Medikamente und Antipsychotika. Es muss berücksichtigt werden, dass eine weitere Beeinträchtigung eines vorgeschädigten Gehirns durch Psychopharmaka verhindert werden sollte.

ABBILDUNG 12

Ursachen von Delir (modifiziert nach BERZEWSKI 1996)

Erkrankungsgruppen	Ursachen von deliranten Syndromen
Infektionen	Systemische Infektion mit Fieber Harnwegsinfekt Pneumonie Endokarditis Enzephalitis Meningitis Lues AIDS
Metabolische Störungen und Endokrinopathien	Elektrolytstörungen Dehydratation Diabetes mellitus Störungen der Leber-Nierenfunktion und der Schilddrüsendysfunktion
Ernährungsdefizite	Thiamin-, Vitamin-B12-, Folsäuremangel Proteinmangel
Kardiovaskuläre und hämatologische Störungen	Herzinsuffizienz Herzrhythmusstörungen Lungenerkrankungen Vaskuläre Veränderungen Anämie
Intrakranielle Störungen	Trauma (Hämatom, Ödem) Tumor Epilepsie Infarkt Abszesse Hirnödem Degenerative Erkrankungen (etwa M. Alzheimer)
Entzugssyndrome und Intoxikationen	Alkohol Arzneimittel Drogen
Andere	Operationen Schlafentzug Radiatio Sensorische Deprivation

Die Akuttherapie des Delirs ist bereits im vorherigen Kapitel beschrieben worden. Kurz gefasst, kommen vor allem niederdosiert HALOPERIDOL bzw. atypische und gelegentlich niederpotente Antipsychotika, CLOMETHIAZOL und seltener Benzodiazepine zum Einsatz. Aufgrund der ausgeprägten Herz-Kreislauf-Wirkung von CLOMETHIAZOL ist hier allenfalls eine niedrige Dosierung mit dem Ziel einer antideliranten Wirkung möglich. Den anderen Medikamenten ist bei eindeutigem Delir die Behandlung mit HALOPERIDOL in niedriger Dosierung, das heißt (1 – 5 mg), vorzuziehen.
In manchen Kliniken kommen bevorzugt atypische Antipsychotika wie QUETIAPIN, RISPERIDON oder OLANZAPIN zum Einsatz. Sie bieten jedoch keinen Vorteil – zumal auf jeden Fall angestrebt werden sollte, die Dauer der antipsychotischen Behandlung auf eine Woche zu begrenzen. Bis dorthin sollte die Ursache des – leider oft multifaktoriell bedingten – Delirs behoben sein und das Gehirn sich erholt haben.

Arzneimittelinteraktionen sind bei körperlich Kranken sowie bei älteren Menschen häufiger als sonst zu erwarten. Deshalb sind im Vergleich zu anderen Patienten in der Psychiatrie oft niedrigere Anfangsdosierungen und eine allmähliche Dosissteigerung, niedrigere Erhaltungsdosierungen und größere Pausen beim Umstellen der Medikation erforderlich. Jedes zusätzlich verabreichte Medikament muss sorgfältig begründet und stets auch hinterfragt werden.

Literatur

Aderhold, V.; Weinmann, S.; Hägele, C.; Heinz, A. (2015): Frontale Hirnvolumenminderung durch Antipsychotika? In: *Nervenarzt*, 86, S. 302–323.

Angell, M. (2004): The truth about the drug companies: How they deceive us and what to do about it. New York.

Angst, J. (1986): The course of affective disorders. In: *Psychopathology*, 19, Suppl. 2, S. 47–52.

Arolt, V. (1997): Psychische Störungen bei Krankenhauspatienten. Berlin u. a.

Arzneimittelkommission der Deutschen Ärzteschaft (2015): Neuroleptika führen zur Hirnatrophie. In: *Arzneiverordnung in der Praxis*, 42, 4. Verfügbar unter: www.akdae.de/Arzneimitteltherapie/AVP/Ausgaben/ab2015/201504.pdf (20. 09. 2016).

Assem-Hilger, E.; Kasper, S. (2005): Psychopharmaka und sexuelle Dysfunktion. In: *Journal für Neurologie, Neurochirurgie und Psychiatrie*, 6, S. 30–36.

Baldessarini, R. J.; Faedda, G. L.; Hennen, J. (2005): Risk of mania with antidepressants. In: *Arch. Pediatr. Adolesc. Med.*, 159, S. 298.

Baune, B. T.; Mikolajczyk, R. T.; Reymann, G. u. a. (2005): A 6-months assessment of the alcohol-related clinical burden at emergency rooms (ERs) in 11 acute care hospitals of an urban area in Germany. In: *BMC Health Services Research*, 18, 5, S. 73.

Bentall, R. P. (2003): Madness explained. Psychosis and human nature. London.

Berzewski, H. (1996): Der psychiatrische Notfall. Berlin u. a.

Bertolote, J. M.; Fleischmann, A.; De Leo, D.; Wasserman, D. (2004): Psychiatric diagnoses and suicide: Revisiting the evidence. In: *Crisis*, 25, S. 147–155.

Bleuler, M. (1972): Die schizophrenen Geistesstörungen im Lichte langjähriger Kranken- und Familiengeschichten. Stuttgart.

Bock, T. (2005): Stimmrecht der Seele? In: Katschnig, H.; Amering, M. (Hg.): Stimmen hören – medizinische, psychologische und anthropologische Aspekte. Wien, S. 22–33.

Bola, J. R.; Lehtinen, H.; Cullberg J. u. a. (2009): Psychosocial treatment, antipsychotic postponement, and low-dose medication

strategies in first-episode psychosis: A review of the literature. In: *Psychosis – Psychological, Social and Integrative Approaches*, 1, 1, S. 4–18.
Bschor, T.; Bauer, M.; Adli, M. (2014): Chronische und therapieresistente Depression. In: *Deutsches Ärzteblatt*, 11, 45, S. 766–775.
Ciompi, L.; Müller, C. (1976): Lebensweg und Alter der Schizophrenen. Eine katamnestische Langzeitstudie bis ins Senium. Berlin u.a.
Conaglen, H. M.; Conaglen, J. V. (2013): Drug induced sexual dysfunction in men and women. In: *Australian Prescriber*, 36, S. 42–45.
Crichton, A. (1798): An inquiry into the Nature and Origin of Mental Derangement. London.
Cullberg, J. (2008): Therapie der Psychosen. Ein interdisziplinärer Ansatz. Bonn.
D'Amelio, R.; Retz, W.; Philipsen, A.; Rösler, M. (2009): Psychoedukation und Coaching: ADHS im Erwachsenenalter. Manual zur Anleitung von Patienten- und Angehörigengruppen. München.
David, A.; Adams, C. E.; Eisenbruch, M. u.a. (2005): Depot fluphenazine decanoate and enanthate for schizophrenia. In: *Cochrane Database of Systematic Reviews*, Jan., 25: CD000307.
Davis, J. M.; Chen, N. (2004): Dose response and dose equivalence of antipsychotics. In: *Journal of Clinical Psychopharmacology*, 24, S. 192–208.
De Hert, M. u.a. (2009): Metabolic syndrome in people with schizophrenia: A review. In: *World Psychiatry*, 8, S. 15–22.
Demyttenaere, K.; De Fruyt, J.; Sienaert, P. (1998): Psychotropics and sexuality. In: *International Clinical Psychopharmacology*, 13, Suppl. 6, S. 35–41.
Demyttenaere, K.; De Fruyt, J. (2003): Getting what you ask for: On the selectivity of depression rating scales. In: *Psychotherapy and Psychosomatics*, 72, S. 61–70.
Deutsche Gesellschaft für Soziale Psychiatrie (2014): Neuroleptika reduzieren und absetzen. Eine Broschüre für Psychose-Erfahrene, Angehörige und Professionelle aller Berufsgruppen. Verfügbar unter: www.dgsp-ev.de/fileadmin/dgsp/pdfs/Broschueren/Brosch.PDFs/ReduktionNeuroleptika_2014_web.pdf (4.11.2016).
DGBS e.V.; DGPPN e.V. (2012): S3-Leitlinie zur Diagnostik und Therapie Bipolarer Störungen. Langversion 1.0. Verfügbar unter: www.dgppn.de/fileadmin/user_upload/_medien/download/pdf/kurzversion-leitlinien/s3-leitlinie-bipolar.pdf (4.11.2016).
DGPPN (2013): S3-Leitlinie-Zwangsstörungen. Verfügbar unter www.dgppn.de/fileadmin/userupload/medien/download/pdf/

kurzversion-leitlinien/S3-LeitlinieZwangsst/C3/Störungenlang.pdf (4.11.2016).

DGPPN (2015): S3-Leitlinie Demenz. Verfügbar unter www.dgppn.de/fileadmin/userupload/medien/download/pdf/kurzversion-leitlinien/s3-leitlinie-bipolar.pdf (4.11.2016).

DGPPN, BÄK, KBV, AWMF, AkdÄ, BPtK, BApK, DAGSHG, DEGAM, DGPM, DGPs, DGRW/Leitliniengruppe Unipolare Depression (Hg.) (2015): S3-Leitlinie/Nationale Versorgungsleitlinie Unipolare Depression. Langfassung, Version 1. Verfügbar unter: www.depression.versorgungsleitlinien.de (4.11.2016).

Dunner, D. L.; Fieve, R. R. (1974): Clinical factors in lithium carbonate prophylaxis failure. In: *Archives of General Psychiatry*, 30, S. 229–233.

Ehrenberg, A. (2004): Das erschöpfte Selbst. Depression und Gesellschaft in der Gegenwart. Frankfurt a. M. u. a.

Fayyad, J. u. a. (2007): Cross-national prevalence and correlates of adult attention-deficit hyperactivity disorder. In: *British Journal of Psychiatry*, 190, S. 402–409.

Finzen, A. (1997): Suizidprophylaxe bei psychischen Störungen. Bonn.

Finzen, A. (2011): Schizophrenie. Die Krankheit verstehen, behandeln, bewältigen. Bonn.

Finzen, A. (2013): Stigma psychische Krankheit – zum Umgang mit Vorurteilen, Schuldzuweisungen und Diskriminierungen. Bonn.

Finzen, A. (2014): »Schweden: Jedes vierte Mordopfer war psychisch krank«. In: *Psychosoziale Umschau*, 1, S. 6.

Finzen, A. (2016): Demenz. Verfügbar unter: www.finzen.de/Demenz.html (4.11.2016).

Frye, M. A.; Ketter, T. A.; Leverich, G. S. u.a. (2000): Increasing use of polypharmacy for refractory mood disorders: 22 years of study. In: *Journal of Clinical Psychiatry*, 61, S. 9–15.

Fusar-Poli, P. (2009): Can neuroimaging prove that schizophrenia is a brain disease? A radical hypothesis. In: *Med. Hypotheses*, 73, S. 855–856.

Gilbert, P. L.; Jeste, D. V. (1995): Neuroleptic withdrawal in schizophrenic patients: A review of the literature. In: *Archives of General Psychiatry*, 52, S. 173–182.

Goetzsche, P. C. (2015): Tödliche Psychopharmaka und organisiertes Leugnen. Wie Ärzte und Pharmaindustrie die Gesundheit der Patienten vorsätzlich aufs Spiel setzen. München.

GROHMANN, R.; ENGEL, R. R.; GEISSLER, K. H. u. a. (2004): Psychotropic drug use in psychiatric inpatients: Recent trends and changes over time-data from the AMSP study. In: *Pharmacopsychiatry*, 37, Suppl. 1, S. 27–38.

HAGNER, M. (2006): Der Geist bei der Arbeit. Historische Untersuchungen zur Hirnforschung. Göttingen.

HARTMANN, T. (2004): ADHS als Chance begreifen. Lübeck.

HEALY, D. (2002): Psychiatric drugs explained. Edinburgh u.a.

HEIL, S. H. u. a. (2002): Comparison of the subjective, physiological, and psychomotor effects of atomoxetine and methylphenidate in light drug users. In: *Drug and Alcohol Dependance*, 67, S. 149–156.

HIEMKE, C.; BAUMANN, P.; BERGEMANN, N. (2011): AGNP consensus guidelines for therapeutic drug monitoring in psychiatry: Update 2011. In: *Pharmacopsychiatry*, 44, S. 95–235. Verfügbar unter: www.ppt-online.de/archiv/artikel/2012/03/732.html (4. 11. 2016).

HO, B. C.; ANDREASEN, N. C.; ZIEBELL, S. u. a. (2011): Long-term antipsychotic treatment and brain volumes: A longitudinal study of first-episode schizophrenia. In: *Archives of General Psychiatry*, 68, S. 128–137.

HONINGS, S.; DRUKKER, M.; TEN HAVE, M. u. a. (2016): Psychotic experiences and risk of violence perpetration and arrest in the general population: A prospective study. In: *PLoS One*, 22, S. 11.

JACOBI, F.; HÖFLER, M.; SIEGERT, J. u. a. (2014): Twelve-month prevalence, comorbidity, and correlates of mental disorders in Germany: The mental health module of the german health interview and examination survey for adults (DEGS1-MH). In: *Int. J. Methods Psychiatr. Res.*, 23, 3, S. 304–319.

KANE, J.; MARDER, S. (1993): Psychopharmacologic treatment of schizophrenia. In: *Schizophrenia Bulletin*, 19, S. 287–302.

KELLY, T. H. u. a. (2006): Individual differences in drug abuse vulnerability: D-amphetamine and sensation-seeking status. In: *Psychopharmacology* (Berl.), 189, S. 17–25.

KESSLER, R. C. u. a. (2006): The prevalence and correlates of adult ADHD in the United States: Results from the National Comorbidity Survey Replication. In: *American Journal of Psychiatry*, 163, S. 716–772.

KIENAST, T.; HEINZ, A.; SOYKA, M. (2011): Drogen- und Medikamentenabhängigkeit. In: MÖLLER, H.; LAUX, G.; KAPFHAMMER, H. P. (Hg.): Psychiatrie und Psychotherapie. Berlin u. a., S. 163–202.

LÄNGLE, G.; STEINERT, T.; WEISER, P. u. a. (2012): Effects of polypharmacy on outcome in patients with schizophrenia in routine psychiatric treatment. In: *Acta Psychiatr. Scand.*, 125, S. 372–381.

Lieberman, J. A.; Stroup, T. S.; McEvoy, J. P. u. a. (2005): Effectiveness of antipsychotic drugs in patients with chronic schizophrenia. In: *New England Journal of Medicine*, 353, S. 1209–1223.

Linden, M.; Borchelt, M.; Barnow, S. (1995): The impact of somatic morbidity on the Hamilton Depression Rating Sale in the very old. In: *Acta Psychiatr. Scand.*, 92, S. 150–154.

Longden, E.; Read, J. (2016): Social adversity in the etiology of psychosis: A review of the evidence. In: *Am. J. Psychother.*, 70, S. 5–33.

McGrath, J.; Saha, S.; Chant, D. u. a. (2008): Schizophrenia: A concise overview of incidence, prevalence, and mortality. In: *Epidemiological Review*, 30, S. 67–76.

Meyer, J. u. a. (2005): The clinical antipsychotic trial of intervention effectiveness (CATIE) schizophrenia trial. In: *Schizophrenia Research*, 80, S. 9–18.

Moncrieff, J. (2008): The myth of the chemical cure. Basingstoke.

Montgomery, S.; Asberg, M. (1979): A new depression rating scale designed to be sensitive to change. In: *British Journal of Psychiatry*, 134, S. 382–389.

Nielssen, O.; Bourget, D.; Laajasalo, T. u. a. (2011): Homicide of strangers by people with a psychotic illness. In: *Schizophrenia Bulletin*, 37, S. 572–579.

Radua, J.; Borgwardt, S.; Crescini, A. u. a. (2012): Multimodal meta-analysis of structural and functional brain changes in first episode psychosis and the effects of antipsychotic medication. In: *Neurosci. Biobehav. Rev.*, 36, S. 2325–2333.

Ray, W.; Meador, K. (2002): Antipsychotics and sudden death. In: *British Journal of Psychiatry*, 180, S. 483–484.

Retz, W.; Retz-Junginger, P.; Rösler, W. (o.J.): Integrierte Diagnose der ADHS im Erwachsenenalter – IDA. Medice Pharma Gmbh & Co. KG Iserlohn.

Rösler, M.; Retz-Junginger, P.; Retz, W.; Stieflitz, R. D. (2008): Homburger ADHS-Skalen für Erwachsene. Göttingen.

Sadock, B. J.; Sadock, V. A. (2007): Kaplan's and Sadock's synopsis of psychiatry. Amsterdam.

Samaha, A. N.; Reckless, G. E.; Seeman P. u.a. (2008): Less is more: Antipsychotic drug effects are greater with transient rather than continuous delivery. In: *Biol. Psychiatry*, 64, S. 145–152.

SCHMIDT, S. J.; SCHULTZE-LUTTER, F.; SCHIMMELMANN, B. G. u. a. (2015): EPA guidance on the early intervention in clinical high risk states of psychoses. In: *European Psychiatry*, 30, S. 388–404.
SCHMIEDEBACH, H. P. (2002) Evidence in mental health: A historical analysis. In: PRIEBE, S.; SLADE, M. (Hg.): Evidence in mental health care. London.
SCHOU, M.; JUEL-NIELSEN, N.; STROMGREN, E.; VOLDBY, H. (1954): The treatment of manic psychoses by the administration of lithium salts. In: *Journal of Neurology, Neurosurgery, and Psychiatry*, 17, S. 250–260.
SHEPHERD, M.; WATT, D.; FALLOON, I.; SMEETON, N. (1989): The natural history of schizophrenia: A five-year follow-up study of outcome and prediction in a representative sample of schizophrenics. In: *Psychological. Medicine Monogr.,* Suppl. 15, S. 1–46.
SINGER, M. V.; TEYSSEN, S. (Hg.) (1999): Alkohol und Alkoholfolgekrankheiten. Grundlagen – Diagnostik – Therapie. Berlin u.a.
STEINERT, T.; TRAUB, H. (2016): Gewalt durch psychisch Kranke und gegen psychisch Kranke. In: *Bundesgesundheitsblatt*, 59, S. 98–104.
STETTER, F.; MANN, K. (1997): Zum Krankheitsverlauf Alkoholabhängiger nach einer stationären Entgiftungs- und Motivationsbehandlung. In: *Nervenarzt*, 68, S. 574–581.
STONE, M. (2014): The FDA warning on antidepressants and suicidality –Why the controversy? In: *N. Engl. J. Med.*, 371, S. 668–1671.
STRAUSS, B.; GROSS, J. (1984): Psychopharmakabedingte Veränderungen der Sexualität – Häufigkeit und Stellenwert in der psychiatrischen Praxis. In: *Psychiatrische Praxis*, 11, S. 49–55.
STUART, H. (2003): Violence and mental Illness. In: *World Psychiatry*, 2, S. 121–124.
WALTER, M.; LANG, U. (2016) Psychiatrische Notfälle. Erstdiagnostik – Erstmaßnahmen – Einweisungsrichtlinien. Landsberg a. Lech.
WARNER, R. (2004): Recovery from schizophrenia. Psychiatry and political economy. New York.
WEICKARD, M.A. (1790) Der philosophische Arzt. Frankfurt a. M.
WEIG, W. (2003): Psychiatrische Erkrankungen und sexuelle Dysfunktion. In: GAEBEL, W.; HARTUNG, H. P. (Hg.): Psyche, Schmerz, sexuelle Dysfunktion. Berlin u. a.
WEINMANN, S. (2008): Erfolgsmythos Psychopharmaka. Bonn.
WHITEFORD, H. A.; DEGENHARDT, L.; REHM, J. u. a. (2013): Global burden of disease attributable to mental and substance use disorders: Findings from the global burden of disease study 2010. In: *Lancet*, 382, S. 1575–1586.

WILENS, T. E.; FARAONE, S. V.; BIEDERMAN, J.; GUNAWARDENE, S. (2003): Does stimulant therapy of attention-deficit/hyperactivity disorder beget later substance abuse? A meta-analytic review of the literature. In: *Pediatrics*, 111, S. 179–185.

WINDGASSEN, K. (1989): Schizophreniebehandlung aus der Sicht des Patienten. Berlin u. a.

WOLF, M.; AROLT, V.; BURIAN, R.; DIEFENBACHER, A. (2013): Konsiliar-Liaison Psychiatrie und Psychosomatik. In: *Nervenarzt*, 82, S. 639–650.

WOLFERSDORF, M. (1995): Suizidalität. Begriffsbestimmung und Entwicklungsmodelle suizidalen Verhaltens. Ein Überblick. In: WOLFERSDORF, M.; KASCHKA, W. (Hg.): Suizidalität. Berlin u. a., S. 1–16.

WOLFERSDORF, M. (2000): Der suizidale Patient in Klinik und Praxis: Suizidalität und Suizidprävention. Stuttgart.

WUNDERINK, L.; NIEBOER, R. M.; WIERSMA, D. u. a. (2013): Recovery in remitted first-episode psychosis at 7 years of follow-up of an early dose reduction/discontinuation or maintenance treatment strategy: Long-term follow-up of a 2-year randomized clinical trial. In: *JAMA Psychiatry*, 70, S. 913–920.

YASSA, R. u. a. (Hg.) (1997): Neuroleptic-induced movement disorders. Cambridge.

ZION, I. Z. B.; TESSLER, R.; COHEN, L. u. a. (2006): Polymorphisms in the dopamine D_4 receptor gene (DRD_4) contribute to individual differences in human sexual behavior: Desire, arousal, and sexual function. In: *Molecular Psychiatry*, 11, S. 782–786.

Sachregister

Medikamentenregister

Weddinger Modell: Ein Perspektivwechsel

Lieselotte Mahler

Entstehung, Herangehensweise und Zielsetzung

Das Weddinger Modell beschreibt einen Perspektivwechsel in der gängigen stationären psychiatrischen Behandlung mit dem Ziel, die Individualisierung von Therapie und Genesung in der Psychiatrie zu fördern. Es setzt sich kritisch mit weitverbreiteten Grundannahmen in der psychiatrischen Behandlung auseinander, die für einen Genesungsprozess eher hinderlich erscheinen. Damit will das Weddinger Modell einen Prozess der Veränderung tradierter Strukturen im psychiatrischen Behandlungssystem in Gang setzen. Es handelt sich dabei nicht um ein eigenständiges therapeutisches Konzept, sondern um eine multiprofessionelle Grundhaltung, die unterschiedliche, bereits bestehende und etablierte psychotherapeutische und konzeptionelle Ansätze einbezieht und miteinander verknüpft. Es wird insbesondere auf Erfahrungswissen zurückgegriffen, also auf das Wissen, das aus handelnd-erlebender Erfahrung und daraus gewonnener Erkenntnis entsteht, und weniger auf »evidenzbasiertes« Wissen. Die Begründung liegt zum einen darin, dass das Weddinger Modell primär aus Erfahrungswissen und einhergehenden Ursachenerkenntnissen und Interpretationen aus der Praxis entstanden ist im Sinne einer »reflektierenden Praxis«. Zum anderen gibt es zu den wichtigsten Bestandteilen und Ansatzpunkten des Weddinger Modells wenig »evidenzbasierte« Ergebnisse, auf die in der Praxis zurückgegriffen werden könnte und die deren Erleben widerspiegeln.

Daher versteht sich das Weddinger Modell durchaus als Plädoyer, einerseits (wieder) mehr auf Erfahrungswissen zu vertrauen und auf die »reflektierende Praxis« zurückzugreifen und anderseits den Forschungsfokus vermehrt darauf auszurichten, und zwar unter Einbezug verschiedener Perspektiven (»trialogisch« sowie multiprofessionell) und der Verknüpfung von Methoden (qualitativ wie quantitativ). Die Forschungsergebnisse der trialogischen Begleitstudie, die im Kapitel »Evaluation« vorgestellt werden, weisen deutlich darauf hin, dass erstens ein recoveryorientierter klinischer Ansatz wie das Weddinger Modell nach nur kurzer Zeit hinsichtlich Resilienz- und Ressourcenverstärkung wirkt und dass zweitens Forschung in diesem Bereich machbar ist. Im Weddinger Modell wurde dabei das Erfahrungswissen von Patienten und Angehörigen dem (Erfahrungs-)Wissen der »Professionellen« möglichst gleichgesetzt.

Selbstkritisch muss hier allerdings bemerkt werden, dass es keine direkte Teilhabe von Psychiatrieerfahrenen oder Bezugspersonen an der konzeptionellen Entwicklung des Weddinger Modells gab. Die Konzeption und Implementierung des Weddinger Modells beinhaltete aber von Beginn an explizit das Ziel, eine nachhaltige Grundlage zu schaffen für die aktive Teilhabe von beziehungsweise Zusammenarbeit mit Psychiatrieerfahrenen und Bezugspersonen im weiteren Prozess.

ZWISCHENRUF

Das Weddinger Modell erfindet die Psychiatrie nicht neu. Es bedeutet vielmehr einen multiprofessionellen Konsens über eine Haltung sowie über konsequente, umfassende und nachhaltige Veränderungen tradierter Strukturen; in dieser Komplexität sowie in der Integration und Verknüpfung von verschiedenen modernen Konzepten stellt es eine Neuerung dar.

Die Motivation für die Entwicklung und Durchsetzung des Weddinger Modells liegt in der Zurückdrängung eines historischen »paternalistisch-defizitären« Therapieansatzes zugunsten einer patientenzentrierten, ressourcenorientierten, trialogischen und multiprofessionellen Therapiearbeit. Ziel und Anspruch ist es, durch die konsequente Veränderung der inneren Haltung des behandelnden Personals sowie der etablierten Strukturen ein ganzheitliches Arbeiten zu erreichen, welches durch die Partizipation, Selbstwirksamkeit und Eigenverantwortung von Patientinnen und Patienten eine höhere Effektivität der Therapie im Hinblick auf die gängigen klinischen Parameter verspricht wie auch eine Erleichterung der Integration der Erkrankung in die individuelle Lebenswirklichkeit und Sinnzusammenhänge. Die folgende Übersicht fasst die Ziele des Weddinger Modells sowie seine Besonderheiten im Entwicklungsprozess und in der Umsetzung zusammen.

Die Hauptziele des Weddinger Modells

- Konsequent trialogische und multiprofessionelle Therapieplanung und Therapiegestaltung
- Ressourcen- und Resilienzausrichtung der Behandlung
- Individualisierung von Krankheits- und Genesungsprozessen
- Transparenz gegenüber Patienten und ihren Bezugspersonen wie auch zwischen den an der Behandlung beteiligten Berufsgruppen
- Maximale Partizipation der Betroffenen, ihre Einbeziehung in die Behandlung
- Steigerung der Therapieeffizienz und Zufriedenheit von Patienten, Bezugspersonen und Behandelnden
- Priorisierung des ambulanten vor dem stationären Bereich und Stärkung von Synergien zwischen beiden

Besonderheiten im Entwicklungsprozess und in der Umsetzung

- Konsequent multiprofessionell von Basis und Leitung (»Bottom-up and Top-down«) entwickeltes und getragenes Konzept
- Gelebte und praktische Umsetzung des Konzepts in der gesamten Klinik mit all ihren Stationen und Bereichen, inklusive Psychiatrischer Institutsambulanz (PIA), Tageskliniken, Soteria, Medizinischem Versorgungszentrum (MVZ), Ambulanter Psychiatrischer Pflege (APP) und Integrierter Versorgung (IV)
- Fortlaufende multiprofessionell gehaltene und ausgerichtete Schulungen aller Mitarbeitenden
- Kontinuierliche Weiterentwicklung und nachhaltige Prozessgestaltung

Das Weddinger Modell ist aus den praktischen Erfahrungen in der multiprofessionellen Zusammenarbeit mit den Patientinnen und Patienten und deren Angehörigen und anderen Bezugspersonen im psychiatrischen Alltag der Psychiatrischen Universitätsklinik der Charité im St. Hedwig-Krankenhaus Berlin entstanden. Von diesen Erfahrungen ausgehend wurden Verbindungen zu bestehenden Theorieansätzen gezogen. Das Weddinger Modell ist der pragmatische Versuch, in der stationär-psychiatrischen Versorgung einen Raum zu schaffen, in dem Individualität, Subjektivität und Authentizität gewährleistet werden (s. Kapitel »Veränderungen der klinischen Praxis und der Stationsstrukturen«). Damit ebnet es überhaupt erst wichtigen Theorien den Boden zur Umsetzung.

Theoretisch vernetzt sich das Weddinger Modell vor allem mit Elementen des Recovery-Konzepts, des Empowerment, der Bedürfnisangepassten Therapie, der Salutogenese sowie mit systemischen, anthropologischen und psychodynamischen Sichtweisen, wobei die wichtigsten psychiatrischen Konzepte im Kapitel »Theoretische Vernetzungen« kurz vorgestellt werden. Das Weddinger Modell möchte Strukturen schaffen und stärken, die das Arbeiten mit einer psychotherapeutischen Haltung in der Psychiatrie fördern.

ZWISCHENRUF

Das Weddinger Modell ist kein starres Regelwerk, das rigide Umsetzung verlangt, sondern möchte dazu ermuntern, sich kritisch mit den vorhandenen Strukturen und Ansichten auseinanderzusetzen. Dabei ist es selbst offen für Erweiterungen, Veränderungen und Denkanstöße. Eine solche Offenheit und multiprofessionelle Flexibilität ist die Grundhaltung und Grundidee des Weddinger Modells.

Seinen Namen erhielt das Modell durch das Versorgungsgebiet Wedding, einen Berliner Stadtbezirk, der als urbaner Brennpunkt eines der schwierigsten Versorgungsgebiete deutschlandweit darstellt. Die Namensgebung impliziert keine Begrenzung der Anwendbarkeit auf dieses spezielle Gebiet oder dessen Klinik. Ganz im Gegenteil steht der Name dafür, dass eine moderne, progressive psychiatrische Versorgung auch bei minimalen Personalressourcen und begrenzten Möglichkeiten umgesetzt werden kann. Jedes Element des Weddinger Modells kann flexibel auf jeden Bereich der psychiatrischen Versorgung übertragen werden.

Diese Publikation soll die Hauptanliegen des Weddinger Modells darstellen, die theoretischen Grundlagen darlegen, bereits gemachte Erfahrungen vermitteln sowie die wissenschaftliche Begleitforschung vorstellen. Darüber hinaus werden aber auch konkrete Hinweise zur Implementierung und Umsetzung gegeben.

Es sollen Richtlinien und Empfehlungen für einen offeneren Umgang mit Patientinnen und Patienten sowie für eine effektivere medizinische Versorgung vermittelt werden, die im Verhältnis zum Ergebnis – nämlich einer größeren Effizienz sowie größeren Zufriedenheit bei Professionellen, Patienten und Bezugspersonen – einen relativ geringen Aufwand bedeuten.